T0200195

MANUAL WASHINGTON® DE DERMATOLOGÍA

M. Laurin Council, MD

Assistant Professor of Medicine
Division of Dermatology
Department of Internal Medicine
Washington University School of Medicine
St. Louis, Missouri

David M. Sheinbein, MD

Associate Professor of Medicine
Division of Dermatology
Department of Internal Medicine
Washington University School of Medicine
St. Louis, Missouri

Lynn A. Cornelius, MD

The Winifred and Emma Showman
Professor of Dermatology in Medicine
Division of Dermatology
Department of Internal Medicine
Washington University School of Medicine
St. Louis, Missouri

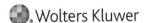. Wolters Kluwer

Philadelphia · Baltimore · New York · London
Buenos Aires · Hong Kong · Sydney · Tokyo

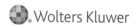
Wolters Kluwer

Av. Carrilet, 3, 9.ª planta, Edificio D - Ciutat de la Justícia
08902 L'Hospitalet de Llobregat
Barcelona (España)
Tel.: 93 344 47 18 Fax: 93 344 47 16 e-mail: lwwespanol@wolterskluwer.com

Revisión científica
Roberto Arenas
Jefe de la Sección de Micología del Hospital General Dr. Manuel Gea González.
Miembro de la Academia Nacional de Medicina, México

Traducción
Armando Anthony Robles Hmilowicz
Director de Doctores de Palabras. Magíster en Análisis del Discurso por la Universidad de Buenos Aires, Argentina

Dirección editorial: Carlos Mendoza
Editora de desarrollo: Núria Llavina
Gerente de mercadotecnia: Juan Carlos García
Cuidado de la edición: Doctores de Palabras
Diseño de portada: Juan Esteban Mendoza
Impresión: C&C Offset Printing Co. Ltd / Impreso en China

Dedicado a Arthur Eisen, MD, nuestro mentor y amigo.

Colaboradores

Milan J. Anadkat, MD
Associate Professor of Medicine
Division of Dermatology
Department of Internal Medicine
Washington University School of Medicine
St. Louis, Missouri

Susan J. Bayliss, MD
Professor of Medicine
Division of Dermatology
Department of Internal Medicine
Washington University School of Medicine
St. Louis, Missouri

Emily M. Beck, MD
Division of Dermatology
Department of Internal Medicine
Washington University School of Medicine
St. Louis, Missouri

Rachel L. Braden, MD
Division of Dermatology
Department of Internal Medicine
Washington University School of Medicine
St. Louis, Missouri

Kimberly L. Brady, MD
Division of Dermatology
Department of Internal Medicine
Washington University School of Medicine
St. Louis, Missouri

David Y. Chen, MD, PhD
Division of Dermatology
Department of Internal Medicine
Washington University School of Medicine
St. Louis, Missouri

Rebecca Chibnall, MD
Division of Dermatology
Department of Internal Medicine
Washington University School of Medicine
St. Louis, Missouri

Lynn A. Cornelius, MD
The Winifred and Emma Showman
  Professor of Dermatology in Medicine
Division of Dermatology
Department of Internal Medicine
Washington University School of Medicine
St. Louis, Missouri

M. Laurin Council, MD
Assistant Professor of Medicine
Division of Dermatology
Department of Internal Medicine
Washington University School of Medicine
St. Louis, Missouri

Shadmehr Demehri, MD, PhD
Division of Dermatology
Department of Internal Medicine
Washington University School of Medicine
St. Louis, Missouri

Kyle Eash, MD, PhD
Division of Dermatology
Department of Internal Medicine
Washington University School of Medicine
St. Louis, Missouri

Arthur Eisen, MD
Professor of Medicine
Division of Dermatology
Department of Internal Medicine
Washington University School of Medicine
St. Louis, Missouri

Shayna Gordon, MD
Division of Dermatology
Department of Internal Medicine
Washington University School of Medicine
St. Louis, Missouri

Ian Hornstra, MD, PhD
Assistant Professor of Medicine
Division of Dermatology
Department of Internal Medicine
Washington University School of Medicine
St. Louis, Missouri

Eva A. Hurst, MD
Associate Professor of Medicine
Division of Dermatology
Department of Internal Medicine
Washington University School of Medicine
St. Louis, Missouri

Heather Jones, MD
Division of Dermatology
Department of Internal Medicine
Washington University School of Medicine
St. Louis, Missouri

Monique Gupta Kumar, MD, MPhil
Assistant Professor
Departments of Dermatology and Pediatrics
Emory University School of Medicine
Atlanta, Georgia

Sena J. Lee, MD, PhD
Assistant Professor of Medicine
Division of Dermatology
Department of Internal Medicine
Washington University School of Medicine
St. Louis, Missouri

Caroline Mann, MD
Assistant Professor of Medicine
Division of Dermatology
Department of Internal Medicine
Washington University School of Medicine
St. Louis, Missouri

Ann G. Martin, MD
Associate Professor of Medicine
Division of Dermatology
Department of Internal Medicine
Washington University School of Medicine
St. Louis, Missouri

Katherine M. Moritz, MD
Division of Dermatology
Department of Internal Medicine
Washington University School of Medicine
St. Louis, Missouri

Jamie L. Mull, MD
Division of Dermatology
Department of Internal Medicine
Washington University School of Medicine
St. Louis, Missouri

Amy Musiek, MD
Assistant Professor of Medicine
Division of Dermatology
Department of Internal Medicine
Washington University School of Medicine
St. Louis, Missouri

Kathleen Nemer, MD
Division of Dermatology
Department of Internal Medicine
Washington University School of Medicine
St. Louis, Missouri

Urvi Patel, MD
Assistant Professor of Medicine
Division of Dermatology
Department of Internal Medicine
Washington University School of Medicine
St. Louis, Missouri

David M. Sheinbein, MD
Associate Professor of Medicine
Division of Dermatology
Department of Internal Medicine
Washington University School of Medicine
St. Louis, Missouri

Shaanan Shetty, MD
Division of Dermatology
Department of Internal Medicine
Washington University School of Medicine
St. Louis, Missouri

Karl Staser, MD, PhD
Division of Dermatology
Department of Internal Medicine
Washington University School of Medicine
St. Louis, Missouri

Kara Sternhell-Blackwell, MD
Assistant Professor of Medicine
Division of Dermatology
Department of Internal Medicine
Washington University School of Medicine
St. Louis, Missouri

Shivani V. Tripathi, MD
Division of Dermatology
Department of Internal Medicine
Washington University School of Medicine
St. Louis, Missouri

Christopher R. Urban, MD
Division of Dermatology
Department of Internal Medicine
Washington University School of Medicine
St. Louis, Missouri

Jason P. Burnham, MD
Department of Internal Medicine
Division of Infectious Diseases
Washington University School of Medicine
St. Louis, Missouri

Prefacio

Nos encontramos en un momento apasionante en cuanto al estudio de la piel. Se están desarrollando nuevas terapias dirigidas al tratamiento de formas graves de enfermedades frecuentes, como la psoriasis y la urticaria. En los últimos 5 años se han logrado más avances en el tratamiento del cáncer de piel con mayor mortalidad, el melanoma, que en las décadas anteriores. En el aspecto estético, la tecnología láser y el empleo de la toxina botulínica han evolucionado para revertir los signos del envejecimiento. Ahora, más que nunca, se está logrando la comprensión de los fundamentos científicos detrás de las enfermedades cutáneas y, por lo tanto, se están desarrollando modalidades terapéuticas novedosas.

Sin importar si el lector es un estudiante de medicina que aspira a convertirse en dermatólogo, un pasante haciendo sus rotaciones en los distintos departamentos de un hospital, un médico de atención primaria tratando pacientes con problemas cutáneos o un especialista en busca de un mayor entendimiento de la dermatología, esperamos que esta obra le resulte un recurso valioso. El *Manual Washington® de dermatología* abarca los fundamentos del estudio de la piel, el pelo y las uñas. En el primer capítulo se abordan los fundamentos, como la terminología empleada para describir la morfología de una lesión cutánea y los pasos principales de una exploración dermatológica. En el capítulo 2, se describe la importancia estructural de la piel y su funcionamiento normal. Los capítulos 3 a 10 describen las alteraciones cutáneas que el médico enfrenta con mayor frecuencia. Los capítulos 11 a 13 detallan las subespecialidades de la dermatología: quirúrgica, pediátrica y geriátrica, respectivamente. Esta obra también cubre la importancia de la prevención del cáncer de piel mediante la protección frente al daño solar (capítulo 14), los tratamientos de uso más frecuente en la dermatología (capítulo 15) y culmina con una referencia muy útil de diagnósticos diferenciales (capítulo 16). Confiamos en que el lector considerará que la información contenida en estas páginas será de utilidad para el cuidado de sus pacientes.

Este manual no hubiera sido posible sin el esfuerzo de los estudiantes, residentes y profesores de la Washington University. Les agradecemos por las incontables horas dedicadas a revisar la literatura médica y a resumir los datos más pertinentes para este texto, así como por contribuir con ejemplos clásicos de las alteraciones descritas de sus colecciones de imágenes. Por último, y de la mayor importancia, queremos agradecer a los pacientes de nuestras clínicas y hospitales por darnos la oportunidad de aprender de ustedes y de compartir nuestros conocimientos con los lectores.

M. Laurin Council, MD

Contenido

1 Valoración de la piel   1

Rebecca Chibnall, MD, Susan J. Bayliss, MD, y Arthur Eisen, MD

- Antecedentes dermatológicos
- Indicaciones para una valoración de la piel de cuerpo completo
- Herramientas de exploración
- Morfología de las lesiones cutáneas

2 Fundamentos de la piel   10

Karl Staser, MD, PhD, y Shadmehr Demehri, MD, PhD

- Fundamentos de anatomía
- Biología celular y molecular
- Inmunología

3 Enfermedades inflamatorias   20

Emily M. Beck, MD, y Sena J. Lee, MD, PhD

- Acné
- Rosácea
- Dermatitis atópica
- Dermatitis de contacto
- Pitiriasis rosada
- Psoriasis
- Dermatitis seborreica

4 Infecciones e infestaciones   53

Heather Jones, MD, Jason P. Burnham, MD, y Kara Sternhell-Blackwell, MD

- Verrugas
- Molusco contagioso
- Dermatofitos superficiales
- Pitiriasis versicolor
- Candidosis
- Virus del herpes simple (VHS-1 y VHS-2)

5 Enfermedades reactivas y exantemas por medicamentos 89

Shivani V. Tripathi, MD, y Milan J. Anadkat, MD

6 Alteraciones de la pigmentación 117

Shaanan Shetty, MD, y Caroline Mann, MD

7 Lesiones cutáneas benignas 126

Shayna Gordon, MD, y M. Laurin Council, MD

- Nevos
- Queratosis seborreicas
- Acrocordones
- Angiomas
- Dermatofibromas
- Lentigos
- Hiperplasia sebácea
- Queloides
- Quistes
- Lipomas

8 Lesiones cutáneas malignas 137

David Y. Chen, MD, PhD, Amy Musiek, MD, y Lynn A. Cornelius, MD

- Carcinoma basocelular
- Carcinoma espinocelular y queratosis actínica
- Melanoma
- Linfoma cutáneo de linfocitos T

9 Enfermedades del pelo y las uñas 152

Katherine M. Moritz, MD, y Ann G. Martin, MD

- Alopecia androgenética
- Alopecia areata
- Efluvio telógeno
- Efluvio anágeno
- Tricotilomanía
- Alopecia cicatricial centrífuga central
- Lupus eritematoso discoide
- Liquen planopilar
- Celulitis disecante
- Foliculitis decalvante
- Alopecias cicatriciales secundarias
- Hipertricosis
- Hirsutismo
- Enfermedades de las uñas

10 Manifestaciones de enfermedades sistémicas en la piel 169

Urvi Patel, MD, y Amy Musiek, MD

- **Lupus**
- **Dermatomiositis**
- **Sarcoidosis**
- **Esclerodermia y enfermedades relacionadas**
- **Enfermedades ampollosas**
- **Carencias nutricionales**

11 Cirugía dermatológica 183

Christopher R. Urban, MD, y Eva A. Hurst, MD

- **Valoración preoperatoria**
- **Técnicas quirúrgicas**
- **Apósitos**
- **Cicatrización de heridas**
- **Complicaciones quirúrgicas**

12 Dermatología pediátrica 199

Monique Gupta Kumar, MD, MPhil, Kara Sternhell-Blackwell, MD, y Susan J. Bayliss, MD

- **Dermatología neonatal y del lactante**
- **Acné neonatal (pustulosis cefálica)**
- **Aplasia cutánea congénita**
- **Eritema tóxico del recién nacido**
- **Milio**
- **Miliaria**
- **Nevo sebáceo**
- **Necrosis del tejido adiposo subcutáneo**
- **Melanosis pustulosa neonatal transitoria**
- **Lesiones pigmentadas**
- **Máculas café con leche**
- **Melanocitosis dérmica congénita (mancha mongólica)**
- **Nevos melanocíticos congénitos (NMC)**
- **Nevo de Spitz**
- **Lesiones vasculares**
- **Malformación capilar (nevo flámeo)**

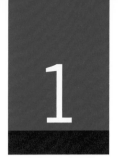

1

Valoración de la piel

Rebecca Chibnall, MD, Susan J. Bayliss, MD,
y Arthur Eisen, MD

A diferencia de otras disciplinas de la medicina, la dermatología es un campo eminentemente visual. Al observar y palpar la piel de manera directa, es posible obtener información vital que puede llevar a un diagnóstico y tratamiento correctos. También resultan de utilidad algunas preguntas dirigidas y, en ocasiones, ciertas pruebas auxiliares. Este capítulo aborda las sutilezas de la valoración cutánea.

1. ANTECEDENTES DERMATOLÓGICOS

- Historia del padecimiento actual
  - En la mayoría de las especialidades médicas, se obtiene una anamnesis exhaustiva del paciente, seguida por una exploración física. En dermatología, la exploración física resulta esencial para lograr el diagnóstico, por lo que conviene realizar la anamnesis antes, durante y después de la exploración física. Las preguntas clave incluyen:
    - ¿Desde cuándo?
    - ¿Siente dolor o comezón?
    - ¿Qué tratamientos ha probado?
    - ¿Ha presentado otro síntoma?
- Antecedentes médicos
  - Obtener los antecedentes médicos de forma dirigida también resulta esencial para la valoración dermatológica. Algunas preguntas útiles incluyen: "¿Ha tenido erupciones similares en el pasado?". Ello puede ayudar en el diagnóstico y, si se han probado tratamientos con anterioridad, éstos también pueden ser útiles en el caso actual. Antes de prescribir cualquier medicamento sistémico, debe documentarse la presencia de otras enfermedades.

2. INDICACIONES PARA UNA VALORACIÓN DE LA PIEL DE CUERPO COMPLETO

- En el año 2009, el U.S. Preventive Services Task Force (USPSTF) informó contar con información insuficiente a favor o en contra para recomendar la realización de un cribado para cáncer de piel a cualquier edad. En la actualidad, estas recomendaciones se encuentran bajo evaluación y se espera que próximamente se emita una nueva declaratoria.[1] Sin embargo, el informe de 2009 recomendó valorar el riesgo en los siguientes casos:
  - Pacientes con antecedentes de exposición prolongada al sol o con quemaduras solares
  - Pacientes de piel clara mayores de 65 años de edad
  - Pacientes con nevos clínicamente atípicos
  - Pacientes con más de 60 nevos
- En 2012, el USPSTF emitió una recomendación de grado "B" a la práctica de proporcionar asesoramiento a los niños, adolescentes y adultos de piel clara de 10-24 años de edad sobre la reducción de riesgos de adquirir cáncer de piel. Se concluyó que la evidencia resultaba "insuficiente" para ofrecer el mismo asesoramiento a los adultos.[2]

- Se recomienda que todo individuo de piel clara con una exposición considerable al sol durante las primeras etapas de su vida se examine al menos cada año. Aquellos con nevos numerosos también deben recibir una valoración anual. Además, los pacientes con antecedentes familiares de melanoma en un pariente de primer grado también requieren una valoración cutánea por año. Los pacientes deben recibir información sobre el ABCDE del melanoma, a saber:
- A: asimetría
- B: bordes (irregulares)
- C: color (variable)
- D: diámetro > 6 mm (el tamaño del borrador de un lápiz)
- E: evolución

3. HERRAMIENTAS DE EXPLORACIÓN

- Preparación de hidróxido de potasio (fig. 1-1)
  - Esta técnica resulta útil para diagnosticar infecciones dermatofíticas y es fácil de realizar en las clínicas que cuentan con un microscopio. Los siguientes pasos garantizan la obtención de una muestra adecuada y clínicamente útil:
    - Sostener el portaobjetos perpendicular a la piel justo debajo del área identificada para realizar el raspado. Utilizando una hoja de bisturí del número 15, raspar con firmeza una escama del borde de la lesión y colocarla en el portaobjetos.
    - Colocar un cubreobjetos sobre la región del portaobjetos con la escama. Aplicar 1-2 gotas de KOH al 20% con dimetilsulfóxido (DMSO) debajo del cubreobjetos de modo que todo el campo quede cubierto.
    - Secar el exceso de KOH con una toalla de papel, dispersando de manera uniforme la escama y evitando que el KOH entre en contacto con el objetivo del microscopio.
    - Examinar el portaobjetos a baja potencia (10×) en busca de elementos micóticos, que se observan como hifas grandes, ramificadas y refractarias que atraviesan las membranas celulares.
    - La exploración a mayor potencia (40×) del área sospechosa confirma el diagnóstico.
  - Esta técnica también resulta útil para el diagnóstico de la escabiosis. El raspado vigoroso de los túneles o pápulas bajo sospecha aumenta al máximo las probabilidades de encontrar al ácaro.
- Cultivos
  - En ocasiones, las lesiones se presentan con una costra, drenaje purulento o úlceras. Si se sospecha una infección, se puede tomar un frotis para cultivo a fin de identificar el microorganismo causal. En caso de haber una costra, se retira y se toma una muestra del exudado para realizar un cultivo aerobio. Los cultivos micóticos pueden llevarse a cabo de la misma forma; sin embargo, si se sospecha una infección de tejidos más profundos, las biopsias y cultivos tisulares ofrecen mejores resultados.
  - También se pueden realizar cultivos o la reacción en cadena de la polimerasa (PCR, *polymerase chain reaction*) para detectar virus, por ejemplo, del herpes simple y de la varicela zóster. Para ello, se utiliza un medio de transporte vírico y se retira la cúpula o la costra de las vesículas. Se obtiene un frotis del líquido de la base para obtener los mayores resultados posibles. Los resultados de la PCR se consiguen de forma relativamente rápida, mientras que los cultivos suelen tardar 7-10 días.
- Biopsia
  - La biopsia de tejidos aún es el patrón de referencia para realizar un diagnóstico preciso de numerosas enfermedades cutáneas. Las dos técnicas empleadas con mayor frecuencia son la biopsia por afeitado (fig. 1-2) y la biopsia en sacabocados (fig. 1-3). Ambas constituyen procedimientos relativamente sencillos y no invasivos que pueden llevarse

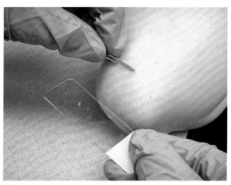

A

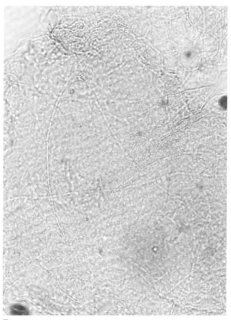

B

Figura 1-1. A. Raspado de piel para preparación con hidróxido de potasio. **B.** Preparación positiva para hifas y levaduras (cortesía de David Sheinbein).

a cabo con rapidez en un entorno ambulatorio. Las biopsias por afeitado resultan más útiles para posibles lesiones neoplásicas, como los cánceres no melanoma o los nevos atípicos. Se debe tener cuidado de retirar la totalidad de las lesiones pigmentadas mediante la biopsia por afeitado, a fin de evitar errores en la muestra. Las biopsias en sacabocados son más útiles para los exantemas u otros procesos inflamatorios de

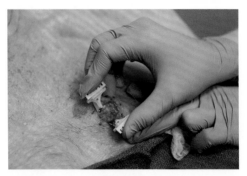

Figura 1-2. Técnica de biopsia por afeitado (cortesía de M. Laurin Council, MD).

la piel. El mejor sitio para realizar una biopsia en sacabocados depende del exantema del paciente. Para las lesiones ulceradas o necróticas, el borde principal del exantema, sobre todo si hay eritema, ofrece los mejores resultados. Para las enfermedades ampollosas primarias, la biopsia debe hacerse en el borde de la ampolla para que incluya parte de la piel sana. Los pasos para obtener una biopsia son:

○ Identificar y marcar el sitio de la biopsia. Obtener el consentimiento informado del paciente. Preparar todo el material necesario, incluyendo los vasos para muestras etiquetados de forma adecuada.

○ Limpiar el área y después, con una aguja de calibre pequeño (se recomienda de calibre 30), infiltrar el área con lidocaína al 1% con epinefrina 1:100 000 para formar un habón.

○ Para la biopsia por afeitado, se utiliza un bisturí paralelo a la piel o a manera de "curetaje" a fin de retirar la lesión sospechosa. Para la biopsia en sacabocados, se realiza un movimiento giratorio firme perpendicular a la piel hasta alcanzar la profundidad deseada. La parte del tejido que se retira con el sacabocados puede extraerse con suavidad utilizando pinzas, para cortarla después con tijeras en la base.

○ Posteriormente, las muestras de tejido deber manipularse con cuidado y colocarse en un vaso etiquetado que contenga formol.

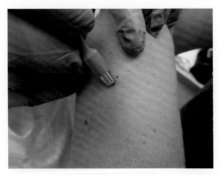

Figura 1-3. Técnica de biopsia en sacabocados (cortesía de M. Laurin Council, MD).

○ En las biopsias por afeitado, la hemostasia puede lograrse con electrocauterio, presión firme o una solución de cloruro de aluminio al 20%. La hemostasia de la biopsia en sacabocados se consigue con los medios antes mencionados, pero lo más habitual es aplicar dos suturas simples con puntos separados de nailon 4-0.

4. MORFOLOGÍA DE LAS LESIONES CUTÁNEAS

• En dermatología, los términos utilizados para describir las lesiones o patrones de lesión específicos se encuentran estandarizados. Las lesiones primarias se incluyen en la tabla 1-1. Las lesiones secundarias, o aquellas que son resultado de un proceso subyacente o exógeno, se abordan en la tabla 1-2. La tabla 1-3 describe diversos patrones de lesiones dérmicas.

Tabla 1-1	Lesiones primarias	
Mácula	• No palpable • < 1 cm de diámetro	
Parche	• No palpable • > 1 cm de diámetro	
Pápula	• Palpable • < 1 cm de diámetro	
Placa	• Palpable • > 1 cm de diámetro	

Continúa en la página siguiente

Nódulo
- Palpable, pero más profundo que una pápula
- Con frecuencia > 1 cm de diámetro

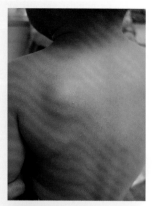

Vesícula
- Palpable y llena de líquido
- < 1 cm de diámetro

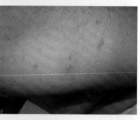

Pústula
- Palpable y llena de líquido purulento
- < 1 cm de diámetro

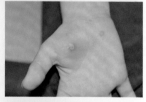

Ampolla
- Palpable y llena de líquido
- > 1 cm de diámetro

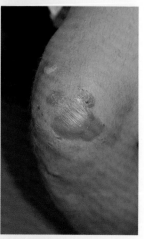

Tabla 1-2	Lesiones secundarias
Escama	• Acumulación de queratina del estrato córneo (capa más externa de la piel)
Costra	• Exudado o trasudado seco. Puede ser hemorrágica (sangre), purulenta (pus) o serosa (suero)
Fisura	• Abertura lineal de la piel; con frecuencia, es resultado de resequedad excesiva
Excoriación	• Lesión traumática de la piel
Erosión	• Pérdida parcial de epidermis
Úlcera	• Pérdida de epidermis de grosor completo. También puede ser más profunda

Tabla 1-3	Patrones de las lesiones cutáneas
Lineal	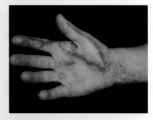
Anular	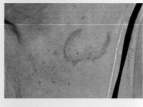
Arqueado	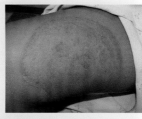
Serpiginoso	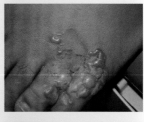
Livedoide	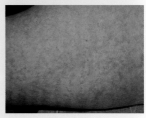

REFERENCIAS

1. U.S. Preventive Services Task Force. Screening for skin cancer: U.S. Preventive Services Task Force Recommendation Statement. *Ann Intern Med* 2009;150:188–193.
2. U.S. Preventive Services Task Force. Counseling for skin cancer: U.S. Preventive Services Task Force Recommendation Statement. *Ann Intern Med* 2012;157:1–8.

2 Fundamentos de la piel

Karl Staser, MD, PhD, y Shadmehr Demehri, MD, PhD

La **piel**, el órgano más grande del cuerpo humano, regula la inmunidad, circulación, temperatura corporal, protección solar, función de barrera, sensibilidad física y aspecto de las personas.[1] También alberga diversos microbios específicos de cada sitio: bacterias comensales que median el desarrollo de la piel, la resistencia a infecciones y la generación de tumores.[2] En este capítulo se aborda la estructura y función de la piel normal, destacando cada aspecto en el contexto de los procesos patológicos.

1. FUNDAMENTOS DE ANATOMÍA

- La **epidermis**, la capa más externa de la piel, consta principalmente de queratinocitos, tiene un grosor promedio de 50 μm y se regenera por completo cada 50 días aproximadamente. Desde el punto de vista histológico incluye cinco estratos; cada uno representa una etapa diferente de migración y madurez de los queratinocitos.[3]
  - **Estrato basal** (el más profundo). Por lo general, es una capa de 1-3 células. Contiene a los queratinocitos basales, la reserva de células madre para la regeneración cutánea. Estas células se adhieren a la matriz extracelular de la membrana basal por medio de los **hemidesmosomas**. El estrato basal también contiene **melanocitos** (productores de pigmento), **células de Langerhans** (presentadoras de antígenos) y **células de Merkel** (mediadores de la sensibilidad táctil).
  - **Estrato espinoso.** Esta capa de queratinocitos viables que migran hacia el exterior histológicamente tiene un aspecto "espinoso" debido a los microfilamentos contraídos de los **desmosomas**, estructuras compuestas por desmogleínas y otras moléculas indispensables para la integridad de la epidermis.
  - **Estrato granuloso.** Esta capa contiene queratinocitos en proceso de maduración, llenos de gránulos laminares y de queratohialina, que son estructuras que median la queratina y la formación de la membrana laminar, respectivamente, en el estrato córneo.
  - **Estrato lúcido.** Esta delgada "capa transparente" de queratinocitos ubicada justo debajo del estrato córneo ayuda como capa de refuerzo adicional y se halla casi de forma exclusiva en la piel más gruesa (p. ej., palmas y plantas).
  - **Estrato córneo** (el más superficial). Está compuesto por casi 20 corneocitos anucleados y aplanados, fortalecidos por los corneodesmosomas dentro de una red de lípidos hidrófobos, que incluyen ceramidas, colesterol y ácidos grasos libres (p. ej., la "membrana laminar"). Esta capa funciona como una barrera física e inmunitaria, modula la penetración de fármacos y ofrece un microambiente a la flora comensal.
  - **Correlaciones clínicas.** Los procesos patológicos que se presentan en la epidermis suelen mostrar escamas, ampollas o costras. **Ejemplos**:
    - **Psoriasis.** Entre otros mecanismos, es resultado de un aumento en la proliferación y maduración de queratinocitos y se presenta de forma clásica con pápulas y placas rosadas con escamas plateadas muy distintivas.
    - **Infección por el virus del herpes simple (VHS).** Causa necrosis de los queratinocitos y se presenta con ampollas y costras.

○ **Queratosis seborreica.** Neoplasia epidérmica benigna frecuente que se ve como una lesión "como estuco" y bien delimitada, a menudo con aspecto céreo y escamas.
• La **dermis**, la capa localizada justo debajo de la epidermis (fig. 2-1), brinda soporte estructural y facilita la nutrición e intercambio de células inmunitarias mediante la irrigación sanguínea. Sus componentes estructurales incluyen elastina, colágeno y matriz extrafibrilar ("sustancia fundamental" compuesta por agua, glucosaminoglucanos como el hialuronano, proteoglucanos y glucoproteínas). Histológicamente, la dermis contiene tres regiones anatómicas distintas:
  • **Dermis papilar.** Capa celular más superficial de la dermis que se intercala con las crestas interpapilares de la epidermis, con lo que aumenta la superficie de contacto entre la epidermis y la dermis vascular, facilitando la innervación fina y el intercambio de nutrientes, oxígeno y desechos. La dermis papilar contiene colágeno de los tipos I, II, III y IV distribuidos de forma laxa.
  • **Dermis reticular.** Capa inferior de la dermis compuesta principalmente por colágeno de tipo I densamente empaquetado, el cual refuerza la integridad estructural de la piel; contiene folículos pilosos, glándulas sudoríparas y fibras nerviosas, y funciona como conducto crítico para el abastecimiento de sangre y linfa. Los vasos horizontales de la dermis reticular se unen al plexo subpapilar que da soporte a los capilares papilares y a los linfáticos que irrigan la epidermis.
  • **Tejido subcutáneo.** Histológicamente, esta capa se distingue por la presencia de adipocitos y de arterias y venas. El tejido adiposo acojina la piel y provee un conducto a los vasos grandes que dan soporte a los vasos horizontales de la dermis reticular. Esta capa se conecta directamente con la fascia profunda subyacente vía las bandas fibrosas.

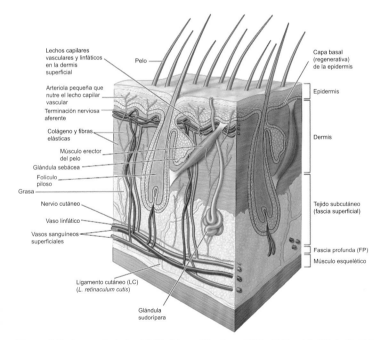

Figura 2-1. Anatomía de la piel (de Moore KL, Agur AMR, Dalley AF. *Clinically Oriented Anatomy.* 7th ed. Baltimore, MD: Lippincott Williams & Wilkins; 2014).

- **Correlaciones clínicas.** Los procesos patológicos confinados a la dermis suelen presentarse como pápulas o nódulos profundos que no producen cambios prominentes en la superficie de la piel. **Ejemplos**:
  - **Neurofibromas.** Neoplasias dérmicas presentes como pápulas o nódulos prominentes que carecen de escamas, costras o ampollas identificables.
  - **Paniculitis.** Como el **eritema nodoso**, pueden presentarse como nódulos o placas profundas, suaves, de color rojizo marrón, sin cambios en la epidermis suprayacente.
- El **pelo** desempeña funciones en la termorregulación, higiene y comunicación social-sexual. Los pelos individuales tienen un ciclo compuesto por las fases anágena (crecimiento activo, ~85% de los cabellos), telógena (~15% restante) y catágena (cesación del crecimiento, ~1%). Histológicamente, el **folículo piloso** está compuesto por el **bulbo piloso** (porción profunda), el **istmo** (porción intermedia) y el **infundíbulo** (porción superficial).
- El **bulbo piloso**, es decir, el sitio de donde se origina todo el folículo en la dermis profunda, se centra en las **papilas** pilosas, estructuras que no se regeneran y que están compuestas por tejido conjuntivo y capilares. La papila refuerza y nutre la **matriz pilosa**, un cúmulo de células epiteliales y melanocitos que dan lugar al **tallo del pelo**.
- El **tallo del pelo** incluye médula, corteza y cutícula, que, junto con la vaina de la raíz, contienen al menos 54 proteínas queratínicas distintas. En comparación con las queratinas epidérmicas, las del pelo contienen una mayor cantidad de azufre en los dominios cefálicos y caudales, permitiendo los cruzamientos que fortalecen las fibras pilosas.
- La **papila dérmica** descansa en el sitio de inserción del músculo erector del pelo. Las células madre pluripotenciales localizadas dentro del bulbo piloso median la regeneración epidérmica, la cicatrización y, posiblemente, la regeneración neural.
- Los **músculos erectores del pelo** producen la erección de los vellos ("piel de gallina") y pueden servir como fuente para el leiomiosarcoma neoplásico.
- Los **folículos pilosos** escapan a la detección inmunitaria (es decir, son "inmunológicamente privilegiados"), un hecho similar a lo que ocurre con la cámara anterior del ojo, los testículos, el cerebro y la placenta.
- **Correlaciones clínicas.** La presencia y el estilo del cabello se mantienen como atributos fundamentales de la identidad propia y la comunicación social. Como tales, las enfermedades relacionadas con el crecimiento del pelo pueden ser devastadoras desde el punto de vista psicosocial. **Ejemplos**:
  - **Alopecia androgenética**, o "patrón de calvicie masculina", que es resultado de la estimulación por la dihidrotestosterona (DHT), que promueve el crecimiento del vello facial pero inhibe el del cuero cabelludo.
  - Algunos procesos de **alopecia cicatricial**, como el **liquen planopilar** y **lupus discoide**, destruyen el folículo piloso superior y sus células madre, causando pérdida permanente del folículo.
  - Los procesos de **alopecia no cicatricial**, como la **alopecia areata**, que es resultado de un ataque patológico de los linfocitos T sobre la matriz celular, no destruyen la reserva de células madre, lo cual permite que vuelvan a crecer de forma completa.
  - Las **neoplasias**, como el **tricodiscoma** o el **fibrofoliculoma**, pueden surgir a partir de células de los folículos pilosos.
  - Los **hongos** (tiña de la cabeza), **piojos** y **ladillas** (pediculosis del pubis) suelen infestar las áreas con pelo. Según la gravedad, las infecciones micóticas pueden causar alopecia ya sea cicatricial o no cicatricial.
- La **unidad pilosebácea** describe la estructura anatómica conformada por el folículo piloso, las glándulas sebáceas y las glándulas sudoríparas ecrinas o apocrinas.
- Las **glándulas sudoríparas ecrinas**, ubicadas en toda superficie cutánea, excepto bermellón de los labios, clítoris, labios menores y conducto auditivo externo, se originan en un glomérulo perifolicular secretor hallado en la unión de la dermis y el tejido subcutáneo. Estos glomérulos se adhieren al conducto ecrino, el cual se extiende hacia arriba a través de la dermis para excretar sudor por medio del acrosiringio ("poro sudoríparo"). El sudor

es una solución hipotónica estéril que consta de NaCl, K^+, HCO_3^- y péptidos antimicrobianos (AMP, *antimicrobial peptides*), como la dermicidina. Las glándulas sudoríparas ecrinas son innervadas por los receptores muscarínicos α_1, β_2, β_3 y purinérgicos. Histológicamente, la glándula sudorípara ecrina consta de tres tipos de células: las **células claras grandes** secretan electrólitos y agua, las **células oscuras** dispersas contienen gránulos basófilos probablemente compuestos por sialomucina, y las **células mioepiteliales** circundantes promueven la salida del líquido hacia el exterior.

- Las **glándulas sudoríparas apocrinas** se hallan en el conducto auditivo externo (glándulas ceruminosas), los márgenes palpebrales (glándulas de Moll) y partes de las narinas, bermellón de los labios, axilas, areolas, pezones y región anogenital. Al igual que las ecrinas, las glándulas apocrinas se originan en la unión de la dermis y el tejido subcutáneo, pero, en este caso, el conducto apocrino se extiende a través de la mesodermis para conectarse de forma directa con el folículo piloso, donde excreta su contenido. El sudor apocrino contiene un líquido estéril, inodoro o ácido con abundantes lípidos (colesterol, ésteres de colesterol, triglicéridos, ácidos grasos y escualeno). Cuando estos lípidos son procesados por la microflora de la piel, se produce bromhidrosis o "mal olor corporal". Estas glándulas son innervadas por los receptores β_2, β_3, purinérgicos y, en menor grado, muscarínicos.

- Las **glándulas sebáceas** producen el *sebo*, una sustancia oleosa compuesta por triglicéridos, ésteres céreos, escualeno y ácidos grasos libres. El sebo lubrica la piel y refuerza su función de barrera. Las glándulas sebáceas también excretan diversas proteínas importantes para las funciones endocrina e inmunitaria. En la mayoría de las regiones del cuerpo, estas glándulas se asocian y conectan directamente con el folículo piloso. Algunas excepciones incluyen las glándulas sebáceas de labios (glándulas de Tyson), párpados (glándulas de Meibomio), areolas (tubérculos de Montgomery) y bermellón de los labios/mucosa bucal (glándulas de Fordyce).

- **Correlaciones clínicas**
  - **Hipertermia.** Puede resultar de alteraciones en la transpiración y el enfriamiento.
  - **Hiperhidrosis.** Sudoración excesiva que puede afectar de manera significativa la calidad de vida. Las áreas afectadas con más frecuencia incluyen axilas, palmas, plantas, dorso, nalgas e ingles.
  - **Acné vulgar.** Se asocia con actividad de las glándulas sebáceas mediadas por andrógenos. El aumento en la producción de sebo crea el medio para la formación de pústulas.
  - **Hiperplasia sebácea.** Presente como una pápula crateriforme amarilla rosácea habitualmente en la cara; puede confundirse con un carcinoma basocelular o espinocelular.
  - **Neoplasias.** Incluyen **carcinoma sebáceo**, **hidroadenoma ecrino** y **carcinoma de glándulas apocrinas** y surgen a partir de las estructuras anexiales.
  - **Síndrome de Muir-Torre.** Una variante del síndrome de carcinoma colorrectal hereditario no asociado con poliposis, resultado de mutaciones en genes reparadores del ADN, puede presentarse como múltiples tumores en las glándulas sebáceas en el contexto de antecedentes familiares de neoplasias gastrointestinales.

- La **innervación cutánea** depende de estructuras microanatómicas especializadas con una alta sensibilidad por tipos específicos de sensaciones. La sensibilidad cutánea facilita algunas de las actividades humanas esenciales, como la alimentación, la sexualidad/reproducción y la evitación del daño (dolor).[4]
  - **Células de Merkel.** Son células receptoras ovaladas localizadas en el estrato basal de la epidermis, hacen sinapsis con los nervios somatosensitivos aferentes y median la discriminación mediante el tacto ligero. Las células de Merkel muestran mayor concentración en las puntas de los dedos, los labios y los genitales externos.
  - **Terminaciones nerviosas libres.** Fibras nerviosas ramificadas no encapsuladas que terminan en el estrato granuloso; detectan dolor, temperatura y estímulos mecánicos como estiramiento, presión y tacto.
  - **Corpúsculos táctiles (de Meissner).** Son nervios no mielinizados encapsulados por tejido conjuntivo y células de Schwann laminares. Se hallan en la dermis papilar y

median la sensación vibratoria de baja frecuencia (30-50 Hz). Los corpúsculos táctiles se encuentran más concentrados en dedos, palmas y plantas (piel glabra o lampiña).

* **Corpúsculos laminares (de Pacini).** Nervios aferentes individuales encapsulados en células de Schwann laminares. Tienen un aspecto distintivo de "cebolla", se localizan en la dermis profunda y median la vibración de alta frecuencia (250-350 Hz) de la piel. Los corpúsculos laminares tienen mayor concentración en la mano, donde componen el 10-15% de los receptores cutáneos.

* **Corpúsculos en bulbo (de Ruffini).** Receptores fusiformes encapsulados con terminaciones dendríticas agrandadas. Se encuentran en la dermis profunda y median las sensaciones de estiramiento de la piel. Los corpúsculos bulbosos se encuentran más concentrados en las puntas de los dedos, los labios y los genitales externos. Conforman alrededor del 25% de los receptores cutáneos de la mano.

* **Correlaciones clínicas**
  ○ **Eritromelalgia.** Es una enfermedad caracterizada por la quemazón y eritema de las extremidades producto de una mutación que aumenta la función en el gen *SCN9A*, el cual codifica una subunidad de los canales de sodio activados por voltaje.
  ○ **Insensibilidad al dolor de origen recesivo dominante.** Es consecuencia de mutaciones que reducen la función del gen *SCN9A*. Esta enfermedad conduce a una automutilación no intencionada y, potencialmente, a una muerte accidental.[5]
  ○ **Schwannomas, neurinomas, neurofibromas.** Así como otros tumores asociados, surgen de las células de Schwann (y sus células precursoras) y encapsulan axones del tejido cutáneo.
  ○ **Carcinoma de células de Merkel.** Tumor neuroendocrino muy anaplásico que se presenta típicamente como una pápula o nódulo rojo violáceo de crecimiento rápido sobre la cabeza o el cuello de un anciano. Sin embargo, los patólogos ahora prefieren llamar a este tumor *carcinoma neuroendocrino primario de la piel*, pues no parece surgir directamente de una población clonogénica de células de Merkel.

* Los **sitios especializados de la piel** incluyen el cuero cabelludo, las uñas, las palmas de las manos y las plantas de los pies, así como las membranas mucosas.
  * La piel del **cuero cabelludo** contiene una alta concentración de folículos pilosos, glándulas sebáceas y vasos sanguíneos, lo cual explica la oleosidad del cabello y el rápido sangrado ante las laceraciones en la cabeza.
  * La piel **volar** (palmas y plantas) presenta un estrato córneo queratinizado considerable y una mayor concentración de glándulas sudoríparas ecrinas.
  * Las **membranas mucosas** carecen de estrato córneo, por lo que no están queratinizadas.
  * La piel de los **dedos de las manos y pies** contiene una **placa ungueal** compuesta por una capa gruesa de queratina transparente (que corresponde al estrato córneo) que yace sobre el **lecho ungueal**, una capa delgada de células epidérmicas viables. Otras estructuras distintivas incluyen el **eponiquio** (que corresponde a la cutícula) y el **hiponiquio**, una capa de epidermis gruesa en la cara distal del lecho ungueal que refuerza la uña ante los daños del exterior.

2. BIOLOGÍA CELULAR Y MOLECULAR

* Las **células epidérmicas** incluyen los queratinocitos, melanocitos, células de Merkel y células de Langerhans.
  * Los **queratinocitos** conforman la sustancia de la epidermis. Estas células derivadas del ectodermo proliferan y migran hacia el exterior a partir de su reserva a lo largo del estrato basal y, cuando hay cicatrización, a partir de la papila dérmica del folículo piloso. Los queratinocitos producen *queratina*, la proteína clave que da estructura a la epidermis, y dependen de uniones adherentes especializadas para ofrecer integridad a esta capa.

○ Los filamentos intermedios de **queratina** ayudan a mantener la integridad estructural de la epidermis y participan en la señalización celular. Las queratinas 5 y 14 predominan en el estrato basal; las 1, 2 y 10, en las capas epidérmicas superiores. Las mutaciones génicas de la queratina dan lugar a la **epidermólisis ampollosa** e **ictiosis epidermolítica**, que pueden ocasionar debilidad grave o muerte en etapas tempranas.[6]

○ Los **gránulos de queratohialina** contienen loricrina y profilagrina, proteínas que resultan indispensables para la función de barrera y retención de agua en el estrato córneo. Las mutaciones de la filagrina causan **ictiosis vulgar** y, en algunos casos, **dermatitis atópica/eccema**. En la dermatitis atópica se cree que una disfunción en la filagrina permite una mayor penetración de antígenos ocasionando hipersensibilidad inmunitaria e inflamación.

○ Los **hemidesmosomas** conectan los queratinocitos a lo largo del estrato basal con la membrana basal. Los autoanticuerpos dirigidos contra el colágeno XVII transmembrana (BPAG2), localizado en los hemidesmosomas, y el conector citoesquelético BP230 (BPAG1) están detrás del **penfigoide ampolloso**, una enfermedad caracterizada por la presencia de ampollas a tensión.

○ Los **desmosomas**, una unión adherente especializada compuesta por desmogleína, desmocolina y plaquinas, conectan los queratinocitos entre sí dentro de la epidermis. Los autoanticuerpos dirigidos contra la desmogleína 1 y 3 producen enfermedades del grupo del **pénfigo** (p. ej., vulgar, foliáceo), caracterizadas por ampollas flácidas. Las proteínas de la desmogleína refuerzan la integridad de los folículos pilosos, al igual que en la epidermis. Las mutaciones génicas en la desmogleína y otras proteínas relacionadas con los desmosomas explican algunas de las **queratosis palmoplantares**, **displasias ectodérmicas** y síndromes de malformación de los folículos pilosos.

○ **E6** y **E7**, péptidos víricos expresados por el virus del papiloma humano (VPH), inhiben a los queratinocitos **p53** y **Rb**, promoviendo la transformación maligna del **carcinoma espinocelular** asociado con el VPH. La hiperplasia de células planas relacionada con el VPH también produce la verruga vulgar. Por último, los queratinocitos alterados molecularmente debido al daño producido por la luz ultravioleta (UV), u otras causas, causan **queratosis actínica** y **carcinoma basocelular** y **espinocelular**.

• Los **melanocitos**, células pigmentadas derivadas de la cresta neural en el estrato basal, determinan el color de la piel a través de la síntesis de *melanina*, un producto de la oxidación de la tirosina. A través de procesos dendríticos, los melanocitos transfieren los melanosomas que contienen la melanina a los queratinocitos adyacentes en la epidermis. La melanina refracta la luz y protege ante el daño UV. En consecuencia, los individuos de piel oscura, con mayores concentraciones de eumelanina, tienen un menor riesgo de padecer **melanoma**, una neoplasia frecuente y potencialmente mortal de los melanocitos. Las personas de piel clara y pelirrojas, con mayores concentraciones de *feomelanina*, una molécula que brinda fotoprotección relativamente mala, tienen un mayor riesgo de presentar melanoma. Cabe destacar que la producción de melanina indica un daño por luz UV y que, por lo tanto, ningún nivel de bronceado es seguro.

○ La **hormona estimulante de melanocitos** α (α-MSH, *melanocyte-stimulating hormone*) activa el **receptor de melanocortina 1** (MC1-R), que transcribe el **factor de transcripción asociado con microoftalmia** (MITF, *microphthalmia-associated transcription factor*). El MITF regula la expresión de genes que resultan críticos para la síntesis de melanina. Las mutaciones en el *MITF* explican un subtipo de **síndrome de Waardenburg**, caracterizado por heterocromía, un mechón de pelo blanco y sordera.

○ La **tirosinasa** hidroxila la tirosina en DOPA, uno de los pasos que limitan la síntesis de melanina. Las mutaciones en la tirosinasa y las proteínas transportadoras asociadas causan **albinismo oculocutáneo**.

○ El **receptor C-kit de tirosina cinasa** modula la migración y supervivencia de los melanocitos. Las mutaciones desactivadoras de *KIT* dan lugar al **piebaldismo** (mechón blanco, hipopigmentación en parches), mientras que las mutaciones activadoras se correlacionan con ciertas formas de **melanoma**.

○ Las mutaciones activadoras de la vía **RAS-RAF-MEK-ERK**, sobre todo aquellas de *BRAF*, se observan en numerosos melanomas.

○ La **neurofribromina**, una proteína producida por el gen *NF1*, regula de forma negativa la señal RAS-RAF-MEK-ERK. Las mutaciones de este gen causan la **neurofibromatosis de tipo 1**, enfermedad caracterizada por numerosos neurofibromas y **máculas café con leche** pigmentadas que contienen melanocitos hiperactivos. Las mutaciones de *NF1* también se correlacionan con ciertas formas de **melanoma**.

- **Células de Merkel.** Receptores táctiles especializados (*véase* **Innervación cutánea**).
- **Células de Langerhans.** Células dendríticas especializadas que presentan antígenos y forman parte del sistema inmunitario (*véase* **Inmunidad adaptativa**).
- Las **células dérmicas** incluyen a los fibroblastos, células endoteliales, de músculo liso, de Schwann, adipocitos, células epiteliales especializadas (p. ej., células ecrinas y apocrinas, sebocitos) y células inflamatorias.
- **Fibroblastos.** Sintetizan y excretan los componentes principales de la matriz extracelular, incluyendo colágenos, lamininas, elastina, fibrilina y las moléculas de esta matriz.

  ○ El **colágeno**, un trímero helicoidal α enriquecido con hidroxiprolina, sale de la célula como procolágeno antes de formar enlaces cruzados con otras proteínas estructurales para crear fibrillas de colágeno, la columna vertebral de la matriz extracelular. Muchos de los 28 tipos conocidos de colágeno y sus isoformas se localizan en la piel. Cabe destacar que los colágenos de tipo I, III y V componen buena parte de la dermis, y el de tipo IV refuerza la membrana basal. La **insuficiencia de vitamina C**, un cofactor de las lisil y prolil hidroxilasas, resulta en la producción defectuosa de un trímero de colágeno que causa el **escorbuto**, una enfermedad caracterizada por sangrado de membranas mucosas, encías esponjosas y petequias, todos consecuencia de una cicatrización deficiente. Las mutaciones genéticas del colágeno y los genes relacionados con éste llevan al **síndrome de Ehlers-Danlos**, un padecimiento caracterizado por piel y articulaciones hiperextensibles, formación fácil de equimosis y anomalías vasculares. Las **cicatrices hipertróficas** y **queloides** son resultado de un aumento en la cantidad de fibroblastos y de la densidad del colágeno en la dermis.

  ○ La **elastina**, una proteína hidrófoba con numerosos enlaces cruzados, y la **fibrilina**, la principal proteína de las microfibrillas, forman **fibras elásticas**, moléculas de la matriz extracelular que permiten que la piel regrese a su forma original después de ser estirada. Las fibras elásticas mantienen la integridad estructural de numerosos sistemas de órganos. En el **síndrome de Marfan**, una enfermedad que resulta de mutaciones autosómicas dominantes en la **fibrilina** y el aumento resultante en la señalización del factor de crecimiento transformante β (TFG-β, *transforming growth factor* β), los pacientes presentan extremidades largas y delgadas, aracnodactilia, escoliosis, pie plano, articulaciones hiperextensibles, estrías inexplicables, oftalmopatías (p. ej., subluxación o luxación del cristalino, glaucoma, cataratas, desprendimiento de retina), prolapso de válvula mitral, aneurisma o disección aórtica y neumotórax espontáneo.

  ○ La **fibronectina** y la **laminina** refuerzan las conexiones célula a colágeno y célula a membrana basal, respectivamente.

  ○ Los **proteoglucanos**, moléculas de carga negativa, como el sulfato de heparán, el sulfato de condroitina y el sulfato de queratina, capturan nutrientes, factores de crecimiento y agua mediante la atracción de cationes como Na^+, K^+ y Ca^{2+}.

  ○ El **ácido hialurónico**, un polisacárido no proteoglucano, absorbe grandes cantidades de agua y resiste las fuerzas de compresión.

- **Células endoteliales.** Forman venas, arterias, arteriolas, vénulas y capilares. Regulan la temperatura corporal, transporte de nutrientes y oxígeno, y eliminación de desechos.

- **CD31, CD34** y **PAL-E** marcan vasos sanguíneos desde el punto de vista histológico.
- Los receptores del **factor de crecimiento fibroblástico** (FGFR, *fibroblast growth factor receptor*) y los del **factor de crecimiento endotelial vascular** (VEGFR, *vascular endothelial growth factor receptor*) modulan la vasculogénesis y angiogénesis. El bevacizumab, un anticuerpo monoclonal contra VEGF-A, fue aprobado por la Food and Drug Administration (FDA) de los Estados Unidos para tratar diversos cánceres.
- Las **selectinas** y las moléculas de adhesión endoteliales de la luz endotelial, **ICAM** y **VCAM**, regulan la quimiotaxis leucocítica.
- Las **neoplasias vasculares** incluyen **hemangiomas del lactante, sarcoma de Kaposi** y **angiosarcoma**.
- Las **vasculitis** resultan de la inflamación mediada por complejos inmunitarios o de los anticuerpos anticitoplasma de neutrófilos (ANCA, *antineutrophil cystoplasmic antibodies*), que incitan la adherencia entre neutrófilos y el endotelio, y liberan productos de la inflamación. Las vasculitis cutáneas más importantes incluyen las de vasos pequeños (p. ej., **por urticaria, Henoch-Schönlein, inducidas por fármacos** o **infecciones**), pequeños a medianos (p. ej., **crioglobulinemia, Churg-Strauss, granulomatosis con poliangitis**) y, con menor frecuencia, de vasos medianos (p. ej., poliarteritis nodosa). Las vasculitis de vasos grandes (p. ej., arteritis de la temporal, Takayasu) rara vez producen hallazgos cutáneos importantes, pues están a mayor profundidad dentro del tejido.
- Las **vasculopatías** resultan de una oclusión microvascular (no inflamatoria). Las causas son varias e incluyen taponamiento plaquetario (p. ej., **púrpura trombocitopénica trombótica** [PTT]), aglutinación (**crioglobulinemia** no inflamatoria), infecciones (p. ej., **micóticas, seudomonas, estrongiloidosis, lepra**), embolias (p. ej., **colesterol, oxalatos**), coagulopatías (p. ej., **necrosis por warfarina**), oclusiones (p. ej., **linfoma**) y toxinas (p. ej., esfingomielinasa D de la **araña reclusa parda**).
- **Células de Schwann.** Son las principales células gliales del sistema nervioso periférico; envuelven los axones de los nervios para brindar factores de crecimiento y mielina con propiedades de conducción.
  - El anticuerpo **S100** detecta células de Schwann, melanocitos, adipocitos, células de Langerhans, células dendríticas, células mioepiteliales y macrófagos.
  - La **mielina** aísla los nervios. Se compone de colesterol, otros lípidos, agua y proteínas, incluyendo las **proteínas fundamentales de la mielina**. Los anticuerpos contra estas proteínas contribuyen a la aparición de la **esclerosis múltiple**.
  - Las **neoplasias** que surgen a partir de las células de Schwann y sus precursores incluyen los **neurofibromas plexiformes** y los **schwannomas**.
- **Adipocitos.** Contienen lípidos en la dermis profunda. La **paniculitis**, o inflamación del tejido graso, es resultado de numerosos mecanismos, incluyendo los autoinmunitarios, infecciosos y neoplásicos.
- **Células de músculo liso.** Las de la piel se localizan en las paredes arteriales y el músculo erector del pelo. Estas estructuras, así como el músculo dartos del escroto, pueden ser las células de origen de los **leiomiomas** y **leiomiosarcomas** cutáneos.
- **Células epiteliales especializadas.** Incluyen las células apocrinas, ecrinas y sebocitos (*véase* **Unidad pilosebácea**).

3. INMUNOLOGÍA

Las células del **sistema inmunitario** defienden al organismo frente a patógenos, modulan la formación de tumores y, en caso de disregulación, producen enfermedades inflamatorias como la psoriasis y el lupus. Aunque por convención se divide al sistema inmunitario en los sistemas **innato** y **adaptativo**, cada vez se aprecia con mayor claridad la compleja e inextricable interacción entre todas las moléculas, células y tejidos del sistema inmunitario.[7]

- La **inmunidad innata** incluye modalidades inmunitarias que se activan de manera independiente a los anticuerpos: complemento, receptores de tipo *Toll* (TLR, *Toll-like receptors*),

AMP, citocinas y células mieloides como macrófagos, neutrófilos, eosinófilos, basófilos, mastocitos y células linfoides innatas (CLI) (p. ej., linfocitos citolíticos naturales).

- **Moléculas antimicrobianas innatas.** Incluyen AMP, TLR y el complemento.
  - ○ **Péptidos antimicrobianos.** Proteínas de bajo peso molecular (~5-15 kD) sintetizadas en la piel por queratinocitos, células epiteliales ecrinas/apocrinas y sebocitos; defienden de forma directa frente a bacterias, hongos y, probablemente, virus. Algunos ejemplos incluyen la **dermicidina, defensina humana β, lisozimas** y **psoriasina**. Los patógenos y citocinas secretadas pueden inducir la expresión de los AMP, y éstos pueden atraer a las células dendríticas y los linfocitos T de memoria vía el CCR6.
  - ○ **Receptores de tipo *Toll*.** Expresados en las células dendríticas y los queratinocitos, reconocen las moléculas derivadas de los patógenos. Una vez activados, los TLR emiten señales parecidas a las del receptor de interleucina (IL) 1, activando el NF-κB y la producción subsecuente de interferón (IFN).
  - ○ **Complemento.** Es activado por las interacciones de los polisacáridos microbianos (vía alterna), otras interacciones de hidratos de carbono microbianos (vía de la lectina) o interacciones de complejos inmunitarios (vía clásica). Las tres vías aumentan el C3, y los productos de la división de este último atraen a los fagocitos. Además, la unión del complemento C5b con C6 a C9 forma el complejo de ataque de membrana, que lisa las células microbianas de forma directa.
- **Macrófagos.** Fagocitan las células marcadas con complemento y aquellas que expresan los hidratos de carbono de invertebrados. Asimismo, secretan algunos factores (p. ej., factor estimulante de colonias de granulocitos), que promueven la producción de neutrófilos y quimiotaxis, presentan antígenos a los linfocitos T y B, y modulan de forma crítica la cicatrización y la angiogénesis.
- **Neutrófilos.** Pueden ser reclutados por los macrófagos activados en grandes cantidades a partir de células precursoras en la médula ósea; funcionan como primera línea de defensa ante los microbios. Los neutrófilos matan los microorganismos por medio de mecanismos dependientes (p. ej., estallido respiratorio) e independientes (p. ej., secreción de mieloperoxidasa) del oxígeno.
- **Eosinófilos.** Defienden al organismo frente a parásitos mediante la desgranulación de moléculas citotóxicas mediadas por el receptor de inmunoglobulina (Ig) E (FcεR) y por medio de la secreción de citocinas, leucotrienos y prostaglandinas. La inflamación mediada por eosinófilos también ayuda a explicar el asma y las alergias.
- **Mastocitos.** Células de linaje mieloide granular que median la cicatrización, defensa del hospedero y respuesta al daño por toxicidad. Los mastocitos sensibilizados a la IgE promueven la inflamación en el asma y alergias, incluyendo la **urticaria**, mediante la liberación de citocinas y productos vasoactivos como la histamina. La **mastocitosis** cutánea puede manifestarse por la presencia de máculas y parches rojos de distribución amplia.
- **Células linfoides innatas.** De reciente nomenclatura y nuevos tipos celulares, incluyen linfocitos citolíticos naturales (NK, *natural killer*) y otras células linfoides activadas de forma independiente a los anticuerpos. El saber sobre estas células aumenta con rapidez.[8]
  - ○ **CLI del grupo 1** (incluyendo células NK). Producen factores de necrosis tumoral (TNF, *tumor necrosis factor*) e IFN-γ, y eliminan células infectadas por virus y tumorales.
  - ○ **CLI del grupo 2.** Producen IL-4, IL-5, IL-9 e IL-13, median las respuestas Th2 (*véase* abajo) y ayudan a combatir las infecciones por parásitos.
  - ○ **CLI del grupo 3.** Sintetizan IL-17 e IL-22 y es probable que modulen las enfermedades inflamatorias y la formación de tumores.
- La **inmunidad adaptativa**, que regula la inmunidad citotóxica y la dependiente de anticuerpos a largo plazo (p. ej., respuesta a las vacunas), incluye las células dendríticas (células presentadoras de antígeno clave), linfocitos T y B, y células plasmáticas o linfocitos productores de anticuerpos. Existen numerosos subconjuntos de linfocitos T, incluyendo Th1, Th2, reguladores (o inmunosupresores) y los Th17, de descripción más reciente, que parecen regular de forma crítica ciertas enfermedades inflamatorias, como la psoriasis.

- **Células dendríticas.** Procesan y presentan antígenos a las células inmunitarias adaptativas. Funcionan como intermediarias entre los sistemas inmunitarios innato y adaptativo. Las **células de Langerhans**, células dendríticas localizadas en la epidermis, expresan el complejo principal de histocompatibilidad (MHC, *major histocompatibility complex*) de clase II y sirven como células presentadoras de antígeno potentes que, siguiendo la captura del antígeno, migran a los tejidos linfáticos para activar los linfocitos T indiferenciados.

- **Linfocitos T**
  - Los **linfocitos T CD8$^+$** reconocen antígenos intracelulares presentados por el MHC de clase I (p. ej., virus, hongos, micobacterias, antígenos tumorales). Los linfocitos T CD8$^+$ citotóxicos eliminan patógenos mediante perforinas, granzimas, granulisina y el ligando FAS, que interactúa con el Fas expresado en la célula diana.
  - Los **linfocitos T CD4$^+$** reconocen antígenos presentados por el MHC de clase II para modular la defensa del hospedero frente a antígenos intracelulares y extracelulares.
    - Las células **CD4$^+$IL-12R$^+$ Th1** producen IFN-γ, TNF-β e IL-2, que estimulan a los macrófagos y a los linfocitos citotóxicos para hacer frente a los patógenos intracelulares y las células tumorales.
    - Las células **CD4$^+$IL-4R$^+$ Th2** producen IL-5, IL-4 e IL-13, que estimulan a macrófagos, eosinófilos y linfocitos B para fomentar la diferenciación de células plasmáticas y la producción de anticuerpos.
    - Las células **CD4$^+$IL-23$^+$ Th17**, de descripción más reciente, forman IL-17 y ayudan a combatir las infecciones por *Candida* y *Staphylococcus*. Las células Th17 también promueven la psoriasis y el eccema, y los anticuerpos monoclonales dirigidos contra la vía de Th17 pueden tratar estas enfermedades de manera eficaz.
  - Los linfocitos T reguladores (**Tregs**) suprimen las respuestas inmunitarias adaptativas mediante la secreción de IL-10, IL-35 y TGF-β por medio de la conversión de trifosfato de adenosina a adenosina (una citotoxina) y de las interacciones de CTLA-4 con el MHC de clase II. El **ipilimumab**, un fármaco aprobado por la FDA para tratar el **melanoma** metastásico, inhibe el CTLA-4 promoviendo la citotoxicidad antitumoral.

- Los **linfocitos B** reciben señales activadoras de los linfocitos T, que los lleva a las células plasmáticas que secretan inmunoglobulinas específicas por antígeno. Las **células plasmáticas** producen IgM (respuestas primarias), IgG (respuestas secundarias que ayudan a la inmunidad a largo plazo), IgA (superficies mucosas), IgE (alergias y anafilaxia) o IgD (de función en su mayor parte desconocida).

REFERENCIAS

1. Bolognia J, Jorizzo JL, Schaffer JV. *Dermatology*. 3rd ed. Philadelphia, PA: Elsevier Saunders; 2012. http://hdl.library.upenn.edu/1017.12/1337728
2. Belkaid Y, Segre JA. Dialogue between skin microbiota and immunity. *Science* 2014;346(6212):954–959.
3. Elston DM, Ferringer T. Dermatopathology. In: *Requisites in dermatology*. 2nd ed. Philadelphia, PA: Elsevier Saunders; 2008. http://hdl.library.upenn.edu/1017.12/1338118
4. Purves D, Williams SM. *Neuroscience*. 2nd ed. Sunderland, MA: Sinauer Associates; 2001.
5. Hoeijmakers JG, Faber CG, Merkies IS, et al. Painful peripheral neuropathy and sodium channel mutations. *Neurosci Lett* 2015;596:51–59.
6. Toivola DM, Boor P, Alam C, et al. Keratins in health and disease. *Curr Opin Cell Biol* 2015;32C:73–81.
7. Parham P, Janeway C, Louis A. Duhring fund. In: *The immune system*. 3rd ed. New York: Garland Science; 2009.
8. Diefenbach A, Colonna M, Koyasu S. Development, differentiation, and diversity of innate lymphoid cells. *Immunity* 2014;41(3):354–365.

3 Enfermedades inflamatorias

Emily M. Beck, MD, y Sena J. Lee, MD, PhD

Las enfermedades inflamatorias de la piel abarcan varios síntomas cutáneos frecuentes. Algunas alteraciones, como la dermatisis de contacto alérgica, pueden limitarse desde el punto de vista clínico, mientras otras, como el acné y la psoriasis, son afecciones crónicas que pueden durar varios años.

1. ACNÉ

1-1. Antecedentes

- El acné afecta al 85% de las personas jóvenes entre 12 y 24 años de edad, y puede mantenerse hasta la edad adulta.[1]
- Esta enfermedad multifactorial es influida por factores genéticos y hormonales, la producción de sebo, la formación de comedones y la bacteria *Propionibacterium acnes*.
  - La genética determina en buena parte la cantidad y actividad de las glándulas sebáceas.
  - La adrenarquia marca el comienzo de la producción de sulfato de dehidroepiandrosterona (DHEAS) por las glándulas suprarrenales, que lleva a un aumento en la formación de sebo.
  - La mayor cohesión entre los queratinocitos de base folicular ocasiona el taponamiento folicular, la acumulación de queratina y la proliferación de *P. acnes* en la base del folículo piloso.
  - *P. acnes*, un bacilo grampositivo, desencadena una intensa respuesta inflamatoria.
  - El aumento de presión secundario a la acumulación de queratina puede llevar a la rotura de los comedones, desencadenando una fuerte reacción inflamatoria.

1-2. Presentación clínica

Se pueden observar uno o más subtipos en todos los pacientes (fig. 3-1).
- Acné comedónico
  - Se caracteriza por la presencia de comedones abiertos y cerrados:
    - Los *comedones cerrados* son pápulas pequeñas, redondas y del color de la piel.
    - Los *comedones abiertos*, con frecuencia conocidos como *espinillas negras*, son pápulas pequeñas y redondas del color de la piel con un núcleo negro central abierto, reflejo de la oxidación lipídica de la queratina.
  - Las lesiones se observan con mayor frecuencia en la frente, nariz, mejillas y mentón. Por lo general, los párpados quedan intactos.
- Acné inflamatorio
  - Caracterizado por quistes, pústulas, nódulos y pápulas eritematosas.
  - Con frecuencia, las lesiones inflamatorias dan lugar al desarrollo de hiperpigmentación postinflamatoria y cicatrización.
  - Las máculas violáceas resultado de la hiperpigmentación postinflamatoria pueden resolverse en el transcurso de varios meses.
  - Las cicatrices resultantes son permanentes y difíciles de tratar.

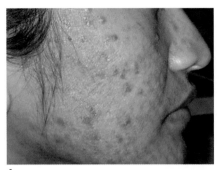

A

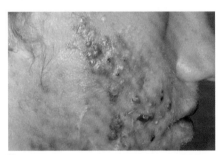

B

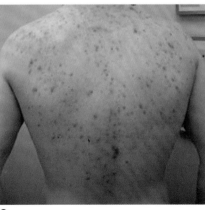

C

Figura 3-1. Formas de acné vulgar. **A.** Acné inflamatorio. **B.** Acné noduloquístico. **C.** Acné del tronco (cortesía de David Sheinbein, MD).

- Subtipos de acné
  - Acné fulminante
    - Los varones adolescentes resultan afectados con mayor frecuencia.
    - Los síntomas incluyen desarrollo rápido de fiebre, artralgias, pápulas inflamatorias, quistes y costras hemorrágicas.
    - Las anomalías en los resultados de laboratorio incluyen una velocidad de sedimentación globular alta, leucocitosis, proteinuria y lesiones osteolíticas.
    - El síndrome de SAPHO es un subconjunto caracterizado por **s**inovitis, **a**cné, **p**ustulosis, **h**iperostosis y **o**steítis.
  - Acné conglobata
    - Los varones adolescentes resultan afectados con mayor frecuencia.
    - Los síntomas incluyen acné inflamatorio noduloquístico cicatricial con posible formación de fístulas.
    - El acné conglobata, la hidradenitis supurativa, la celulitis disecante del cuero cabelludo y los quistes pilonidales conforman la tétrada de oclusión folicular.
    - El síndrome de APPA es una variante autosómica dominante compuesta por **a**rtritis **p**iógena, **p**iodermia gangrenosa y **a**cné conglobata.
  - Acné postadolescente
    - Las mujeres con rasgos de hiperandrogenismo son afectadas con mayor frecuencia.
    - Las lesiones típicas son pápulas eritematosas profundas en la parte inferior de las mejillas y sobre la mandíbula.
    - Las lesiones tienden a exacerbarse durante la semana previa a la menstruación.
  - Acné inducido por fármacos
    - Las lesiones habituales son pústulas y pápulas monomórficas distribuidas sobre el pecho y la espalda.
    - La morfología monomórfica del acné inducido por fármacos permite diferenciar esta forma de aquella con aspecto más heterogéneo del acné vulgar.
    - Los fármacos asociados con mayor frecuencia con las erupciones acneiformes incluyen esteroides orales y tópicos, corticotropina, litio, bromuros, yoduros, isoniazida, fenitoína y los inhibidores de los receptores del factor de crecimiento epidérmico (EGFR, *epidermal growth factor receptor*).

1-3. Valoración

- El acné se diagnostica principalmente de forma clínica. La presencia de comedones, nódulos, pústulas y pápulas rojas en las regiones que suelen estar afectadas, como cara, pecho, hombros y espalda alta, ayuda a establecer el diagnóstico. Si el componente pustular es prominente y el paciente no responde al tratamiento típico del acné, deben realizarse un cultivo bacteriano y una preparación de KOH para descartar la presencia de foliculitis por gramnegativos y por especies de *Malasezzia* (*Pityroosporum*), respectivamente.
- Se recomienda realizar una evaluación minuciosa de los factores contribuyentes para determinar el tratamiento óptimo.
- Deben evaluarse las concentraciones de DHEAS y testosterona en caso de observarse obesidad, hirsutismo, menstruación irregular y resistencia a la insulina, en busca de un posible síndrome de ovarios poliquísticos.
- Debe evaluarse la lista de medicamentos en busca de fármacos desencadenantes.

1-4. Tratamiento

La terapia se dirige a normalizar la queratinización, reducir la inflamación y reducir la proliferación bacteriana. Los medicamentos tópicos son el tratamiento de primera línea para el control del acné inflamatorio y comedónico leve. Pueden añadirse antibióticos orales para lograr el manejo del acné inflamatorio moderado a grave. En caso de acné

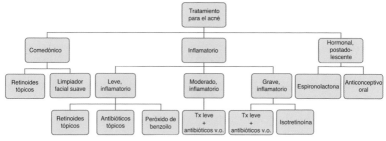

Figura 3-2. Resumen del tratamiento del acné con base en la gravedad y la morfología clínica.

grave, resistente, noduloquístico o cicatricial, se puede emplear la isotretinoína para evitar una mayor formación de cicatrices. En las mujeres con acné quístico inducido de forma predominante por hormonas, se puede intentar el uso de anticonceptivos orales o espironolactona. *Véase* la figura 3-2, en la que se muestra un resumen del tratamiento para el acné.

• Acné comedónico
  • Retinoides tópicos
    ○ Los *retinoides* son derivados de la vitamina A que promueven la normalización de la queratinización y muestran efectos antiinflamatorios; ello inhibe la formación de comedones, haciendo a los retinoides particularmente eficaces para tratar el acné comedónico. Los ejemplos incluyen adapaleno, tretinoína y tazaroteno.
    ○ Los retinoides se aplican una vez al día durante la noche debido a la preocupación de que resulten inactivados por la exposición a la luz ultravioleta (UV). Pueden aplicarse 2-3 veces a la semana, y es posible incrementar la frecuencia según la tolerancia.
    ○ El tratamiento es profiláctico y requiere de la aplicación sistemática sobre las áreas afectadas, más que buscar tratar las lesiones activas. Se observa con frecuencia una exacerbación inicial después de las primeras 4 semanas. La mejoría suele percibirse tras 8-12 semanas.
    ○ Los efectos secundarios más frecuentes incluyen xerosis, eritema y fotosensibilidad. Los fármacos desecantes o exfoliantes no deben utilizarse en conjunto con los retinoides tópicos. Se requiere del uso diario de humectantes y protectores solares de amplio espectro para aumentar la tolerancia y el éxito del tratamiento.
    ○ Todos los retinoides tópicos (excepto el tazaroteno, que es de categoría X) se clasifican en la categoría C para el embarazo. Estos fármacos suelen suspenderse durante la gestación.
• Acné inflamatorio
  • La combinación de antibióticos y retinoides tópicos suele ser eficaz para tratar el acné inflamatorio. Se pueden añadir antibióticos orales durante 3-6 meses, si es necesario, para controlar los componentes quísticos. La isotretinoína se reserva para el acné cicatricial noduloquístico grave o aquel resistente a otros tratamientos.
    ○ Clindamicina (gel, loción, espuma)
      – Une la subunidad ribosómica 50S de las bacterias e inhibe la síntesis de proteínas.
      – Un efecto secundario importante que debe tomarse en cuenta es el desarrollo de foliculitis por gramnegativos.
    ○ Sulfacetamida sódica (loción, lavado, solución)
      – Inhibe la dihidropteroato sintetasa, que altera la síntesis de ácido fólico.
      – Los efectos secundarios más frecuentes son prurito y xerosis.

- Peróxido de benzoilo (gel, lavado)
  - Produce especies reactivas de oxígeno que dañan de forma directa las proteínas bacterianas.
  - El efecto secundario más habitual es la irritación cutánea. Los pacientes deben tener cuidado al utilizar el peróxido de benzoilo, por ser un agente blanqueador.
- Antibióticos orales
  - Las tetraciclinas son la clase de antibióticos orales utilizados con mayor frecuencia para el tratamiento del acné. Por lo general, se administra dos veces al día durante 3 meses por tratamiento.
  - Las tetraciclinas inhiben la subunidad ribosómica 50S bacteriana, lo cual inhibe la síntesis de proteínas. Los antibióticos orales muestran propiedades antiinflamatorias y antibacterianas.
  - Los fármacos deben tomarse con un vaso de agua completo para prevenir el desarrollo de esofagitis.
  - La clase más frecuente de efectos secundarios incluye malestar digestivo, esofagitis y fotosensibilidad. El seudotumor cerebral es un efecto colateral raro.
    - La minociclina puede causar un cambio de coloración azul grisáceo o marrón, hepatitis autoinmunitaria, lupus inducido por fármacos o reacción de hipersensibilidad al medicamento.
    - La minociclina produce menos fotosensibilidad que la doxiciclina, lo cual puede representar una ventaja durante el verano.
- Isotretinoína
  - La isotretinoína suele reservarse para el acné cicatricial noduloquístico grave debido a su perfil de efectos secundarios. Es el único fármaco con potencial curativo; ello impica que, si es exitoso, no se requerirán otros fármacos después del tratamiento. Se administran 0.5-1 mg/kg/d en dosis divididas dos veces al día. Por lo general, se requieren dosis acumuladas de 150 mg/kg para reducir el riesgo de recaída.
  - Es un derivado de la vitamina A que normaliza la queratinización, diferenciación y proliferación epitelial, reduce la producción de sebo e induce la apoptosis de los sebocitos.
  - Los efectos secundarios incluyen xerosis, xeroftalmia, exacerbación del eccema, mialgias y artralgias, cambios del estado de ánimo, depresión, ansiedad, hepatotoxicidad y seudotumor cerebral.
  - Deben evaluarse el hemograma completo (HC), la lipidemia en ayuno y las pruebas de función hepática antes de comenzar el tratamiento y de forma mensual durante éste y los cambios de dosis. Pueden observarse anomalías en las pruebas analíticas, como aumentos en el colesterol, triglicéridos y transaminasas. La modificación de la dieta, los suplementos con ácidos grasos omega 3 o las modificaciones en las dosis pueden ser útiles en caso de hiperlipidemia, que suele resolverse al concluir el tratamiento. En ocasiones se requiere la reducción o interrupción de la dosis si hay elevación de las transaminasas.
  - La isotretinoína es un teratógeno potente que requiere inscribirse en el programa de prevención durante el embarazo iPledge® para garantizar una administración correcta.
    - Las mujeres en edad fértil deben presentar dos pruebas de embarazo negativas documentadas con un mes de separación antes de comenzar el tratamiento. Se debe iniciar el uso de dos métodos anticonceptivos un mes antes de tomar la dosis inicial y se requiere presentar una prueba de embarazo negativa mensual (gonadotropina coriónica humana β en suero) para continuar con la terapia.
- Acné postadolescente
  - Anticonceptivos orales (ACO)
    - La mayoría de los ACO están compuestos tanto por estrógenos como por progestágenos. Los progestágenos más antiguos tienen actividad androgénica, pero los más recientes muestran una actividad baja o antiandrogénica.

- La Food and Drug Administración (FDA) de Estados Unidos ha aprobado diversas formulaciones de ACO para tratar el acné: etinilestradiol/norgestimato, noretindrona/etinilestradiol, drospirenona, drospirenona/etinilestradiol y drospirenona/etinilestradiol/levomefolato.
- Los efectos secundarios incluyen náuseas, vómitos, sensibilidad mamaria y aumento de peso. Los efectos secundarios más graves comprenden hipertensión arterial y tromboembolia. Debe evaluarse el riesgo cardiovascular para sopesar los riesgos y beneficios de cada paciente antes de comenzar la administración del ACO.
- Espironolactona
  - La espironolactona bloquea los receptores androgénicos e inhibe la conversión de testosterona en dihidrotestosterona.
  - Por lo general, se requiere una dosis de 50-200 mg, dividida en tomas cada 12 h durante 3-6 meses, para observar una mejoría. Si es necesario, el tratamiento debe continuarse durante algunos años.
  - Los efectos secundarios incluyen menstruación irregular, sensibilidad mamaria, hipercalemia, cefalea, fatiga y reacciones de hipersensibilidad al fármaco.
  - Por sus efectos antiandrogénicos, la espironolactona es un teratógeno que puede causar feminización del feto masculino. Deben recomendarse medidas de anticoncepción.

2. ROSÁCEA

2-1. Antecedentes

- La rosácea es más frecuente en las mujeres que en los hombres y en los pacientes con piel de tipo I y II en la clasificación de Fitzpatrick. La prevalencia estimada en personas caucásicas es del 14% en las mujeres y del 5% en los hombres.[2]
- La rosácea es una enfermedad multifactorial modulada por la exposición a la radiación UV, una disfunción del sistema inmunitario innato y de la barrera epidérmica y la infestación por ácaros *Demodex*.
- Los factores exacerbantes incluyen luz solar, vientos fuertes, alimentos calientes o picantes, alcohol, estrés emocional e irritantes tópicos.

2-2. Presentación clínica

- Rosácea eritrotelangiectásica (fig. 3-3A)
  - Los síntomas incluyen eritema centrofacial persistente, rubor, telangiectasias y un aumento en la sensibilidad de la piel a los irritantes.
- Rosácea papulopustulosa
  - Los síntomas incluyen pústulas y pápulas eritematosas con forma de domo en la región centrofacial.
  - Las pápulas duran varias semanas y desaparecen, dejando eritema residual.
  - La ausencia de comedones ayuda a diferenciar la rosácea papulopustulosa del acné.
- Rosácea fimatosa
  - Los hombres resultan más afectados que las mujeres.
  - La rosácea fimatosa se caracteriza por una hipertrofia nodular de tejidos blandos que se observa de forma clásica en la nariz (rinofima, fig. 3-3B).
  - Los pacientes también pueden desarrollar cambios en el mentón (gnatofima), orejas (otofima), entrecejo (glabelofima) o frente (metofima).
- Rosácea ocular
  - Las manifestaciones oculares de la rosácea son frecuentes. Algunos estudios han mostrado una prevalencia de rosácea ocular del 20.8% en pacientes con otros rasgos de rosácea.
  - El cuadro clínico de la rosácea ocular incluye xerosis, prurito, picazón, ardor, conjuntivitis, blefaritis, orzuelo, chalaciones y, rara vez, queratitis.

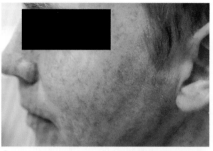

A

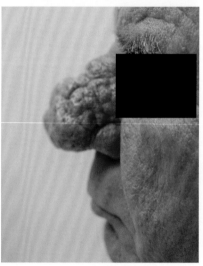

B

Figura 3-3. Rosácea. **A.** Rosácea eritrotelangiectásica. **B.** Rosácea rinofimatosa (**A**, cortesía
de M. Laurin Council, MD; **B**, cortesía de Eva
Hurst, MD).

2-3. Valoración

- El diagnóstico de la rosácea es clínico y, por lo general, no requiere pruebas de laboratorio. Los pacientes presentan eritema y telangiectasias en el entrecejo, la nariz, las mejillas
y el mentón, además de pápulas eritematosas en la variante papulopustulosa.
- El diagnóstico diferencial incluye enfermedades que muestran eritema centrofacial,
como la dermatitis o el lupus eritematoso.
- Si los pacientes presentan fotofobia, deben derivarse a oftalmología.

2-4. Tratamiento

Se centra en la prevención. Debe instruirse a los pacientes sobre cómo evitar los desencadenantes frecuentes de la rosácea y el uso de protector solar todos los días. El eritema centrofacial y las telangiectasias pueden tratarse con antibióticos y vasoconstrictores tópicos, o láser. Se puede prevenir la aparición de pápulas y pústulas con antibióticos tópicos u orales, o con dosis bajas de isotretinoína en caso de resistencia a antibióticos. El tratamiento de la rosácea fimatosa se centra en las cirugías de revisión; el de la rosácea ocular inicia con compresas calientes y jabones suaves. Si persiste, pueden prescribirse antibióticos tópicos u orales.

- Rosácea eritrotelangiectásica: es el tipo más difícil de controlar. Además de la protección solar y evitación de los desencadenantes, pueden emplearse antibióticos y vasoconstrictores tópicos con distintos grados de éxito. Los láseres vasculares suelen resultar útiles.
- Protector solar con factor de protección solar mayor de 30 todos los días
- Evitar desencadenantes
- Vasoconstrictores
- Antibióticos/antiinflamatorios tópicos (metronidazol, sulfacetamida con azufre, ácido azelaico)
- Tartrato de brimonidina tópico (gel al 0.33%) todos los días
  - Agonista α-2 adrenérgico.
  - Reduce el eritema centrofacial durante 12 h o más al aplicarse una vez al día. No se observó rebote o empeoramiento de la enfermedad.[4]
- Oximetazolina tópica (solución al 0.05%) todos los días
  - Vasoconstrictor imidazolina.
  - Un estudio de caso demostró una reducción del eritema centrofacial en dos pacientes al aplicarse una vez al día. No se observaron rebotes ni exacerbaciones esporádicas.[5]
- Terapia láser
  - Se puede usar el láser de colorante pulsado (PDL, *pulsed dye laser*), de titanil-fosfato de potasio o luz pulsada intensa para las telangiectasias y eritema centrofacial persistente.
  - Suelen requerirse varios tratamientos para obtener resultados estéticos adecuados.
  - Los pacientes informaron un aumento estadísticamente significativo en la calidad de vida según el Dermatology Life Quality Index después de tres tratamientos de PDL.
- Rosácea papulopustulosa
  Al inicio deben intentarse los medicamentos tópicos, solos o en combinación. Por lo general, se observa mejoría después de 1-2 meses. Puede agregarse un antibiótico oral durante 2-3 meses si es necesario. Otra alternativa es una dosis baja de doxiciclina submicrobiana.
- Tratamientos tópicos
  - Metronidazol en gel o crema una o dos veces al día.
  - Ácido azelaico en gel o crema dos veces al día.
  - Sulfacetamida sódica con azufre (loción, solución o como lavado) una o dos veces al día.
  - Clindamicina al 1% en gel, solución o loción, una o dos veces al día.
- Tratamientos sistémicos
  - Los antibióticos orales han demostrado reducir la aparición de pápulas y pústulas. Un curso breve de 4-12 semanas disminuye rápidamente la inflamación.
  - Tetraciclinas
    - Doxiciclina 50-100 mg una o dos veces al día
    - Minociclina 50-100 mg una o dos veces al día
    - Tetraciclina 250-500 mg una o dos veces al día
  - Macrólidos
    - Eritromicina 250-500 mg una o dos veces al día
    - Azitromicina 250-500 mg tres veces por semana
  - Otros antibióticos
    - Metronidazol 200 mg una o dos veces al día

○ Isotretinoína
   – Las dosis más bajas de isotretinoína ofrecen resultados terapéuticos aceptables (10-40 mg una vez al día), en comparación con las dosis de este fármaco para el acné.
   – Se requiere de una instrucción rigurosa en cuanto a evitar el embarazo, la donación de sangre y los posibles efectos secundarios.
- Rosácea fimatosa
  - Cirugía de citorreducción y remodelado de la nariz. Las opciones quirúrgicas incluyen extirpación de grosor parcial, electrocirugía y ablación láser.[7,8]
- Rosácea ocular
  - Lágrimas artificiales, compresas calientes y lavado suave de los párpados.
  - Metronidazol al 0.75% en gel.
  - Ciclosporina al 0.5% en emulsión oftálmica.
  - Si es grave, antibióticos orales como se mencionó anteriormente.
  - Valoración por oftalmología en caso de fotofobia.

3. DERMATITIS ATÓPICA

3-1. Antecedentes

- La dermatitis atópica (DA) afecta al 19.3% de los niños de 0-3 años de edad y desciende de manera gradual al 14.5% de los niños de 10-13 años.[9]
- Las infecciones anteriores por helmintos se han asociado con un riesgo reducido de dermatitis atópica.[10] La exposición a animales, endotoxinas y la asistencia temprana a guarderías se correlacionó con tasas disminuidas de DA.[11]
- Aunque la prevalencia de DA disminuye con la edad, un porcentaje importante sigue presentando los síntomas en la edad adulta.[12]
- La DA tiene un impacto considerable en la calidad de vida de los niños, secundario al prurito crónico y las alteraciones del sueño.[13]
- Los niños con DA son más propensos a desarrollar alergias alimentarias, asma y rinitis.
- La DA es una enfermedad multifactorial en la que influyen factores genéticos, disfunciones de la barrera epidérmica y la exposición al medio ambiente, como ya se mencionó.
  - Los gemelos de los individuos afectados tienen una probabilidad siete veces mayor de desarrollar DA en comparación con la población general.
  - La disfunción de la barrera epidérmica promueve la pérdida transepidérmica de agua, lo cual contribuye con el desarrollo de las lesiones.[12]
  - La pérdida de fligarina, una proteína que participa en la formación de la barrera cutánea, se ha descrito como un factor en el desarrollo de DA.

3-2. Presentación clínica

- Lesiones cutáneas (fig. 3-4)
  - Agudas
    ○ Más frecuentes en lactantes y niños pequeños.
    ○ Pápulas y placas rojas y escamosas con presencia variable de vesículas, ampollas, exudado serosanguinolento y excoriaciones.
  - Subagudas
    ○ Pueden observarse en cualquier grupo etario.
    ○ Pápulas y placas rojas y escamosas con presencia variable de costras y excoriaciones.
  - Crónicas
    ○ Más frecuentes en adolescentes y adultos.
    ○ Placas gruesas, escamosas e hiperpigmentadas con acentuación de las líneas de la piel.
    ○ Los pacientes también pueden formar placas pruriginosas en respuesta al frotamiento y rascado crónicos.

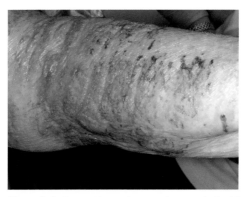

Figura 3-4. Dermatitis atópica grave (cortesía de David Sheinbein, MD).

- Lesiones por edad
  - Dermatitis atópica del lactante
    - Se caracteriza por lesiones agudas y subagudas.
    - Se distribuye en mejillas, cuero cabelludo, cuello, tronco y superficies extensoras de los miembros. La región del pañal suele quedar intacta por la retención de humedad.
  - Dermatitis atópica de la niñez
    - Se caracteriza principalmente por lesiones agudas y subagudas con cierto desarrollo de lesiones crónicas.
    - Las lesiones asumen un patrón más clásico de DA y afectan las superficies flexoras, cuello, manos, pies, tobillos y muñecas.
  - Dermatitis atópica del adolescente y adulto
    - Se caracteriza principalmente por lesiones subagudas y crónicas.
    - Las lesiones se distribuyen en el patrón clásico de la DA, en general con afección de manos y pies.
- Síntomas
  - Lesiones extremadamente pruriginosas que afectan significativamente la calidad de vida.
  - Debido al estrés y frustración generados por el tratamiento de una enfermedad crónica, los padres de pacientes con DA también ven afectada su calidad de vida.

3-3. Valoración

- La dermatitis atópica se diagnostica de forma clínica, pero pueden emplearse pruebas epicutáneas, de punción y serológicas para identificar los factores contribuyentes.

3-4. Tratamiento

Por la cronicidad de la dermatitis atópica, el tratamiento requiere dedicación y cumplimiento por parte del paciente, quien deben recibir instrucción en cuanto a evitar los desencadenantes y desarrollar hábitos saludables para tratar la piel seca. La primera línea de tratamiento para la enfermedad leve a moderada son los esteroides tópicos. La potencia de los esteroides depende de la edad del niño y la localización y gravedad de la lesión. Si es posible, debe evitarse el uso de esteroides en la cara. En su lugar, se recomiendan los inhibidores de la calcineurina tópicos para las lesiones faciales. La fototerapia de UVB de banda estrecha ofrece un tratamiento de bajo riesgo para las lesiones persistentes que no responden a los esteroides solos. Los fármacos sistémicos, como la ciclosporina, resultan eficaces para controlar la DA grave, pero su uso debe limitarse por los posibles efectos secundarios.

- Evitar los factores desencadenantes
  - Reducir la duración y la temperatura de las duchas
  - Disminuir el uso de jabón
  - Evitar los productos perfumados
  - Dejar de fumar
  - Evitar las prendas de lana
- Emolientes
  - La disfunción de la barrera cutánea y el aumento en la pérdida transepidérmica de agua exige la compensación en la forma de emolientes a base de ungüento.
  - Debe aplicarse vaselina varias veces al día, idealmente sobre la piel húmeda.
- Esteroides tópicos
  - Los esteroides son el pilar del tratamiento de las exacerbaciones agudas. Estos fármacos interactúan con los receptores nucleares para disminuir la transcripción de los mediadores inflamatorios.
  - La potencia depende de la gravedad de la lesión. Los esteroides elegidos deben ser capaces de aliviar rápidamente la lesión. La eliminación rápida con un esteroide de potencia adecuada ayuda a prevenir los efectos secundarios que resultan de su uso prolongado, por ejemplo, atrofia, estrías, fragilidad cutánea y telangiectasias.
  - El empleo de esteroides debe ir disminuyendo conforme se resuelven las lesiones, aunque la suspensión total puede desencadenar exacerbaciones de rebote. Los estudios han demostrado que la aplicación profiláctica de esteroides con fines de mantenimiento dos veces por semana, además del uso de emolientes, puede prevenir las recurrencias.[19]
  - Debe evitarse el empleo de esteroides en la cara debido a sus efectos secundarios.
  - En los lactantes y niños pequeños, deben utilizarse esteroides de baja potencia de clase V, VI y VII antes de escalar la terapia.
  - En la tabla 3-1 se mencionan los corticoesteroides según su potencia.
- Inhibidores de la calcineurina tópicos
  - El tacrolimús y el pimecrolimús son antiinflamatorios con características únicas utilizados con más frecuencia en la cara. Los inhibidores de la calcineurina tópicos permiten

Tabla 3-1	Potencia de los corticoesteroides tópicos

Clase I (superpotente)

Propionato de clobetasol al 0.05%, ungüento, crema, gel y espuma
Dipropionionato de betametasona al 0.05%, gel y ungüento
Fluocinonida al 0.1%, crema
Flurandrenolida, cinta, 4 µg/cm²

Clase II (potencia alta)

Clobetasol al 0.05%, solución
Dipropionato de betametasona al 0.05%, crema
Desoximetasona, ungüento y crema al 0.25% y gel al 0.05%
Fluocinonida al 0.05%, gel, ungüento, crema y solución
Furoato de mometasona al 0.1%, ungüento
Acetónido de triamcinolona al 0.5%, ungüento

Clase III (potencia alta)

Acetónido de triamcinolona, ungüento al 0.1% y crema al 0.5%
Valerato de betametasona al 0.1%, ungüento
Propionato de fluticasona al 0.005%, ungüento

Clase IV (potencia intermedia)

Acetónido de fluocinolona al 0.025%, ungüento
Desoximetasona al 0.05%, crema
Acetónido de fluocinolona al 0.025%, ungüento
Valerato de hidrocortisona al 0.2%, ungüento
Furoato de mometasona al 0.1%, crema y loción

Clase V (potencia intermedia)

Acetónido de fluocinolona, crema al 0.025% o aceite y champú al 0.01%
Fluticasona al 0.05%, crema y loción
Butirato de hidrocortisona al 0.1%, ungüento, crema y loción
Valerato de hidrocortisona al 0.2%, crema

Clase VI (potencia baja)

Dipropionato de alclometasona al 0.05%, ungüento y crema
Valerato de betametasona al 0.1%, loción
Desonida al 0.05%, ungüento, crema, loción y espuma
Fluocinolona al 0.01%, crema y solución

Clase VII (potencia baja)

Hidrocorsitona al 2.5%, ungüento
Hidrocorsitona al 1%, ungüento

---

controlar la inflamación y evitar los efectos secundarios de los esteroides sobre la cara, a saber, erupciones acneiformes, dermatitis peribucal y adelgazamiento de la piel.
  - Los efectos colaterales más frecuentes son la picazón y ardor transitorios. Por lo general, estas sensaciones ceden con la aplicación recurrente del fármaco.
- Fototerapia
  - La terapia UVB de banda estrecha (UVB BE) se utiliza para tratar la DA grave o resistente en los niños mayores; sin embargo, se sabe poco sobre su seguridad a largo plazo en los niños. La terapia UVB BE exige múltiples sesiones para lograr una respuesta duradera.
  - Un estudio con 25 pacientes con DA mostró una tasa de alivio del 68% después de una media de 24 sesiones de UVB BE. Los efectos secundarios en general fueron leves e incluyeron eritema, reactivación del virus del herpes simple (VHS) y ansiedad.[20]
  - Los niños que reciben la terapia de UVB BE deben someterse a pruebas de detección predoz anuales por el mayor riesgo de padecer cáncer de piel.
- Ciclosporina
  - La ciclosporina alivia con rapidez las enfermedades cutáneas graves difusas y puede considerarse como una alternativa para lograr un control rápido a corto plazo.
  - Las ciclosporinas en dosis bajas a largo plazo también son útiles para controlar las DA resistentes. Los cursos de plazo largo han mostrado beneficios, pero están limitados por sus efectos secundarios: hipertensión, molestias digestivas, hipertricosis y disfunciones renales.
- Otros inmunomoduladores
  - La azatioprina y el metotrexato pueden considerarse tratamientos sistémicos alternativos después de la ciclosporina, con resultados semejantes y una reducción informada de la gravedad de la enfermedad del 40%.[22]
  - El omalizumab, un anticuerpo anti-inmunoglobulina (Ig) E, ha mostrado ser un tratamiento potencial de la DA.[23]
  - El rituximab, un anticuerpo anti-CD20, también ha presentado potencial terapéutico en la DA resistente.[24]

4. DERMATITIS DE CONTACTO

4-1. Antecedentes

- La dermatitis de contacto se caracteriza por la presencia de una erupción pruriginosa y eccematosa con una distribución corporal que corresponde con el área de exposición. La fase aguda se manifiesta como vesículas que se presentan sobre una placa eritematosa bien definida con la posible aparición de exudado serosanguinolento y costras. Las lesiones crónicas presentan placas liquenificadas, hiperpigmentadas y bien delimitadas con acentuación de las líneas de la piel.
- Las lesiones suelen hallarse en manos, pies, cara y brazos, con un patrón eruptivo generalizado.[25]
- La dermatitis de contacto se divide en dos categorías amplias: dermatitis de contacto alérgica y dermatitis de contacto irritativa.
  - La dermatisis de contacto *alérgica* es resultado de la exposición reiterada a un agente sensibilizante. Se produce un exantema por medio de una reacción de hipersensibilidad retardada de tipo IV mediada principalmente por linfocitos T.
  - La dermatitis de contacto *irritativa* no requiere de exposiciones reiteradas y es resultado de inflamación local secundaria a irritantes como el jabón, solventes, álcalis y ácidos.
- No existe predilección por edad, sexo o raza, aunque en las distintas poblaciones se observan diferentes patrones de exposición. Por ejemplo, las mujeres muestran una mayor incidencia de alergia al níquel que los hombres, secundaria a la exposición a la joyería.
- Los alérgenos más frecuentes de la dermatitis de contacto son el níquel y la hiedra venenosa. Otro alérgeno por contacto importante es el bálsamo de Perú.
  - Dermatitis de contacto alérgica por níquel
    - En un estudio europeo donde se realizaron pruebas epicutáneas, se observó que el 34.4% de las mujeres y el 8.9% de los hombres presentaron alergia al níquel. Este metal suele hallarse en joyería de fantasía, relojes, botones de pantalones de algodón y hebillas de cinturón. Las lesiones se hallan con frecuencia en los sitios de exposición al níquel, como lóbulo de la oreja, alrededor del ombligo, muñecas y parte posterior del cuello.
    - Los teléfonos celulares son la fuente más reciente de exposición al níquel; pueden llevar al desarrollo de lesiones en las orejas y mejillas.
    - Se ha planteado que las perforaciones de las orejas contribuyen de forma particular a la aparición de la alergia al níquel, dada la exposición crónica del metal a la superficie cutánea dañada.
    - Se debe advertir a los pacientes que utilicen joyas, botones y hebillas sin níquel. En caso de que sea inevitable, pueden intentar cubrir los objetos que contengan el metal con esmalte de uñas transparente para reducir el nivel de exposición. El sudor en el área de contacto con el níquel puede empeorar la dermatitis alérgica.
  - Hiedra venenosa, roble venenoso y zumaque venenoso
    - Estas tres plantas son miembros de la familia Anacardiaceae, género *Toxicodendron*, y causan más dermatitis de contacto alérgica que todas las otras plantas combinadas. En los Estados Unidos existen dos variedades de hiedra venenosa, dos de roble venenoso y una de zumaque venenoso.
    - Estas plantas contienen urushiol y lacasa; esta última oxida el urushiol para producir una resina negra que suele observarse como manchas negras en las plantas y en las áreas con dermatitis.
    - Identificación
      - La hiedra y el roble venenosos producen hojas con tres folíolos verdes. "Hojas de tres, causan estrés" puede ser una mnemotecnia útil para evitar estas plantas.
      - El zumaque venenoso tiene hojas con cinco o siete foliolos que forman ángulos hacia arriba.
      - Los tres miembros del género *Toxicodendron* producen un fruto verde pequeño que se vuelve de blancuzco a pardo cuando maduran.

- Distribución geográfica
  - La hiedra venenosa se halla en todo Estados Unidos. En la región occidental, se encuentra como un arbusto pequeño; en la región oriental, como una enredadera.
  - El roble venenoso se observa sobre todo en la parte oeste de los Estados Unidos.
  - El zumaque venenoso se encuentra en la región sudoriental.
- Las lesiones se caracterizan por vesículas supurantes distribuidas de forma lineal sobre una base eritematosa. Puede haber puntos negros brillantes, lo que refleja la oxidación del urushiol. Las lesiones son muy pruriginosas.
- Bálsamo del Perú
  - El bálsamo de Perú es una resina compleja conformada por más de 400 sustancias químicas derivadas del árbol *Myroxylon pereirae*. Se trata de uno de los alérgenos identificados con mayor frecuencia por el North American Contact Dermatitis Group.
  - Los componentes alergénicos del bálsamo de Perú se encuentran en perfumes, productos cosméticos y medicinales, y alimentos. Las fuentes alimentarias incluyen vainilla, canela, clavo, bebidas carbonatadas, vermut y tomates.[28,29]
- Otros alérgenos habituales incluyen antibióticos tópicos (p. ej., neomicina), perfumes, adhesivos, goma, látex, tintes para el cabello, esmalte de uñas y metales (p. ej., oro). En la tabla 3-2 se muestran las sustancias sobre las cuales se realizan las pruebas epicutáneas de manera más frecuente.

Tabla 3-2	Componentes de las series de pruebas epicutáneas del NACDG y True Test®

Compuesto	Fuentes
NACDG y True Test	
2-mercaptobenzotiazol	Goma, zapatos
Colofonia	Adhesivos, goma de mascar, arcos de violín
Base de 4-fenilendiamina	Tinte de pelo, goma
Sulfato de neomicina	Antibióticos tópicos
Mezcla de tiuram	Látex, goma, adhesivos
Formaldehído	Conservadores, ropa "sin arrugas", cosméticos, champús, productos de limpieza
Resina epóxica	Pegamento epóxico sin curar, adhesivos, cementos dentales, productos para dar acabados a utensilios, barnices
Quarternium-15	Cosméticos, cremas, lociones, champús, protectores solares
Resina de formaldehído de butilfenol paraterciario	Adhesivos, zapatos
Mezcla mercapto	Goma, guantes, botas, zapatos, gafas de seguridad
Dicromato de potasio	Cemento húmedo, humos de soldadura, piel curtida, pinturas especiales
Bálsamo del Perú	Perfumes, productos farmacéuticos, saborizantes, protector solar, champú
Sulfato de níquel hexahidratado	Joyas, broches, cremalleras, botones
Metilcloroisotiazolinona/ metilisotiazolinona	Cosméticos, champús, productos para el cuidado de la piel
Mezcla de parabenos	Cosméticos, productos para la piel
Mezcla de fragancias I	Perfumes, colonias, productos para la piel
Cloruro de cobalto	Objetos, joyas, cosméticos niquelados
Pivalato de tixocortol 21	Aerosol nasal
Budesonida	Inhaladores para el asma
Mezcla de carbamatos	Goma, adhesivos, guantes, gafas de seguridad
Diclorhidrato de etilendiamina	Cremas medicinales para la piel
Imidazolidinil urea	Cosméticos, champús, esmalte de uñas, desodorantes
Diazolidinil urea	Cosméticos, cremas para la piel, productos farmacéuticos

Continúa en la página siguiente

Compuesto	Fuentes
Sólo NACDG	
Benzocaína	Anestésicos tópicos
N-isopropil-N-fenil-4-fenilenediamina	Goma negra
Mezcla de lactonas sesquiterpénicas	Cosméticos, cremas, lociones, plantas de la familia Asteraceae (alcachofas [alcauciles], manzanilla, crisantemos, girasoles, caléndulas y dientes de león)
Metildibromoglutaronitrilo	Pinturas de látex, adhesivos, toallitas de baño húmedas, cosméticos
Mezcla de fragancias II	Perfumes, colonias, productos para la piel
Aldehído cinámico	Perfumes, colonias, saborizantes
Amerchol L-101	Ungüentos con medicina, ceras para muebles, cosméticos, textiles
DMDM hidantoína	Cosméticos, champús
Bacitracina	Antibióticos tópicos
Mezcla de dialquil tioureas	Goma, neopreno, zapatos, trajes de baño
Glutaraldehído	Desinfectantes, curtidores para cuero y ropa, tintes
2-bromo-2-nitropropano-1,3-diol	Cosméticos, champús, acondicionadores, cremas hidratantes, lociones de limpieza
Propilenglicol	Cosméticos, lubricantes personales, desodorantes, desinfectantes de mano, colorantes de alimento
2-hidroxi-4-metoxibenzofenona	Textiles, goma, plástico, cosméticos, protectores solares
4-cloro-3,5-xilenol	Cremas, desodorantes, desinfectantes, acondicionadores
Mezcla etilenurea/melamina-formaldehído	Textiles, cortinas
Etilacrilato	Perfumes, goma, adhesivos
Gliceril monotioglicolato	Solución de ácido para permanentes de cabello
Resina de tosilamida/formaldehído	Esmalte de uñas
Metilmetacrilato	Prótesis dentales, empastes, fragancias
Mezcla Disperse 106/124	Mantelería azul, ropa
Butilcarbamato de yodopropinilo	Cosméticos, pintura a base de agua, conservadores de madera
Mezcla compositae II	Cosméticos, champús, acondicionadores, aceites, lociones
17-butirato de hidrocortisona	Esteroides tópicos
Dimetilol dihidroxietilenurea	Cortinas, ropa de planchado permanente
Cocamidopropil betaína	Champús, detergentes, lociones de limpieza
Acetónido de triamcinolona	Esteroides tópicos
Sólo prueba True Test	
Mezcla Caine	Anestésicos tópicos, jarabe para la tos
Mezcla de goma negra	Goma negra, botas, neumáticos, equipos de buceo, zapatos, guantes
Timerosal	Colirios, gotas óticas, vacunas, cosméticos
Mezcla de quinolina	Antibióticos tópicos

- Algunas son alérgenos por fotocontacto y causan dermatitis alérgica sólo ante la exposición al sol. Entre las más frecuentes están los protectores solares (oxibenzona, ácido octildimetil paraaminobenzoico y cinamato), perfumes y plantas (limón, apio, chirivía).
- La dermatitis de contacto por transmisión aérea suele deberse a alérgenos de plantas y se presenta con afección difusa de la piel expuesta. La mayoría de los casos son por exposición a alérgenos transportados por el viento en el exterior, pero también puede ocurrir en interiores, junto a las chimeneas.

4-2. Presentación clínica

- Dermatitis de contacto alérgica
  - Debido al mecanismo de la reacción de hipersensibilidad retrasada de tipo IV, las lesiones se desarrollan días o semanas después de la exposición.
  - Los rasgos distintivos varían de manera cronológica.
    - Las lesiones agudas se caracterizan por placas pruriginosas y eritematosas bien delimitadas con formación variable de vesículas y exudado serosanguinolento (fig. 3-5).
    - Las lesiones crónicas se distinguen por placas gruesas pruriginosas e hiperpigmentadas con acentuación sobre las líneas de la piel.
  - Los patrones morfológicos geométricos o lineales sugieren de forma importante una dermatitis de contacto; sin embargo, ciertas exposiciones difusas (p. ej., champú) pueden producir una distribución generalizada. En los casos de dermatitis de contacto localizada grave, como en una reacción, se puede observar una dermatitis reactiva inespecífica difusa en las áreas no expuestas.
- Dermatitis de contacto irritativa
  - La presentación clínica de la dermatitis de contacto irritativa puede subdividirse en aguda, aguda retardada y acumulativa.
    - Dermatitis de contacto aguda
      - Se caracteriza por el desarrollo rápido de dolor, ardor, eritema, edema y aparición variable de vesículas, ampollas y necrosis.
      - Los irritantes agudos potentes incluyen a los ácidos, álcalis y solventes.
    - Dermatitis de contacto irritativa aguda retardada
      - Se caracteriza por el desarrollo de dolor, ardor, prurito, xerosis, formación de escamas y fisuras sobre un fondo eritematoso.
      - Es resultado de la exposición a irritantes moderados, como el cloruro de benzalconio, un desinfectante de uso frecuente.
      - Las lesiones pueden aparecer 8-24 h después de la exposición.

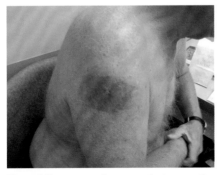

Figura 3-5. Dermatitis de contacto alérgica, por adhesivo de una bandita (cortesía de David Sheinbein, MD).

○ Dermatitis de contacto irritativa acumulativa
  - Se distingue por el desarrollo gradual de ardor, prurito, eritema, xerosis, fisuras, hiperqueratosis y acentuación de las líneas de la piel. Las lesiones tienden a estar menos delimitadas que las que se presentan por la dermatitis irritativa aguda.
  - Resulta de la exposición reiterada a irritantes leves aunado a un tiempo insuficiente entre exposiciones para permitir la restauración de la función de la barrera cutánea.
  - Las lesiones se desarrollan de días a semanas después de la exposición crónica.
  - Algunos ejemplos de irritantes leves que producen dermatitis de contacto irritativa acumulativa incluyen el agua y el jabón.

4-3. Valoración

• Es fundamental realizar una anamnesis exhaustiva para diagnosticar la dermatitis de contacto ya sea alérgica o irritativa. Se deben formular preguntas relativas a todas las posibles exposiciones tópicas. El antecedente de exposición a alérgenos/irritantes conocidos ayuda a diferenciarlos.
• El diagnóstico diferencial incluye dermatitis atópica, dermatitis por estasis, dermatitis seborreica, psoriasis, tiña y rosácea. La anamnesis y la exploración física son cruciales para diferenciar estos diagnósticos.
• La dermatitis atópica está más ampliamente distribuida, es simétrica y se observa en un patrón clásico sobre las superficies flexoras.
• La dermatitis por estasis se halla en la parte baja de las piernas y se asocia con edema, venas varicosas e hiperpigmentación. Cabe destacar que con este tipo de dermatitis se puede desarrollar una dermatitis de contacto concomitante, pues la cronicidad y frecuencia de exposiciones a antibióticos, esteroides y emolientes tópicos se incrementan.
• La dermatitis seborreica con mayor frecuencia es simétrica y produce eritema bien delimitado con escamas oleosas y amarillas.
• La psoriasis se distingue por la presencia de placas eritematosas con escamas adherentes plateadas.
• Se puede utilizar una preparación de hidróxido de potasio para descartar alguna tiña en las manos y los pies.
• La rosácea produce eritema centrofacial que puede confundirse con la dermatitis de contacto, pero los hallazgos asociados de telangiectasia, cambios fimatosos y antecedentes de rubor ayudan a obtener el diagnóstico correcto.
• Las pruebas epicutáneas son el estudio de referencia para identificar los alérgenos de contacto (fig. 3-6). El equipo estándar del North American Contact Dermatitis Group (NACDG) para las pruebas de detección precoz y el True Test son los más utilizados para cribar los alérgenos habituales. La tabla 3-2 presenta una lista de los alérgenos incluidos.
• La tira de la prueba epicutánea se coloca en la parte superior de la espalda y se le pide al paciente que regrese en 48 h para que le sea retirada. Los pacientes no deben mojar las tiras ni realizar actividades que generen sudoración excesiva.
• Las tiras se retiran a las 48 h, se marcan los alérgenos y se registran y puntúan las reacciones positivas. Luego se le pide al paciente que regrese para la lectura final a las 72 h a 1 semana después de la colocación de la tira.
• Las reacciones se gradan de acuerdo con el sistema internacional para las pruebas epicutáneas (tabla 3-3).

4-4. Tratamiento

El objetivo principal es identificar los alérgenos e irritantes causales y evitar la exposición. Cesar la exposición previene las exacerbaciones posteriores, aunque los episodios actuales de dermatitis pueden tardar hasta 2 semanas en resolverse. A fin de acelerar la resolución de las lesiones activas, el médico puede aplicar esteroides tópicos. Si la reacción es particularmente grave o difusa, se puede tomar un curso breve de esteroides orales para acelerar el alivio.

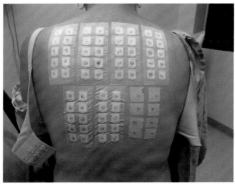

A

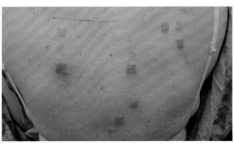

B

Figura 3-6. A. Prueba epicutánea en su sitio. **B.** Resultados positivos de la prueba (cortesía de David Sheinbein, MD).

- Esteroides tópicos
  - Los esteroides tópicos son el tratamiento de primera elección para las dermatitis de contacto localizadas de leves a moderadas. En general, se requieren esteroides tópicos de potencia intermedia a superpotentes para las dermatitis de contacto alérgicas; para las irritativas rara vez se requieren los de alta potencia.
  - Se pueden aplicar esteroides tópicos de alta potencia a superpotentes dos veces al día hasta que se resuelvan las lesiones. Los ungüentos son más eficaces que las cremas. En caso necesario se utiliza un esteroide de potencia intermedia durante una semana para la cara. Debe evitarse el uso de esteroides de potencia alta en este sitio.

Tabla 3-3	Sistema internacional de gradación de pruebas epicutáneas
Grado	**Reacción**
–	Ninguna
+/–	Reacción improbable. Eritema leve
+	Reacción débil. Eritema, posibles pápulas
++	Reacción fuerte. Eritema, infiltración, pápulas
+++	Reacción muy fuerte. Eritema, ampollas, úlceras, diseminación
RI	Reacción irritativa

- Los efectos secundarios incluyen atrofia, formación de estrías, telangiectasias, dermatitis peribucal, púrpura y lesiones acneiformes y rosáceas; sin embargo, dada la naturaleza transitoria de la enfermedad, los efectos colaterales son menos frecuentes que cuando se tratan alteraciones crónicas como la dermatitis atópica.
- Ejemplos en orden creciente de potencia
  - Triamcinolona al 0.1%, ungüento cada 12 h
  - Desoximetasona al 0.05%, ungüento cada 12 h
  - Clobetasol al 0.05%, ungüento cada 12 h
- Esteroides orales
  - Los cursos cortos de esteroides orales resultan eficaces para lograr una mejoría rápida de las dermatitis de contacto graves. No hay diferencias entre el tiempo hasta la mejoría, el porcentaje hasta la resolución total o la recurrencia al comparar los cursos de 5 y 15 días de prednisona para el tratamiento de la dermatitis grave por hiedra venenosa.[30]
  - Los efectos secundarios de los esteroides orales incluyen hipertensión, hiperglucemia, hiperlipidemia, cataratas, miopatías, formación de estrías, supresión del eje suprarrenal, cambios del estado de ánimo, insomnio, osteoporosis y osteonecrosis; sin embargo, dada la muy breve duración del tratamiento, los efectos secundarios son limitados.
- Ejemplo
  - Prednisona 40 mg vía oral diarios × 5 días

5. PITIRIASIS ROSADA

5-1. Antecedentes

- La *pitiriasis rosada* (PR) es una entidad aguda autolimitada que suele presentarse en adultos jóvenes como un exantema rojo con escamas; es ligeramente más frecuente en las mujeres.
- Aunque no se ha identificado definitivamente la patogenia, se ha propuesto una etiología vírica con base en su naturaleza transitoria, agrupamiento, posible pródromo y la falta de recurrencia, lo cual sugiere inmunidad.
- Los virus del herpes humano (VHH) 6 y 7 han sido estudiados de forma extensa como agentes causales de la PR; sin embargo, los datos son contradictorios.

5-2. Presentación clínica (fig. 3-7)

- Suele presentarse como una placa solitaria de color salmón, de redonda a ovalada, con escamas finas sobre el tronco. Suele denominarse "mancha heráldica".
- La mancha heráldica se expande lentamente con el paso de los días, tras lo cual aparecen lesiones similares en el tronco y los miembros. Las lesiones siguen con frecuencia las líneas de Langer y producen un patrón de "árbol de Navidad" en la espalda.
- Los pacientes pueden presentar un pródromo leve, pero fuera de eso suelen estar asintomáticos y la enfermedad dura 6-8 semanas. Las lesiones se resuelven por completo sin dejar cicatrices.

5-3. Valoración

- El diagnóstico es en buena medida clínico, aunque las pruebas analíticas y las biopsias pueden ser de utilidad. Suele recomendarse la prueba rápida de IgE plasmática (RPR, *rapid plasma reagin*) o la Venereal Disease Research Laboratory test (VDRL) para los pacientes sexualmente activos a fin de descartar la sífilis secundaria, que se parece a la PR. Se debe realizar una prueba confirmatoria si son positivas. Si la erupción no se resuelve en 3 meses, se debe realizar una biopsia en sacabocados para descartar otros diagnósticos.
- Se puede realizar una preparación de KOH para descartar la tiña.

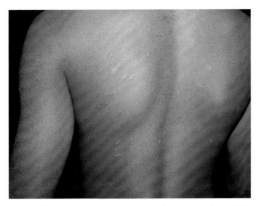

Figura 3-7. Pitiriasis rosada (cortesía de Susan Bayliss, MD).

- Las reacciones farmacológicas pueden producir exantemas similares, por lo que se debe analizar la lista de medicamentos con cuidado.

5-4. Tratamiento

Como la PR es una enfermedad autolimitada generalmente asintomática, la mayoría de los pacientes sólo requieren instrucción y que los tranquilicen. Los pacientes que padecen prurito pueden tratarse con esteroides tópicos, UVB BE o antibióticos orales.
- Los esteroides tópicos de potencia intermedia o alta aplicados dos veces al día pueden reducir el prurito. En la tabla 3-1 (*véase* p. 30) se mencionan los corticoesteroides de acuerdo con su potencia.
- La UVB BE disminuye la extensión de las lesiones y el prurito.[33]
- En algunos estudios se ha demostrado que la eritromicina acelera la resolución.[34]

6. PSORIASIS

6-1. Antecedentes

- La *psoriasis* es una enfermedad de mediación inmunitaria que se caracteriza por el desarrollo de placas rojas gruesas con escamas adherentes plateadas que suelen localizarse en el cuero cabelludo, superficies extensoras, manos, pies y la hendidura glútea.
- La prevalencia mundial en la población adulta es del 0.91-8.5%.[35]
- La psoriasis puede aparecer a cualquier edad; sin embargo, existen tres edades en las que se presenta con mayor frecuencia: en la adolescencia y en la cuarta y sexta décadas de la vida.[36]
- Las manifestaciones sistémicas de la psoriasis incluyen artritis psoriásica, mayor riesgo de enfermedades cardiovasculares y mayor prevalencia de síndrome metabólico.
  - La artritis psoriásica puede producir una atropatía erosiva discapacitante, con mayor frecuencia en las articulaciones interfalángicas proximales (AIFP) y distales (AIFD) de los dedos de las manos y los pies.
  - Los pacientes con psoriasis aumentan al doble su riesgo de infarto de miocardio (IM) y enfermedad cardiovascular.[37]
  - Un metaanálisis de más de 1.4 millones de pacientes reveló una razón de probabilidades de 2.1 en los pacientes con psoriasis para desarrollar *síndrome metabólico*, definido como la combinación de tres de cinco criterios que incluyen glucemia en ayuno alta,

triglicéridos altos, hipertensión, lipoproteínas de baja densidad disminuidas y perímetro de cintura alto.[38]
- Los pacientes también pueden presentar manifestaciones psicosociales por la enfermedad.
  - Los individuos con psoriasis informan molestias físicas, funcionamiento emocional alterado, imagen corporal y propia negativa, y limitaciones en las actividades cotidianas, los contactos sociales (actividades en las que se expone la piel) y laborales.[39]
- La psoriasis es resultado de una interacción compleja entre factores genéticos, la inmunidad innata y adaptativa, y los factores desencadenantes.
  - Los estudios de asociación en gemelos han mostrado mayor prevalencia de la psoriasis en gemelos dicigóticos y prevalencia aún mayor en los monocigóticos, lo cual sugiere un fuerte componente genético.[40] Además, un estudio de 5 197 familias con psoriasis mostró que el 36% de los sujetos de estudio tenían uno o más progenitores con psoriasis.[41]
  - El HLA-Cw6 es el antígeno de histocompatibilidad asociado con mayor frecuencia. Su presencia indica un aumento en el riesgo relativo de desarrollar psoriasis y a una edad más temprana. Alrededor del 10% de los individuos positivos para HLA-Cw6 desarrollan esta enfermedad.[42]
  - Los linfocitos T fomentan la inflamación en la psoriasis. Entre los datos que sustentan lo anterior están la asociación con alelos HLA específicos, la presencia de linfocitos T lesionales oligoclonales y la respuesta a los supresores de linfocitos T.[43-45]
  - Los linfocitos citolíticos naturales (NK, *natural killer*), parte del sistema inmunitario, aumentan su número en las lesiones psoriásicas.[46] Los linfocitos NK interactúan con los receptores CD1d en los queratinocitos. La activación de estos receptores estimula a las células NK a producir interferón (IFN) γ, el cual estimula las proteínas C activadas (APC, *activated protein C*).[47]
- Las citocinas y las quimiocinas innatas y adaptativas intensifican la inflamación y la proliferación de queratinocitos.
  - Las citocinas, incluyendo el IFN-γ y las interleucinas (IL) 2, 12, 23 y 15, se encuentran aumentadas en la piel con psoriasis. Las citocinas antiinflamatorias, como la IL-10, también están elevadas.
  - Se ha propuesto que la IL-12 y la IL-23 desempeñan un papel central en el desarrollo de las lesiones, con sustento en la intensa respuesta a los inhibidores de estas interleucinas, como el ustekinumab.
  - Las citocinas proinflamatorias innatas, como la IL-1 y 6, y el factor de necrosis tumoral (TNF, *tumor necrosis factor*) α también están incrementados en las lesiones cutáneas.
- Los factores desencadenantes incluyen infecciones, estrés, fármacos e hipocalcemia.
  - Las infecciones bacterianas, como la faringitis estreptocócica, suelen participar en el inicio de la psoriasis guttata.
  - El estrés elevado se ha correlacionado con un aumento en la gravedad de las lesiones cutáneas y los síntomas articulares.
  - Se ha demostrado que algunos medicamentos, como los inhibidores de la enzima convertidora de angiotensina (IECA), el litio, los β-bloqueadores, los antipalúdicos y los antiinflamatorios no esteroideos (AINE), empeoran la psoriasis.
  - Se sabe que la psoriasis muestra el fenómeno de Koebner, lo cual significa que la lesión cutánea puede desencadenar el desarrollo de lesiones psoriásicas.
  - La hipocalemia se asocia principalmente con el desarrollo de la psoriasis pustulosa.[49]

6-2. Presentación clínica (fig. 3-8)

Existen numerosas variantes de psoriasis. Los subtipos principales son la psoriasis en placas crónica, guttata, pustulosa e inversa. Cada una de estas variantes puede estar asociada con el desarrollo de artritis psoriásica.

- Psoriasis en placas crónica
  - Se caracteriza por la presencia de placas eritematosas y escamosas bien delimitadas.
  - En general, las lesiones se encuentran en cuero cabelludo, codos, rodillas, manos, pies y hendidura glútea.
  - La enfermedad puede ser localizada o diseminada.
- Psoriasis guttata (en gotas)
  - Se caracteriza por la presencia de pequeñas pápulas y placas redondas a ovaladas dispersas, eritematosas, escamosas y bien delimitadas que cubren una amplia distribución.
  - En general, el inicio está precedido por faringitis estreptocócica y las lesiones pueden resolverse de forma espontánea. Ni la penicilina ni la eritromicina dirigidas a la infección estreptocócica aceleran la resolución de las lesiones.[50]
  - Este patrón se observa con mayor frecuencia en los niños y adultos jóvenes.
- Psoriasis pustulosa
  - Se caracteriza por pústulas estériles derivadas de neutrófilos con un patrón generalizado o localizado.

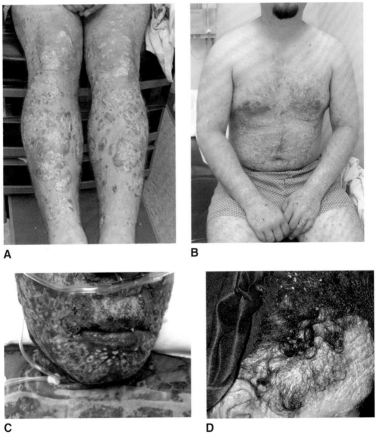

A

B

C

D

Figura 3-8. Variantes de psoriasis. **A.** Psoriasis vulgar. **B.** Placa psoriásica moderada a grave **C.** Psoriasis pustulosa. **D.** Psoriasis en el cuero cabelludo (cortesía de David Sheinbein, MD).

- Existen diversas variantes, incluyendo la pustulosis palmoplantar, la aguda generalizada de von Zumbusch, de patrón anular, de tipo exantemático y de patrón localizado.
  - La psoriasis palmoplantar se define por la presencia de pústulas estériles en las palmas de las manos y las plantas de los pies en un fondo de placas eritematosas y escamosas.
  - El patrón de von Zumbusch se distingue por un eritema agudo generalizado de pústulas sobre un fondo eritematoso con dolor y fiebre.
  - La psoriasis de patrón anular muestra pústulas distribuidas en forma de anillo en el borde de avance de las placas eritematosas.
  - La psoriasis de tipo exantemático exhibe una erupción aguda generalizada de pústulas pequeñas sin el fondo eritematoso, fiebre o síntomas sistémicos.
  - La psoriasis de patrón localizado se caracteriza por el desarrollo de pústulas en lesiones preexistentes de la psoriasis en placas crónica.
- Psoriasis inversa
  - Las lesiones suelen localizarse en las axilas, los pliegues inguinales e inframamarios y la hendidura glútea.
  - Se caracteriza por la presencia de placas rojas y delgadas bien delimitadas con muy pocas escamas.
  - Las lesiones pueden presentar fisuras.
- Artrisis psoriásica
  - Se caracteriza por una artropatía progresiva y erosiva.
  - Los cálculos sobre la prevalencia de la artrisis psoriásica varían ampliamente, pero se estima que ronda el 30%.[51]
  - La artritis es más frecuente en los pacientes con enfermedades de la piel más graves. Sin embargo, también puede observarse en personas con enfermedad cutánea mínima o ausente.
  - Existen varios patrones, incluyendo la monoartritis y oligoartritis asimétrica de las articulaciones interfalángicas distales y proximales, la artritis similar a la reumatoide, la similar a la mutilante y la espondilitis con sacroileítis.
    - La monoartritis y oligoartritis asimétrica de las articulaciones interfalángicas distales y proximales es la forma más frecuente de artritis. Los "dedos de salchicha" pueden ser consecuencia de una fuerte inflamación de la parte distal de los dedos.
    - La artritis psoriásica similar a la reumatoide produce poliartritis simétrica de las articulaciones metacarpofalángicas e interfalángicas proximales, las muñecas, los tobillos y los codos, como en la artritis reumatoide. Los pacientes pueden tener factor reumatoide (FR) positivo o negativo.
    - La artritis mutilante es la forma más grave de artritis psoriásica; se caracteriza por ser una artropatía progresiva y destructiva que produce deformidad permanente.
    - La espondilitis y sacroileítis son más frecuentes en los pacientes con alelos HLA-B27. Los síntomas principales incluyen artralgias axiales con rigidez matutina.

6-3. Valoración

- El diagnóstico de la psoriasis es en buena medida clínico, aunque es importante revisar con cuidado los factores contribuyentes y realizar las pruebas de detección precoz de artritis psoriásica. La psoriasis debe distinguirse de otras enfermedades papuloescamosas como la dermatitis seborreica, el linfoma cutáneo de linfocitos T (LCLT) y el eccema crónico.
- Los límites claros y las placas gruesas, rojas y escamosas características de la psoriasis ayudan a distinguir las lesiones psoriásicas de aquellas de dermatitis seborreica, que están menos delimitadas.
- La atrofia epidérmica y la aparición de arrugas seguidas por infiltración sugiere LCLT, el cual deberá descartarse mediante biopsia.

- El eccema crónico puede producir placas escamosas, pero con frecuencia se encuentran menos delimitadas y son menos eritematosas, lo cual permite diferenciarlo de la psoriasis.
- Se debe evaluar la lista de medicamentos del paciente en busca de factores contribuyentes.
- Es necesario revisar las concentraciones de antiestreptolisina O (ASO) en los casos de psoriasis guttata, dada la posibilidad de que uno de los factores desencadenantes sea una infeción estreptocócica.
- Revisar las radiografías en busca de erosiones si se sospecha artritis psoriásica.
- Evaluar el FR y los anticuerpos antipéptido citrulinado cíclico para ayudar a distinguir entre artritis psoriásica y reumatoide.
- Considerar la derivación del paciente a reumatología si no se logra controlar bien el dolor articular con los tratamientos estándar.

6-4. Tratamiento

El tratamiento se dirige al manejo eficaz de las exacerbaciones agudas y lograr una fase en la que se mantenga al paciente libre de enfermedad o de afección limitada. Se utilizan medicamentos tanto tópicos como sistémicos. Los fármacos tópicos representan el tratamiento de primera línea en caso de enfermedad limitada. Los esteroides y los inhibidores de calcineurina reducen la inflamación, mientras que los análogos de la vitamina D y los retinoides ayudan a normalizar la diferenciación epidérmica. Con frecuencia, las terapias tópicas se combinan para tratar las psoriasis leves a moderadas. La fototerapia resulta beneficiosa como terapia adyuvante para tratar las placas resistentes al tratamiento tópico o para casos con daño cutáneo más difuso. Debe recurrirse al tratamiento sistémico en los casos extensos y resistentes, y es obligado en aquellos pacientes con artritis psoriásica grave.

- Tratamiento tópico
  - Corticoesteroides
    - Estos fármacos inhiben la inflamación interactuando con los receptores nucleares para reducir la producción de citocinas inflamatorias.
    - Los ungüentos presentan la mayor eficacia, pero las cremas se toleran mejor. Las soluciones y aceites pueden utilizarse en el cuero cabelludo para facilitar su aplicación.
    - Los pacientes pueden aplicar esteroides en ungüento bajo un envoltorio de plástico para aumentar la penetración y eficacia.
    - Los esteroides deben aplicarse dos veces al día hasta que se resuelvan las lesiones. Después, la aplicación intermitente varias veces por semana ayuda a mantener la remisión.[52]
    - Ejemplos en orden creciente de potencia
      - Fluocinolona al 0.1%, solución
      - Desonida al 0.05%, crema
      - Triamcinolona al 0.1%, crema
      - Triamcinolona al 0.1%, ungüento
      - Fluocinonida al 0.05%, solución
      - Clobetasol al 0.05%, solución
      - Clobetasol al 0.05%, ungüento
    - Los efectos secundarios de la aplicación tópica de esteroides incluyen atrofia, formación de estrías, telangiectasias, dermatitis peribucal, púrpura y lesiones acneiformes y similares a la rosácea. Deben aplicarse dos veces al día en las áreas de inflamación activa. La terapia de mantenimiento debe reducirse a la aplicación dos veces por semana a fin de limitar los riesgos de presentar efectos cutáneos secundarios.
  - Análogos de la vitamina D (calcipotrieno)
    - Inhibe la proliferación epidérmica, normaliza la diferenciación e inhibe los neutrófilos.
    - El ungüento de calcipotrieno aplicado dos veces al día llevó a una reducción del 70% en la gravedad de las lesiones después de 8 semanas de tratamiento. Los efectos

secundarios fueron mínimos y no hubo diferencias significativas en las concentraciones séricas de calcio entre los grupos de tratamiento activo y placebo.[53]

- ○ Los análogos de la vitamina D suelen utilizarse en combinación con los esteroides tópicos.
- ○ Ejemplo
  - – Calcipotrieno al 0.005%, ungüento o crema, cada 12 h
- • Retinoides tópicos (tazaroteno)
  - ○ Inhibe la proliferación epidérmica y normaliza la diferenciación al unirse a los receptores de ácido retinoico (RAR) β y γ.
  - ○ La aplicación de gel de tazaroteno reduce el eritema, la elevación de las placas y el prurito en comparación con el placebo.[54]
  - ○ El tazaroteno es menos eficaz que los esteroides tópicos, pero puede utilizarse en combinación como tratamiento de segunda línea.
  - ○ Los efectos secundarios incluyen ardor, prurito e irritación.
  - ○ Ejemplo
    - – Tazaroteno al 0.1% o 0.05%, gel, una vez al día.
- • Inhibidores de la calcineurina
  - ○ Inhiben la producción de citocinas proinflamatorias IL-2.
  - ○ Los inhibidores de calcineurina resultan particularmente beneficiosos en el tratamiento de la psoriasis facial, genital e intertriginosa, dada la ausencia de efectos secundarios asociados con el uso de los esteroides en estas áreas sensibles.
  - ○ Tanto el tacrolimús como el pimecrolimús resultan beneficiosos, aunque el primero es algo más eficaz.[55]
  - ○ Los efectos secundarios incluyen ardor e irritación.
  - ○ Ejemplos
    - – Tacrolimús al 0.1 y 0.3%, ungüento, cada 12 h.
    - – Pimecrolimús al 1%, crema, cada 12 h.
- • Fototerapia

La UVB BE se ha convertido en la fototerapia de elección para la psoriasis cutánea difusa, ya que su eficacia es casi comparable con la del psoraleno con UVA (PUVA), al tiempo que muestra un mejor perfil de seguridad. La fototerapia se administra dos o tres veces por semana y la dosis se ajusta de manera gradual para producir un eritema apenas perceptible. Por lo general, se requieren 20-40 tratamientos durante varios meses para lograr la remisión o una mejoría significativa. Posteriormente, se puede ir reduciendo la frecuencia de la fototerapia. Sin importar la longitud de onda, deben cubrirse ojos y genitales en la caja de luz, además de las áreas que no presenten daño.

- • UVB de banda estrecha
  - ○ Luz de 311-313 nm.
  - ○ Es absorbida por los cromóforos, incluyendo el ADN nuclear, dando lugar a la formación de dímeros de pirimidina y la expresión de p53. Ambos detienen la proliferación y el p53 puede conducir a la apoptosis. La UVB BE también reduce la producción de citocinas inflamatorias.
  - ○ Esta terapia puede combinarse con el calcipotrieno o la acitretina para aumentar su eficacia.[56,57]
  - ○ Los efectos secundarios incluyen eritema, xerosis, ampollas y reactivación del VHS.
  - ○ Los efectos secundarios a largo plazo incluyen el fotoenvejecimiento y un posible aumento en el riesgo de desarrollar cáncer de piel; sin embargo, un estudio que incluyó a 3 867 pacientes no mostró un incremento en el riesgo de carcinoma basocelular o espinocelular, o de melanoma asociado con el tratamiento con UVB BE.
- • Psoraleno con UVA
  - ○ Se emplea una luz de 320-400 nm en combinación con psoralenos tópicos u orales.

○ Los *psoralenos* son agentes fotosensibilizantes que se intercalan con el ADN. La absorción de UVA estimula la formación de enlaces cruzados helicoidales de ADN, inhibiendo su replicación e interrumpiendo el ciclo celular. Después, las células atraviesan por un proceso de apoptosis.

○ Los estudios han demostrado que el uso de PUVA con psoralenos por vía oral es más eficaz que el de UVB BE como monoterapia. Esta última fue mejor que el PUVA con psoralenos tópicos.[59]

○ El PUVA puede combinarse con otros medicamentos para incrementar su eficacia y reducir sus efectos secundarios.

 – El metotrexato combinado con PUVA condujo a un alivio más rápido y a menos tratamientos en comparación con cualquiera de las monoterapias solas.[60]

 – Los retinoides orales combinados con PUVA dieron lugar a una mejoría del 30% en la tasa de alivio en comparación con el PUVA solo.

○ Los efectos secundarios cutáneos incluyen retraso en el pico de eritema a 72-96 h postratamiento, eritema persistente, ampollas, edema, prurito y picazón. Los efectos colaterales de los psoralenos orales incluyen náuseas y vómitos. El PUVA induce la formación de cataratas, por lo que es obligatorio usar protectores oculares durante el tratamiento y gafas solares con protección frente a UVA y UVB hasta 24 h postratamiento.

○ Los efectos secundarios a largo plazo incluyen fotoenvejecimiento, formación de queratosis actínica, lentigo y aumento del riesgo de cánceres de piel no melanoma.

• Tratamiento sistémico
 • Metotrexato
  ○ Este fármaco inhibe la dihidrofolato reductasa, la cual impide la síntesis de nucleótidos de purina, interrumpiendo la síntesis de ADN y ARN.
  ○ Por lo general, se requieren 15-20 mg semanales para obtener un control adecuado. Se comienza con 7.5 mg por semana y se ajusta la dosis con 2.5 mg adicionales cada 2 semanas para alcanzar la dosis necesaria, y al mismo tiempo se realiza un HC y pruebas de función hepática (PFH) cada semana. La dosis semanal se administra en tres dosis divididas cada 12 h (p. ej., una dosis de 15 mg por semana equivale a 5 mg cada 12 h para las tres dosis por semana).
  ○ Se puede administrar 1 mg de ácido fólico oral en los días que no se toma el metotrexato para mitigar los efectos secundarios.
  ○ Los efectos colaterales incluyen hepatotoxicidad, pancitopenia, náuseas, mucositis y fotosensibilidad. El potencial de hepatotoxicidad y pancitopenia exige la realización de pruebas analíticas con HC y PFH. El riesgo de hepatotoxicidad se relaciona con la acumulación de las dosis.

 • Ciclosporina
  ○ Este fármaco une la ciclofilina e inhibe la producción de IL-2, lo cual produce una mejoría rápida de la enfermedad grave. Por su habilidad para producir un alivio rápido, a menudo se utiliza durante períodos breves para lograr un control acelerado de la enfermedad extensa y grave.
  ○ Se pueden emplear dosis bajas de ciclosporina a largo plazo para controlar la psoriasis persistente que no responde a otros fármacos, pero su uso se ve limitado por los efectos secundarios: nefrotoxicidad, hipertensión, mayor riesgo de desarrollar cánceres de piel, molestias digestivas, hipertricosis, hiperplasia gingival, cefalea y temblores.[62]
  ○ Las anomalías en las pruebas analíticas incluyen hipercalemia, hiperuricemia, hipomagnesemia e hiperlipidemia.

 • Retinoides sistémicos (acitretina)
  ○ Normaliza la proliferación y diferenciación mediante activación de los RAR.
  ○ La acitretina está indicada como tratamiento de primera línea para la psoriasis pustulosa o eritrodérmica, o de segunda línea para la psoriasis en placas crónica.

- ○ Se puede combinar con UVB BE, como se menciona arriba, para aumentar la eficacia de ambos tratamientos.
- ○ Es posible reesterificar la acitretina con un retinoide sistémico asociado conocido como *etretinato*, en presencia de alcohol. La vida media del etretinato es de 120 días.
- ○ Los efectos secundarios incluyen xerosis, xeroftalmia, exacerbación de eccema, cefalea, mialgias y artralgias, cambios del estado de ánimo, depresión y ansiedad.
- ○ Las anomalías en las pruebas analíticas incluyen aumentos en el colesterol, triglicéridos y aminotransferasas. Las pruebas analíticas deben evaluarse antes, durante y después del tratamiento.
- ○ Los retinoides orales son teratógenos potentes. Se debe evitar el embarazo durante los 3 años posteriores a la interrupción del tratamiento con acitretina, dada la reesterificación a etretinato mencionada. Por tal motivo, la acitretina suele evitarse en las mujeres en edad fértil.
- • Agentes biológicos
  - ○ Inhibidores del factor de necrosis tumoral
    - – Se unen al TNF-α e impiden su unión con los receptores de TNF-α.
    - – Muestran gran eficacia en el tratamiento de las lesiones cutáneas y la artritis psoriásica. Los costes y efectos colaterales limitan su uso a casos con psoriasis moderada a grave.
    - – Antes del tratamiento, los pacientes deben realizar estudios de derivado proteico purificado (PPD, *purified protein derivative*), HC, panel metabólico completo (PMC) y pruebas serológica para VIH y virus de la hepatitis B (VHB) y C (VHC). Durante el tratamiento, los pacientes deben realizarse un PPD anual y HC y PMC cada 3-12 meses.
    - – Los efectos secundarios incluyen un mayor riesgo de infección, reactivación de una tuberculosis latente, anticuerpos autoinmunes, insuficiencia cardíaca congestiva, pustulosis palmoplantar y reacciones de hipersensibilidad.
    - – Ejemplos
      - □ Etanercept 25-50 mg subcutáneo (s.c.) dos veces por semana.
      - □ Infliximab 5 mg/kg vía intravenosa (i.v.) a las 0, 2 y 6 semanas, y después cada 8 semanas.
      - □ Adalimumab 80 mg s.c. en la primera dosis, y después 40 mg s.c. al día 8 y a partir de entonces una semana sí y la otra no.
  - ○ Inhibidores de IL-12/IL-23 (ustekinumab)
    - – Se une a la subunidad p40 de la IL-12 y la IL-23.
    - – El ustekinumab produce un gran alivio de las lesiones cutáneas, pero resulta ineficaz para la artritis psoriásica. El 67.1% de los pacientes que recibieron 45 mg de ustekinumab lograron una mejoría del 75% en cuanto a la gravedad de sus lesiones a las 12 semanas.[63]
    - – Los efectos secundarios incluyen aumento en el riesgo de infección, reactivación de una tuberculosis latente y reacciones de hipersensibilidad. Se requieren más estudios para evaluar los riesgos de desarrollar enfermedades cardiovasculares y neoplasias.
    - – Ejemplos
      - □ Ustekinumab 40-90 mg s.c. a las semanas 0 y 4, y en lo sucesivo cada 12 semanas.

7. DERMATITIS SEBORREICA

7-1. Antecedentes

- • La *dermatitis seborreica* es un proceso eccematoso leve caracterizado por la presencia de escamas oleosas, hojaldradas y amarillas sobre un fondo eritematoso. El prurito es un síntoma frecuente. Predomina en las áreas de mayor producción de sebo, incluyendo la cara, el cuero cabelludo y la parte superior del tronco.

- Existen dos picos en la distribución por edades: durante la lactancia y entre los 40 y 60 años. La dermatitis seborreica es más frecuente en los hombres que en las mujeres.
- En los bebés se conoce como "costra láctea", la cual es muy frecuente. Los estudios han mostrado una prevalencia del 71.7% en los niños menores de 3 meses de edad, que se reduce al 44.5% de los niños de 1 año.[64] El pico en la lactancia se correlaciona con un período transitorio de actividad de las glándulas sebáceas.
- La patogenia de la dermatitis seborreica es multifactorial e implica un aumento en la producción de sebo, la presencia de *Malassezia globosa* y una respuesta inmunitaria alterada por parte del hospedero.[65-67]

7-2. Presentación clínica

- La dermatitis seborreica se caracteriza por la presencia de escamas amarillas, oleosas y hojaldradas sobre parches eritematosos o placas delgadas mal delimitados. Otras manifestaciones menos frecuentes incluyen vesículas, costras e infecciones secundarias (fig. 3-9).
- Las lesiones se ven con mayor frecuencia en las regiones de alta producción de sebo, como cara, cuero cabelludo y parte alta del tronco. Las cejas, paredes laterales de la nariz, pliegues nasolabiales y entrecejo constituyen áreas clásicas de afectación de la cara.
- El exantema suele ser localizado y sigue un curso leve; sin embargo, en raras ocasiones puede volverse generalizado y causar eritrodermia.
- La caspa es una versión más leve con menos inflamación. El prurito es habitual.

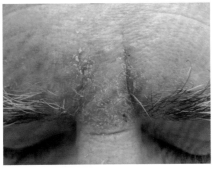

A

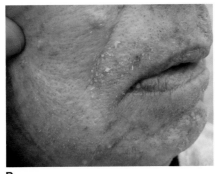

B

Figura 3-9. A y B. Dermatitis seborreica (cortesía de David Sheinbein, MD).

7-3. Valoración

- El diagnóstico de la dermatitis seborreica es principalmente clínico, con rasgos clave para distinguirla de otros procesos eccematosos de distribución semejante.
- El diagnóstico diferencial varía según el grupo etario.
  - En los lactantes y niños el diagnóstico diferencial incluye dermatitis atópica, psoriasis y tiña de la cabeza.
    - La dermatitis atópica se asocia con una inflamación más intensa, mayor grado de prurito, edad de inicio más tardía y distribución más amplia sobre la cara, cuero cabelludo y superficies extensoras. La DA también produce mayor morbilidad, con mayores alteraciones en la calidad de vida del paciente.
    - La psoriasis presenta placas gruesas bien delimitadas con escamas adherentes plateadas, que contrastan con las escamas oleosas y hojaldradas de la dermatitis seborreica.
    - La tiña de la cabeza genera una reacción inflamatoria más intensa y lleva a la pérdida del cabello. Deben realizarse cultivos micóticos para descartar la tiña de la cabeza en las poblaciones de alto riesgo.
- El diagnóstico diferencial de la dermatitis seborreica en el adulto incluye psoriasis, dermatitis atópica, dermatitis de contacto, rosácea y lupus eritematoso agudo.
  - Como se mencionó, la psoriasis se distingue por sus placas gruesas bien delimitadas con escamas adherentes plateadas. Por lo general, la distribución es más amplia e incluye las superficies extensoras. Los hallazgos en las uñas y los síntomas de artropatía inflamatoria también contribuyen a distinguir la psoriasis de la dermatitis seborreica.
  - La dermatitis atópica de la población adulta se reconoce por su patrón de distribución distintivo sobre las manos y las superficies flexoras.
  - La dermatitis de contacto suele mostrar un patrón menos simétrico. Los patrones geométricos o lineales, en particular, sugieren más una dermatitis de contacto. Los antecedentes de exposición a posibles alérgenos e irritantes resultan clave para diferenciar la dermatitis de contacto de la seborreica.
  - La rosácea produce un eritema centrofacial similar al de la dermatitis seborreica, pero se pueden distinguir por la ausencia de escamas.
  - De manera similar, el lupus eritematoso agudo produce eritema centrofacial como en la dermatitis seborreica, pero suele dejar intactos los pliegues labiales, lo que permite diferenciarlos.

7-4. Tratamiento

La dermatitis seborreica es una afección crónica que requiere la aplicación rutinaria de champús, soluciones y cremas terapéuticos para mantener el control. El tratamiento está dirigido a reducir al mínimo el eritema, las escamas y el prurito. Los productos tópicos, incluyendo antimicóticos y esteroides, constituyen el pilar del tratamiento. Estos productos pueden aplicarse una o dos veces al día durante las exacerbaciones agudas o una o dos veces por semana en lo sucesivo con fines de mantenimiento.

- Los antimicóticos disminuyen la carga de levaduras de *Malassezia* sobre la piel afectada.
- Ketoconazol al 2%, champú o crema, una o dos veces al día.
- Piritiona de cinc al 1%, champú, una o dos veces al día.
  - El ketoconazol y la piritiona de cinc tienen una eficacia similar para el tratamiento de la dermatitis seborreica, con una reducción de la caspa informada del 73 y 67%, respectivamente.[68]
- Ciclopiroxolamina al 1.5%, champú, una o dos veces al día.
  - Las comparaciones entre el champú de ciclopiroxolamina con el de ketoconazol mostraron reducciones similares en las áreas afectadas: 41.4 cm^2 y 48.2 cm^2, respectivamente. Los pacientes informaron mayores niveles de satisfacción en cuanto a signos y síntomas con el champú de ciclopiroxolamina.[69]

- Los esteroides tópicos reducen la inflamación. Se encontró que los de potencia leve y moderada tuvieron un grado semejante de eficacia.[70] Por su nivel similar de efectividad y su bajo perfil de efectos secundarios, primero debe intentarse el curso con los esteroides de baja potencia.
- Los esteroides deben aplicarse una o dos veces al día durante la fase aguda.
- Debe intentarse el mantenimiento con antimicóticos. Si no se logra alcanzar un mantenimiento libre de enfermedad con un antimicótico solo, puede añadirse un esteroide tópico para aplicarse una o dos veces por semana.
- Ejemplos
  ○ Hidrocortisona al 2.5%, crema, una o dos veces al día
  ○ Desonida al 0.05%, crema, una vez o dos veces al día
  ○ Fluocinolona al 0.01%, solución, una vez o dos veces al día

REFERENCIAS

1. Collier CN, Harper JC, Cafardi JA, et al. The prevalence of acne in adults 20 years and older. *J Am Acad Dermatol* 2008;58:56–59.
2. Berg M, Liden S. An epidemiological study of rosacea. *Acta Derm Venereol* 1989;69:419–423.
3. Spoendlin J, Voegel JJ, Jick SS, et al. A study on the epidemiology of rosacea in the UK. *Br J Dermatol* 2012;167:598–605.
4. Fowler J Jr, Jackson M, Moore A, et al. Efficacy and safety of once-daily topical brimonidine tartrate gel 0.5% for the treatment of moderate to severe facial erythema of rosacea: results of two randomized, double-blind, and vehicle-controlled pivotal studies. *J Drus Dermatol* 2013;12:650–656.
5. Shanler SD, Ondo AL. Successful treatment of the Erythema and flushing of Rosacea using a topically applied selective α1-adrenergic receptor agonist, Oxymetazoline. *Arch Dermatol* 2007;143:1369–1371.
6. Shim TN, Abdullah A. The effect of pulsed dye laser on the dermatology life quality index in erythematotelangiectatic rosacea patients: an assessment. *J Clin Aesthet Dermatol* 2013;6:30–32.
7. Bassi A, Campolmi P, Dindelli M, et al. *Laser surgery in rhinophyma. Giornale Italiano di dermatologia e venereologia*, 2014.
8. Prado R, Funke A, Brown M, et al. Treatment of severe rhinophyma using scalpel excision and wire loop tip electrosurgery. *Dermatol Surg* 2013;39:807–810.
9. Hong S, Son DK, Lim WR, et al. The prevalence of atopic dermatitis, asthma, and allergic rhinitis and the comorbidity of allergic diseases in children. *Environ Health Toxicol* 2012;27:e2012006.
10. Flohr C, Yeo L. Atopic dermatitis and the hygiene hypothesis revisited. *Curr Probl Dermatol* 2011;41:1–34.
11. Flohr C, Pascoe D, Williams HC. Atopic dermatitis and the 'hygiene hypothesis': too clean to be true? *Br J Dermatol* 2005;152:202–216.
12. Margolis JS, Abuabara K, Bilker W, et al. Persistence of mild to moderate atopic dermatitis. *JAMA Dermatol* 2014;150:593–600.
13. Chang YS, Chou YT, Lee JH, et al. Atopic dermatitis, melatonin, and sleep disturbance. *Pediatrics* 2014;134:e397–e405.
14. Thomsen SF, Ulrik CS, Kyvik KO, et al. Importance of genetic factors in the etiology of atopic dermatitis: a twin study. *Allergy Asthma Proc* 2007;28:535–539.
15. Elias PM, Schmuth M. Abnormal skin barrier in the etiopathogenesis of atopic dermatitis. *Curr Asthma Allergy Rep* 2009;9:265–272.
16. Palmer CN, Irvine AD, Terron-Kwiatkowski A, et al. Common loss-of-function variants of the epidermal barrier protein filaggrin are a major predisposing factor for atopic dermatitis. *Nat Genet* 2006;38:441–446.
17. Lewis-Jones S. Quality of life and childhood atopic dermatitis: the misery of living with childhood eczema. *Int J Clin Pract* 2006;60:984–992.

18. Gelmetti C, Boralevi F, Seité S, et al. Quality of life of parents living with a child suffering from atopic dermatitis before and after a 3-month treatment with an emollient. *Pediatr Dermatol* 2012;29:714–718.

19. Peserico A, Städtler G, Sebastian M, et al. Reduction of relapses of atopic dermatitis with methylprednisolone aceponate cream twice weekly in addition to maintenance treatment with emollient: a multicentre, randomized, double-blind, controlled study. *Br J Dermatol* 2008;158:801–807.

20. Jury CS, McHenry P, Burden AD, et al. Narrowband ultraviolet B (UVB) phototherapy in children. *Clin Exp Dermatol* 2006;31:196–199.

21. Haw S, Shin MK, Haw CR. The efficacy and safety of long-term oral cyclosporine treatment for patients with atopic dermatitis. *Ann Dermatol* 2010;22:9–15.

22. Thomsen SF, Karlsmark T, Clemmensen KK, et al. Outcome of treatment with azathioprine in severe atopic dermatitis: a five-year retrospective study of adult outpatients. *Br J Dermatol* 2015;172(4):1122–1124.

23. Sheinkopf LE, Rafi AW, Do LT, et al. Efficacy of omalizumab in the treatment of atopic dermatitis: a pilot study. *Allergy Asthma Proc* 2008;29:530–537.

24. Simon D, Hösli S, Kostylina G, et al. Anti-CD20 (rituximab) treatment improves atopic eczema. *J Allergy Clin Immunol* 2008;121:122–128.

25. Nethercott JR, Holness DL, Adams RM, et al. Patch testing with a routine screening tray in North America, 1985 through 1989: I. Frequency of response. *Dermatitis* 1991;2:122–129.

26. Teixeira V, Coutinho I, Gonçalo M. Allergic contact dermatitis to metals over a 20-year period in the Centre of Portugal: evaluation of the effects of the European directives. *Acta Med Port* 2014;27:295–303.

27. Larsson-Stymne B, Widström L. Ear piercing—a cause of nickel allergy in schoolgirls? *Contact Dermatitis* 1985;13:289–293.

28. Srivastava D, Cohen DE. Identification of the constituents of Balsam of Peru in tomatoes. *Dermatitis* 2009;20:99–105.

29. Cheman A, Rakowski EM, Chou V, et al. Balsam of Peru: past and future. *Dermatitis* 2013;24:153–160.

30. Curtis G, Lewis AC. Treatment of severe poison ivy: a randomized, controlled trial of long versus short course oral prednisone. *J Clin Med Res* 2014;6:429–434.

31. Yildirim M, Aridogan BC, Baysal V, et al. The role of human herpes virus 6 and 7 in the pathogenesis of pityriasis rosea. *Int J Clin Pract* 2004;58:119–121.

32. Chuh AA, Peiris JS. Lack of evidence of active human herpesvirus 7 (HHV-7) infection in three cases of pityriasis rosea in children. *Pediatr Dermatol* 2008;18:381–383.

33. Arndt KA, Paul BS, Stern RS, et al. Treatment of pityriasis rosea with UV radiation. *Arch Dermatol* 1983;119:381–382.

34. Bigby M. A remarkable result of a double-masked, placebo-controlled trial of erythromycin in the treatment of Pityriasis rosea. *Arch Dermatol* 2000;136:775–776.

35. Parisi R, Symmons DP, Griffiths CE, et al. Global epidemiology of psoriasis: a systematic review of incidence and prevalence. *J Investig Dermatol* 2013;133:377–385.

36. Swanbeck G, Inerot A, Martinsson T, et al. Age at onset and different types of psoriasis. *Br J Dermatol* 1995;133:768–773.

37. Lin HW, Wang KH, Lin HC, et al. Increased risk of acute myocardial infarction in patients with psoriasis: a 5-year population-based study in Taiwan. *J Am Acad Dermatol* 2011;64:495–501.

38. Armstrong AW, Harskamp CT, Armstrong EJ. Psoriasis and metabolic syndrome: a systematic review and meta-analysis of observational studies. *J Am Acad Dermatol* 2013;68:654–662.

39. de Korte J, Sprangers MA, Mombers FM, et al. Quality of life in patients with psoriasis: a systematic literature review. *J Invest Dermatol* 2004;9:140–147.

40. Grjibovski AM, Olsen AO, Magnus P, et al. Psoriasis in Norwegian twins: contribution of genetic and environmental effects. *J Eur Acad Dermatol Venereol* 2007;21:1337–1343.

41. Swanbeck G, Inerot A, Martinsson T, et al. A population genetic study of psoriasis. *Br J Dermatol* 1994;13:32–39.

42. Elder JT, Henseler T, Christophers E, et al. Of genes and antigens: the inheritance of psoriasis. *J Investig Dermatol* 1994;103:150S–153S.

43. Conrad C, Boyman O, Tonel G, et al. Alpha1beta1 integrin is crucial for accumulation of epidermal T cells and the development of psoriasis. *Nat Med* 2007;13:836–842.

44. Lin WJ, Norris DA, Achziger M, et al. Oligoclonal expansion of intraepidermal T cells in psoriasis skin lesions. *J Investig Dermatol* 2001;117:1546–1553.

45. Kryczek I, Bruce AT, Gudjonsson JE, et al. Induction of IL-17+ T cell trafficking and development by IFN-gamma: mechanism and pathological relevance in psoriasis. *J Immunol* 2008;18:4733–4741.

46. Cameron AL, Kirby B, Fei W, et al. Natural killer and natural killer-T cells in psoriasis. *Arch Dermatol Res* 2002;294:363–369.

47. Bonish B, Jullien D, Dutronc Y, et al. Overexpression of CD1d by keratinocytes in psoriasis and CD1d-dependent IFN-gamma production by NK-T cells. *J Immunol* 2000;165:4076–4085.

48. Harvima RJ, Viinamäki H, Harvima IT, et al. Association of psychic stress with clinical severity and symptoms of psoriatic patients. *Acta Derm Venereol* 1996;76:467–471.

49. Kawamura A, Kinoshita MT, Suzuki H. Generalized pustular psoriasis with hypoparathyroidism. *Eur J Dermatol* 1999;9:574–576.

50. Dogan B, Karabudak O, Harmanyeri Y. Antistreptococcal treatment of guttate psoriasis: a controlled study. *Int J Dermatol* 2008;47:950–952.

51. Mease PJ, Gladman DD, Papp KA, et al. Prevalence of rheumatologist-diagnosed psoriatic arthritis in patients with psoriasis in European/North American dermatology clinics. *J Am Acad Dermatol* 2013;69:729–735.

52. Katz HI, Hien NT, Prawer SE, et al. Betamethasone dipropionate in optimized vehicle. Intermittent pulse dosing for extended maintenance treatment of psoriasis. *Arch Dermatol* 1987;123:1308–1311.

53. Highton A, Quell J. Calcipotriene ointment 0.005% for psoriasis: a safety and efficacy study. *J Am Acad Dermatol* 1995;32:67–72.

54. Weinstein GD, Krueger GG, Lowe NJ, et al. Tazarotene gel, a new retinoid, for topical therapy of psoriasis: vehicle-controlled study of safety, efficacy, and duration of therapeutic effect. *J Am Acad Dermatol* 1997;37:85–92.

55. Wang C, Lin A. Efficacy of topical calcineurin inhibitors in psoriasis. *J Cutan Med Surg* 2014;18:8–14.

56. Takahashi H, Tsuji H, Ishida-Yamamoto A, et al. Comparison of clinical effects of psoriasis treatment regimens among calcipotriol alone, narrowband ultraviolet B phototherapy alone, combination of calcipotriol and narrowband ultraviolet B phototherapy once a week, and combination of calcipotriol and narrowband ultraviolet B phototherapy more than twice a week. *J Dermatol* 2013;40:424–427.

57. Spuls PI, Rozenblit M, Lebwohl M. Retrospective study of the efficacy of narrowband UVB and acitretin. *J Dermatol Treat* 2003;14:17–20.

58. Hearn RM, Kerr AC, Rahim KF, et al. Incidence of skin cancers in 3867 patients treated with narrow-band ultraviolet B phototherapy. *Br J Dermatol* 2008;159:931–935.

59. Almutawa F, Alnomair N, Wang Y, et al. Systematic review of UV-based therapy for psoriasis. *Am J Clin Dermatol* 2013;14:87–109.

60. Shehzad T, Dar NR, Zakria M. Efficacy of concomitant use of PUVA and methotrexate in disease clearance time in plaque type psoriasis. *J Pak Med Assoc* 2004;54:453–455.

61. Heidbreder G, Christophers E. Therapy of psoriasis with retinoid plus PUVA: clinical and histologic data. *Arch Dermatol Res* 1979;264:331–337.

62. Lowe NJ, Wieder JM, Rosenbach A, et al. Long-term low-dose cyclosporine therapy for severe psoriasis: effects on renal function and structure. *J Am Acad Dermatol* 1996;35:710–719.

63. Leonardi CL, Kimball AB, Papp KA, et al. Efficacy and safety of ustekinumab, a human interleukin-12/23 monoclonal antibody, in patients with psoriasis: 76-week results from a randomised, double-blind, placebo-controlled trial (PHOENIX 1). *Lancet* 2008;371:1665–1674.

64. Foley P, Zuo Y, Plunkett A, et al. The frequency of common skin conditions in preschool-aged children in Australia: seborrheic dermatitis and pityriasis capitis (cradle cap). *Arch Dermatol* 2003;139:318–322.
65. Ostlere LS, Taylor CR, Harris DW, et al. Skin surface lipids in HIV-positive patients with and without seborrheic dermatitis. *Int J Dermatol* 1996;35:276–279.
66. McGinley KJ, Leyden JJ, Marples RR, et al. Quantitative microbiology of the scalp in non-dandruff, dandruff, and seborrheic dermatitis. *J Investig Dermatol* 1975;64:401.
67. Sud N, Shanker V, Sharma A, et al. Mucocutaneous manifestations in 150 HIV-infected Indian patients and their relationship with CD4 lymphocyte counts. *Int J STD AIDS* 2009;20:771–774.
68. Piérard-Franchimont C, Goffin V, Decroix J, et al. A multicenter randomized trial of ketoconazole 2% and zinc pyrithione 1% shampoos in severe dandruff and seborrheic dermatitis. *Skin Pharmacol Appl Skin Physiol* 2002;15:434–441.
69. Ratnavel RC, Squire RA, Boorman GC. Clinical efficacies of shampoos containing ciclopirox olamine (1.5%) and ketoconazole (2.0%) in the treatment of seborrhoeic dermatitis. *J Dermatolog Treat* 2007;18:88–96.
70. Kastarinen H, Oksanen T, Okokon EO, et al. *Topical anti-inflammatory agents for seborrhoeic dermatitis of the face or scalp. Cochrane Database Syst Rev* 2014;(5):CD009446.

4 Infecciones e infestaciones

Heather Jones, MD, Jason P. Burnham, MD, y Kara Sternhell-Blackwell, MD

Las infecciones e infestaciones son motivos de consulta dermatológicos frecuentes. Algunas infecciones víricas, bacterianas y micóticas se limitan a la piel, mientras que otras son enfermedades sistémicas con consecuencias más graves. Este capítulo abarca las alteraciones que afectan a los pacientes de cualquier edad; se puede consultar información adicional sobre infecciones pediátricas en los capítulos 5 y 12, *Enfermedades reactivas* y *Dermatología pediátrica*, respectivamente.

1. VERRUGAS

1-1. Antecedentes

- Los *papilomavirus* son virus de ADN de doble cadena sin envoltura que infectan la piel y producen las verrugas comunes, las palmares y plantares, y las planas.[1]

1-2. Presentación clínica

- Verrugas comunes
  - Las *verrugas comunes* son pápulas o placas hiperqueratósicas, exofíticas y con forma de cúpula (fig. 4-1).
  - Se localizan con mayor frecuencia sobre los dedos y la superficie dorsal de las manos, pero pueden presentarse en cualquier parte de la piel.
  - Los puntos negros que representan capilares trombosados son característicos. El afeitado de la superficie produce sangrado.
  - Asociaciones con el virus del papiloma humano (VPH): tipos 1, 2, 4, 27 y 57.
- Verrugas palmares y plantares
  - Las verrugas palmares y plantares se presentan como pápulas gruesas y endofíticas con una depresión central.
  - Las verrugas plantares a menudo resultan dolorosas al caminar por su crecimiento hacia el interior.
  - Los VPH de tipo 1, 2, 27 y 57 causan la mayoría de las verrugas palmoplantares.[2]
- Verrugas planas
  - Las *verrugas planas* son pápulas que van del color de la piel a rosadas, ligeramente elevadas con superficie plana; suelen ubicarse en el aspecto dorsal de las manos, los brazos y la cara.
  - Asociaciones con el VPH: tipos 3 y 10 y, con menor frecuencia, 28 y 29.
- Condiloma acuminado
  - Los *condilomas* son papilomas discretos, sésiles, exofíticos de superficie lisa del color de la piel, marrones o blanquecinos.
  - Las lesiones se localizan en los genitales externos y el perineo, y pueden medir de uno a varios milímetros de diámetro.
  - Asociaciones con el VPH: tipos 6 y 11.

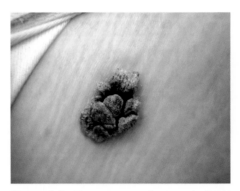

Figura 4-1. Verruga común (cortesía de David Sheinbein, MD).

1-3. Diagnóstico

- Las verrugas se diagnostican con base en su morfología y ubicación anatómica.
- Diagnóstico diferencial
  - Queratosis seborreica, carcinoma espinocelular, liquen plano hipertrófico y callos.
  - El condiloma acuminado puede confundirse con el condiloma de la sífilis secundaria.

1-4. Tratamiento

- No existe un tratamiento antiviral específico para curar el VPH. Las modalidades terapéuticas actuales se centran en la destrucción de las lesiones visibles o la inducción de citotoxicidad frente a las células infectadas.
- La destrucción se lleva a cabo con crioterapia o cantaridina.
  - Algunas cuestiones a tener en cuenta son las molestias que causa la crioterapia y la posibilidad de formar verrugas "en dona" con la cantaridina.
  - Si las lesiones son numerosas o resistentes al tratamiento, los clínicos pueden combinar la terapia con preparados de ácido salicílico, imiquimod o 5-fluorouracilo.
- Las infecciones genitales por VPH suelen diseminarse a lo largo del conducto anogenital, con tasas elevadas de recidivas.
  - Los tratamientos aplicados por el médico incluyen crioterapia, extirpación y curetaje.
  - El imiquimod, un inmunomodulador tópico aprobado para el tratamiento de las lesiones genitales por VPH, puede ser aplicado por el paciente.
  - Las infecciones por VPH pueden causar malignidades cervicouterinas, vaginales, peneanas y anales. Los pacientes con infecciones externas por VPH deben evaluarse mediante frotis de Papanicoláu y exploración física en busca de signos de displasia o neoplasia.
  - Gardasil® es una vacuna que protege frente a los VPH de tipo 6, 11, 16 y 18.

2. MOLUSCO CONTAGIOSO

2-1. Antecedentes

- Virus de la familia *Poxviridae*, con ADN de doble cadena.
- Después de la erradicación de la viruela, el molusco contagioso (MC) se convirtió en el único poxvirus en afectar al ser humano.
- El *molusco contagioso* es una enfermedad autolimitada habitual de los niños; sin embargo, en los adultos, suele considerarse una enfermedad de transmisión sexual.

2-2. Presentación clínica

- Las lesiones por MC son pápulas firmes y umbilicadas de color carne (*véase* la fig. 12-20).
- Pueden presentarse en cualquier región de la piel. En un contexto de VIH o de inmunosupresión, pueden observarse lesiones grandes o diseminadas.

2-3. Diagnóstico

- El MC se diagnostica de forma clínica.
- Diagnóstico diferencial: verrugas, condiloma acuminado, carcinoma basocelular, nevos melanocíticos y granuloma piógeno. En los pacientes inmunodeprimidos, las infecciones por *Cryptococcus* o *Histoplasma* pueden semejar el MC.

2-4. Tratamiento

- El MC se resuelve de forma espontánea en los niños inmunocompetentes; sin embargo, el intervalo entre el inicio y la remisión de la infección puede ser de meses a años.
- Las opciones incluyen curetaje, crioterapia o cantaridina (agente productor de ampollas).
- El tratamiento de la dermatitis asociada mediante un corticoesteroide tópico puede reducir el prurito y prevenir la autoinoculación.

3. DERMATOFITOS SUPERFICIALES

3-1. Antecedentes

- Las *dermatofitosis* son infecciones micóticas causadas por tres géneros de hongos: *Microsporum, Trichophyton* y *Epidermophyton*,[3] que invaden y se multiplican en el tejido queratinizado.

3-2. Presentación clínica (fig. 4-2)

- Tiña del cuerpo
  - Infección dermatofítica de la piel del tronco y los miembros, excluyendo pelo, uñas, palmas, plantas e ingles.
  - Las infecciones suelen restringirse al estrato córneo.
  - La especie *Trichophyton rubrum* es el principal patógeno a nivel mundial, seguido por *T. mentagrophytes*.
  - El período de incubación habitual es de 1-3 semanas.
  - Las lesiones características están claramente delimitadas y presentan un borde elevado, eritematoso y escamoso que va avanzando, además de un centro claro. Las escamas pueden ser pequeñas o estar ausentes si se han utilizado corticoesteroides tópicos (tiña "incógnita").
  - Diagnóstico diferencial: dermatitis eccematosa, dermatitis seborreica, pitiriasis rosada, psoriasis y dermatitis de contacto.
- Tiña crural
  - Infección dermatofítica de la región inguinal.
  - Los tres agentes causales más frecuentes son *Epidermophyton floccosum, T. rubrum* y *T. mentagrophytes*.
  - Factores predisponentes: obesidad, sudoración excesiva y sexo masculino.
  - A menudo coexiste con la tiña del pie.
  - Los primeros signos de infección suelen ser eritema y prurito del área perineal.
  - Las lesiones características son placas eritematosas claramente delimitadas con escamas en la periferia. Por lo general, el escroto queda intacto.
  - Diagnóstico diferencial: candidosis cutánea, intertrigo, psoriasis, dermatitis de contacto y micosis fungoide.

- Tiña de la mano
  - Infección dermatofítica de la palma y los espacios interdigitales.
  - Los microorganismos causales habituales son los mismos que para la tiña del pie y la crural.
  - Las infecciones no suelen ser inflamatorias, se presentan con hiperqueratosis de las palmas y son resistentes al tratamiento con emolientes.
  - Por lo general, las infecciones son unilaterales y se asocian con la tiña del pie ("enfermedad de una mano y dos pies").
  - Diagnóstico diferencial: psoriasis, dermatitis de contacto alérgica o irritativa y dermatitis eccematosa.
- Tiña de la cabeza
  - Infección dermatofítica del cuero cabelludo en niños y adultos.
  - Los microorganismos causales habituales pertenecen a dos géneros: *Trichophyton* y *Microsporum*; *T. tonsurans* representa más del 90% de los casos de tiña de la cabeza en Estados Unidos.[4]

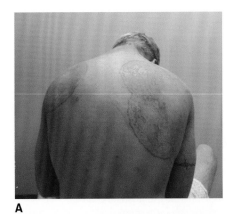

A

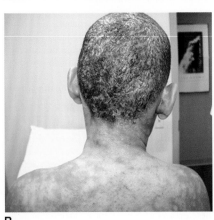

B

Figura 4-2. Tiña. **A.** Tiña del cuerpo. **B.** Tiña de la cabeza.

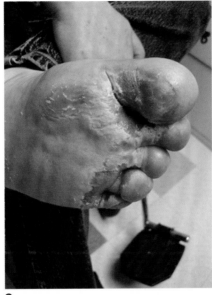

C

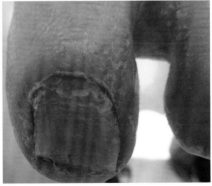

D

Figura 4-2. (*continuación*) **C.** Tiña del pie. **D.** Tiña ungueal (onicomicosis) (cortesía de David Sheinbein, MD).

- La presentación de la tiña de la cabeza puede variar desde escamas no inflamatorias hasta una erupción pustulosa grave; la presentación más habitual es la alopecia.
- La enfermedad avanzada, asociada con una respuesta exagerada del hospedero frente al microorganismo, puede conducir a la formación de placas purulentas y costrosas con abscesos y alopecia, conocida como *querion*.
- En ocasiones, los pacientes pueden enfermar de forma sistémica con linfadenopatías cervicales o postauriculares.
- Diagnóstico diferencial: dermatitis seborreica, psoriasis pustulosa y alopecia areata.

• Tiña del pie
  • Infección dermatofítica de las plantas de los pies y los espacios interdigitales.
  • Los tres microorganismos que resultan responsables de la tiña del pie con mayor frecuencia son *T. rubrum, T. mentagrophytes* y *E. floccosum.*[5]
  • Existen cuatro tipos clínicos principales: en mocasín, interdigital, inflamatorio y ulcerativo.
    ◦ En mocasín: hiperqueratosis, eritema y descamación difusos en una o ambas superficies plantares; pueden estar asociadas con inmunodeficiencia mediada por células.
    ◦ Interdigital: el tipo más frecuente, se presenta con eritema, descamación, fisuras y maceración en los espacios interdigitales.
    ◦ Inflamatorio: vesículas y ampollas en el lado medial del pie.
    ◦ Ulcerativo: exacerbación de la tiña del pie interdigital, con úlceras y erosiones en los espacios interdigitales que se observa en los pacientes inmunodeprimidos y diabéticos.
  • Diagnóstico diferencial: dermatitis eccematosa, tiña del pie no dermatofítica, incluyendo la causada por *Scytalidium dimidiatum.*
• Tiña ungueal
  • Infección dermatofítica de la unidad ungueal.
  • Los patógenos causales más frecuentes son *T. rubrum, T. mentagrophytes* y *E. floccosum.*
  • Las infecciones de la uña del pie son más frecuentes que las de la mano. Con el avance de la infección, se observa un engrosamiento y coloración amarilla de la lámina ungueal distal, así como onicólisis.
  • Diagnóstico diferencial: candidosis y onicodistrofia.

3-3. Diagnóstico

• Preparación de hidróxido de potasio (KOH) (fig. 4-3).
  • Se puede emplear microscopia directa sobre un raspado del borde escamoso que avanza de la lesión (*véase* la fig. 1-1).
  • En el caso de la tiña del pie, la preparación de KOH tiene una sensibilidad del 77% y una especificidad del 62%.[6] Una prueba negativa no descarta el diagnóstico, y debe realizarse un cultivo después de la valoración con el KOH, aunque ésta sea positiva.

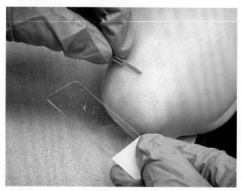

Figura 4-3. Preparación de hidróxido de potasio (cortesía de David Sheinbein, MD).

3-4. Tratamiento

- Tratamientos tópicos: representan la primera línea para las infecciones localizadas de tiña del cuerpo, crural y del pie.
  - Estos fármacos suelen aplicarse dos veces al día hasta que mejoran los signos y síntomas clínicos, por lo general en un tiempo máximo de 4 semanas.
    - Clotrimazol al 1%, loción, solución o crema. Uso en el embarazo: categoría B. Venta libre o con receta.
    - Econazol al 1%, crema. Uso en el embarazo: categoría C. Con receta.
    - Miconazol al 2%, crema, loción, polvo. Uso en el embarazo: categoría C. Venta libre o con receta.
    - Terbinafina al 1%, crema. Uso en el embarazo: categoría B. Venta libre.
- Medicamentos sistémicos
  - Terbinafina: indicada para onicomicosis e infecciones micóticas superficiales que no responden al tratamiento tópico. Tiene tasas de curación micológica del 70% tras 12 semanas y del 80% para las uñas de la mano tras 6 semanas. Uso en el embarazo: categoría B.
  - Ketoconazol: indicado para las infecciones micóticas superficiales que no responden al tratamiento tópico. Uso en el embarazo: categoría C.
  - Griseofulvina: indicada para la tiña de la cabeza o la onicomicosis. Fármaco de elección para las infecciones dermatofíticas resistentes a los tratamientos tópicos en los niños, con tasas de curación micológica del 80-95%. Uso en el embarazo: categoría C.

4. PITIRIASIS VERSICOLOR

4-1. Antecedentes

- Causada por especies de *Malassezia*, un microbio presente en la flora normal de la piel.
- *Malassezia* requiere de la producción de sebo, lo cual explica su elevada incidencia en la adolescencia y su preferencia por las regiones donde abunda este material en la piel.

4-2. Presentación clínica

- Suele presentarse con múltiples parches redondos a ovalados o con placas con escamas pequeñas y finas. Las lesiones concluyen con frecuencia en el centro dentro de las áreas afectadas, y los sitios predilectos son los seborreicos (fig. 4-4).

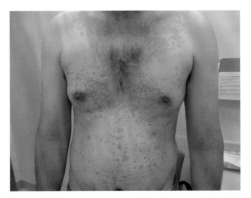

Figura 4-4. Pitiriasis versicolor (cortesía de David Sheinbein, MD).

* Los colores más frecuentes son el marrón y el bronceado.
* La infección suele ser asintomática.

4-3. Diagnóstico

* Mediante el empleo de KOH para visualizar tanto las hifas como las levaduras.
* Diagnóstico diferencial: pitiriasis alba e hipopigmentación postinflamatoria.

4-4. Tratamiento

* Los pacientes suelen responder a los antimicóticos tópicos, como el ketoconazol al 2% o el champú de sulfuro de selenio, así como las cremas de azoles.
* Por lo general, no está indicado el tratamiento sistémico.

5. CANDIDOSIS

5-1. Antecedentes

* Las especies de *Candida* causan infecciones mucocutáneas en hospederos inmunocompetentes e infecciones diseminadas en los pacientes inmunocomprometidos.
* La candidosis mucocutánea y la infección diseminada son causadas con mayor frecuencia por *C. albicans*, mientras que la segunda causa más frecuente es *C. tropicalis*.
* Factores predisponentes de la infección mucocutánea: diabetes mellitus, xerostomía, sudoración excesiva y empleo de corticoesteroides o antibióticos de amplio espectro.
* La inmunosupresión primaria o secundaria es el principal factor predisponente de la candidosis diseminada.
* *C. glabrata* y *C. krusei* muestran una resistencia intrínseca al fluconazol, y su prevalencia puede estar aumentando gracias al uso de antimicóticos de amplio espectro.

5-2. Presentación clínica

* Infección mucocutánea por *Candida*
  * Por lo general, la infección bucal se presenta con un exudado blanco similar al queso *cottage* o las aftas. Otras presentaciones incluyen las placas adherentes blancas, estomatitis por prótesis dentales, queilitis angular (perleche) e infecciones vulvovaginales.
  * Las infecciones cutáneas se presentan con parches marcadamente eritematosos y en ocasiones erosivos acompañados por pápulas satélite, con mayor frecuencia en las áreas intertriginosas (fig. 4-5).
  * La infección también puede aparecer en el área periungueal y en la región del pañal en los lactantes.
* Infecciones oportunistas por *Candida*
  * Las lesiones cutáneas de la candidosis cutánea se presentan con frecuencia como pápulas o nódulos rosados en el tronco y las extremidades.
  * Otras presentaciones incluyen el tipo ectima, con lesiones de tipo gangrenoso que consisten en ampollas hemorrágicas con escaras necróticas, pústulas y abscesos.

5-3. Diagnóstico

* La infección mucocutánea por *Candida* se diagnostica mediante el empleo de KOH, que muestra la presencia de levaduras gemantes y seudohifas, y a través de un cultivo micótico positivo.

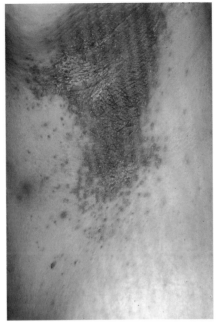

Figura 4-5. Cándida (cortesía de Arthur Eisen, MD).

- Infección oportunista por *Candida*: se diagnostica con un cultivo positivo de tejido o sangre y la demostración de las levaduras gemantes y las seudohifas en la dermis.

5-4. Tratamiento

- Infección mucocutánea por *Candida*: la eliminación de los factores predisponentes es de suma importancia. La nistatina y los azoles tópicos, de acción antimicótica, suelen ser eficaces. Cuando se necesita un tratamiento oral, suele recurrirse a los azoles sistémicos.
- Infección oportunista por *Candida*: se recomienda consultar con un especialista en infectología.

6. VIRUS DEL HERPES SIMPLE (VHS-1 Y VHS-2)

6-1. Antecedentes

- Los virus del herpes simple de tipo 1 (VHS-1) y 2 (VHS-2) son virus grandes con ADN de doble cadena pertenecientes a la familia *Herpesviridae*,[7] de distribución mundial.
- El VHS-2 es la causa de la mayoría de los casos de herpes genital, y casi siempre se transmite sexualmente.[8]
- El VHS-1 suele transmitirse durante la niñez de forma no sexual.
  - Algunos estudios recientes muestran una proporción creciente de infecciones nuevas por herpes genital debidas a VHS-1 en los Estados Unidos.[9]

- Las infecciones genitales por VHS-2 al menos duplican el riesgo de padecer infección por VIH.[10]
- Interacción con el hospedero: la interacción virus-hospedero incluye tres etapas.
  - Etapa 1: infecciones primarias y no primarias, que pueden ser sintomáticas o asintomáticas.
    ○ Las infecciones primarias son la primera infección por VHS en los pacientes sin anticuerpos preexistentes frente a VHS-1 o VHS-2.
    ○ Las infecciones no primarias son aquellas que presentan un tipo de VHS en un paciente con anticuerpos preexistentes frente a otros tipos de VHS.
  - Etapa 2: latencia, en la que el virus permanece inactivo en los ganglios sensitivos.
  - Etapa 3: reactivación que produce infecciones recurrentes con descamación vírica asintomática o manifestaciones clínicas.

6-2. Presentación clínica

- En las infecciones genitales primarias, los síntomas suelen aparecer 4-7 días después del encuentro sexual.[7]
  - Un pródromo de linfadenopatías hipersensibles, malestar, anorexia y fiebre, seguido por dolor y sensibilidad localizados o ardor, a menudo precede los datos mucocutáneos.
  - Aparecen vesículas agrupadas dolorosas sobre una base eritematosa que pueden umbilicarse. Las vesículas progresan a pústulas, erosiones o ulceraciones con un borde festoneado característico antes de formar costras y cicatrizar.
- Alrededor del 70-90% de las personas con infecciones sintomáticas por VHS-2 y el 20-50% de aquellas con infecciones genitales sintomáticas por VHS-1 presentan recidivas en el primer año.[7]
  - Un pródromo similar puede preceder a las lesiones recurrentes; sin embargo, con frecuencia hay menos lesiones, que además presentan menor gravedad y duración que las de la infección primaria.
- Las lesiones por VHS pueden manifestarse en regiones adyacentes a los genitales y deben considerarse en los pacientes con lesiones en abdomen, muslos o nalgas (fig. 4-6).

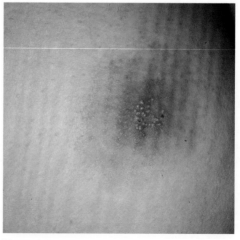

Figura 4-6. Virus del herpes simple primario (cortesía de Arthur Eisen, MD).

- La mayoría de las infecciones bucolabiales primarias son asintomáticas.
  - Los sitios más frecuentes de afección son la boca y los labios, con lesiones recurrentes que aparecen en el borde bermellón.
- Diagnóstico diferencial
  - Herpes bucolabial: úlceras aftosas, candidosis bucal o eritema multiforme mayor, o síndrome de Stevens-Johnson.
  - Herpes genital: traumatismos, chancros sifilíticos, chancroide y linfogranuloma venéreo.

6-3. Diagnóstico

- Mediante cultivos víricos, inmunofluorescencia directa de anticuerpos, técnicas moleculares y pruebas serológicas. La identificación del VHS por cultivo suele tomar 2-5 días.
- La reacción en cadena de la polimerasa (PCR, *polymerase chain reaction*) cada vez se utiliza más como método rápido, sensible y específico para detectar el VHS en el líquido cefalorraquídeo, la piel y otros órganos.

6-4. Tratamiento

- El tratamiento aprobado por la Food and Drug Administration (FDA) de Estados Unidos para el herpes bucolabial recurrente en los pacientes inmunocompetentes incluye el valaciclovir oral (2 g dos veces al día durante 1 día), famciclovir oral (dosis única de 1.5 g) y penciclovir al 1% tópico.
  - Estos tratamientos reducen la duración de las lesiones mucocutáneas y la descamación vírica, sobre todo si se administran ante el primer signo o síntoma de recurrencia.
- El aciclovir i.v. se utiliza para tratar las infecciones graves en los pacientes inmunocomprometidos.
- La terapia de supresión crónica con antivirales orales suele reservarse para los casos que presentan más de seis brotes por año. Además de reducir los brotes, este tratamiento disminuye la descamación vírica asintomática y puede prevenir la transmisión de la infección a las parejas susceptibles.[11]

7. VIRUS DE LA VARICELA ZÓSTER

7-1. Antecedentes

- El virus de la varicela zóster (VVZ) es un herpesvirus de distribución mundial que causa dos síndromes clínicos distintos.
- Desde la introducción de la vacuna contra la varicela en 1995, la incidencia global de esta enfermedad ha disminuido casi un 85%.
- El herpes zóster se desarrolla en alrededor del 30% de las personas a lo largo de la vida,[12] y el riesgo de adquirirlo aumenta con la edad.
- La transmisión suele ocurrir por las gotículas en aerosol; sin embargo, el contacto directo con el líquido vesicular representa otro modo de transmisión.
- El período de incubación es de 11-20 días.
- El VVZ viaja a la epidermis por medio de las células endoteliales capilares y posteriormente se traslada de las lesiones mucocutáneas a las células ganglionares de la raíz dorsal, donde permanece latente.
- El herpes zóster resulta de la reactivación del VVZ, que puede ocurrir de forma espontánea o desencadenarse por estrés, fiebre, enfermedad, traumatismos o inmunosupresión.
  - Durante el brote de zóster, el virus se replica en los ganglios de las raíces dorsales, causando inflamación neuronal y ganglionitis dolorosa.
  - La neuralgia intensa empeora conforme el virus avanza por el nervio sensitivo.
- El líquido de las vesículas del zóster puede transmitir el VVZ a individuos seronegativos, produciendo una infección primaria de varicela.

7-2. Presentación clínica

- Varicela
  - Comienza con un pródromo de fiebre, malestar y mialgias seguido por una erupción de pápulas y máculas eritematosas pruriginosas (fig. 4-7).
  - Las lesiones empiezan en la cabeza y se diseminan hacia abajo en dirección del tronco y los miembros, evolucionando de manera rápida durante 12-14 h hasta convertirse en vesículas transparentes rodeadas de eritema.
  - La presencia de lesiones en todas las etapas del desarrollo es característica de la varicela.
  - La enfermedad suele autolimitarse y las lesiones forman costras y cicatrizan dentro de 7-10 días.
  - La varicela a menudo es más grave durante la adolescencia y la edad adulta que en la niñez, con un mayor número de lesiones cutáneas y complicaciones.
  - La varicela materna durante las primeras 20 semanas del embarazo se asocia con un riesgo de que el producto padezca el síndrome de varicela congénita, con defectos que incluyen bajo peso al nacer, cicatrices cutáneas, anomalías oculares, retraso psicomotor y extremidades hipoplásicas.

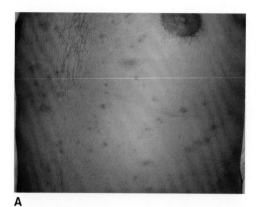

A

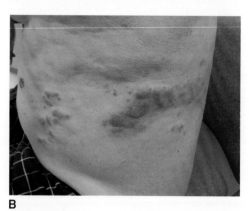

B

Figura 4-7. Virus varicela zóster. **A.** Varicela. **B.** Zóster (**A**, cortesía de Susan Bayliss, MD; **B**, cortesía de David Sheinbein, MD).

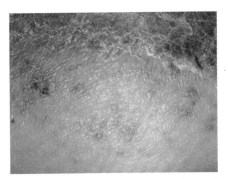

Figura 4-8. Impétigo (imagen cortesía de David Sheinbein, MD).

- La varicela neonatal grave puede presentarse cuando la madre desarrolla la infección entre 5 días antes y 2 días después del parto.
- Los pacientes inmunocomprometidos pueden mostrar exantemas más extensos y atípicos, con mayor morbilidad y mortalidad.
- Herpes zóster: la reactivación del VVZ puede presentarse en cualquier momento después de la infección primaria por varicela (fig. 4-8).
- Los brotes del zóster comienzan con un pródromo de prurito, hormigueo y dolor.
- Aunque la mayoría de los pacientes desarrollan erupciones dolorosas de vesículas agrupadas sobre una base eritematosa de distribución dermatómica, algunos muestran un pródromo sin hallazgos cutáneos subsecuentes.
- Las lesiones pueden afectar a más de un dermatoma contiguo y en ocasiones atravesar la línea media.
- La *neuralgia postherpética* es una complicación frecuente que se caracteriza por dolor disestésico que persiste después de la cicatrización de las lesiones cutáneas. Más del 40% de las personas mayores de 50 años de edad que han presentado zóster tienen neuralgia postherpética.[13]
- Algunas complicaciones adicionales por la reactivación del VVZ incluyen la afección de la división oftálmica del nervio trigémino, con mayor riesgo de daño ocular.
  o Cuando las lesiones cutáneas se distribuyen a lo largo del nervio nasociliar, afectando la punta, el dorso y la raíz de la nariz, se requiere derivación a oftalmología.
- El compromiso del ganglio geniculado del nervio facial, con lesiones que afectan el conducto auditivo, el tímpano y los dos tercios anteriores de la lengua, puede producir parálisis facial parcial, hipoacusia y vértigo.
- Diagnóstico diferencial
  - Varicela: exantemas víricos, reacciones ampollosas por artrópodos y escabiosis.
  - Herpes zóster: celulitis, impétigo ampolloso y dermatitis de contacto localizada.

7-3. Diagnóstico

- En general, el diagnóstico clínico puede realizarse mediante anamnesis y exploración física.
- Las pruebas adicionales incluyen cultivos víricos, pruebas serológicas y PCR.

7-4. Tratamiento

- Los pacientes inmunocompetentes con varicela pueden recibir tratamiento sintomático.
- Se puede emplear aciclovir para reducir la duración y los síntomas de enfermedad si se comienza en las 24-72 h desde el inicio de los síntomas.

- La FDA aprobó el aciclovir y el valaciclovir orales para tratar la varicela en los niños (2-17 años de edad), al igual que el aciclovir para los adultos.
- En los pacientes inmunocomprometidos está indicado el aciclovir i.v. por el riesgo elevado de presentar enfermedad y complicaciones más graves.
- El aciclovir, famciclovir y valaciclovir fueron aprobados por la FDA para tratar el herpes zóster en pacientes inmunocompetentes, a fin de disminuir la duración y gravedad de los hallazgos y dolor cutáneos.
- El tratamiento antiviral debe iniciarse dentro de las 72 h desde el inicio de los síntomas; sin embargo, el comienzo hasta 7 días después del inicio puede ser beneficioso.

8. IMPÉTIGO

8-1. Antecedentes

- El *impétigo* es una infección cutánea contagiosa frecuente que suele ser causada por *Staphylococcus aureus*. La infección puede presentarse en las formas ampollosa y no ampollosa.
- Los estreptococos β-hemolíticos del grupo A (*Streptococcus pyogenes*) representan una causa importante del impétigo no ampolloso.

8-2. Presentación clínica

- Impétigo no ampolloso: las máculas eritematosas iniciales evolucionan a vesículas y pústulas con manifestaciones tardías caracterizadas por erosiones superficiales con costras amarillas del color de la miel (*véase* la fig. 4-8).
  - Producción local de toxinas exfoliativas (ETA, ETB), las cuales se unen y dividen la proteína desmosómica desmogleína 1. Menos frecuente.
  - Los sitios más afectados son la cara y las extremidades.
  - La evolución clínica suele ser autolimitada y se resuelve sin dejar cicatrices.
- Impétigo ampolloso: las vesículas iniciales aumentan de tamaño hasta convertirse en ampollas fláccidas con escaso eritema circundante. Después de que las ampollas se rompen, se desarrolla un rodete de escamas amarillas sin costras.
  - Infecciones por *S. aureus* y *S. pyogenes* en sitios de traumatismo con disrupción de la barrera cutánea. Representa el 70% de los casos.
  - Los sitios afectados con más frecuencia son cara, tronco, glúteos, axilas y extremidades.
  - La infección suele resolverse en 3-6 semanas sin tratamiento.
- Diagnóstico diferencial
  - Impétigo no ampolloso: picaduras de insectos, dermatitis atópica, dermatofitosis inflamada y herpes simple.
  - Impétigo ampolloso: reacciones ampollosas a picaduras de insectos, lesiones térmicas y dermatosis ampollosas autoinmunitarias.

8-3. Diagnóstico

- El diagnóstico del impétigo es clínico, con tinción de Gram y cultivos bacterianos.

8-4. Tratamiento

- En los pacientes sanos, se puede prescribir ungüento de mupirocina al 2%.
- El tratamiento de segunda línea para los casos no complicados incluye cefalosporinas de primera generación orales, clindamicina, macrólidos y penicilinas para los agentes resistentes a β-lactámicos. Con frecuencia, los fármacos tópicos tienen la misma eficacia cuando la enfermedad está limitada.
- En las infecciones complicadas, puede ser necesario recurrir a antibióticos i.v.

9. CELULITIS

9-1. Antecedentes

- La *celulitis* es una infección piógena de la dermis profunda y el tejido subcutáneo.
- Los microorganismos implicados con mayor frecuencia son *S. aureus* y *Streptococcus* del grupo A. A menudo se halla una mezcla de cocos grampositivos y anaerobios, así como aerobios gramnegativos, en la celulitis que rodea las lesiones diabéticas o por decúbito.
- Las bacterias entran por soluciones de continuidad de la barrera cutánea.
- Factores predisponentes: linfedema crónico, diabetes y neuropatía periférica.

9-2. Presentación clínica (fig. 4-9)

- La celulitis puede estar precedida por signos o síntomas sistémicos de infección, incluyendo fiebre, escalofríos y malestar.
- Las áreas de infección muestran inflamación, eritema, calor y dolor. Con frecuencia, los bordes están mal definidos.
- Las infecciones graves pueden producir vesículas, pústulas y escaras necróticas.
- En ocasiones se observa linfangitis ascendente.
- Diagnóstico diferencial
  - Celulitis de miembros inferiores: trombosis venosa profunda, lipodermatoesclerosis y dermatitis por estasis.

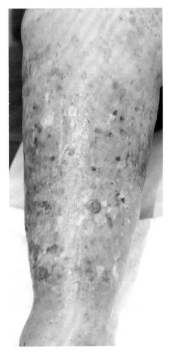

Figura 4-9. Celulitis sobre piel actínica gravemente dañada (cortesía de M. Laurin Council, MD).

9-3. Diagnóstico

* No se recomiendan los hemocultivos o los aspirados cutáneos de rutina, pero podrán considerarse en pacientes con cáncer o quimioterapia, neutropenia, inmunodeficiencia grave mediada por células o picaduras de animales.[14]

9-4. Tratamiento

* Para las infecciones no complicadas, se recomienda un curso de 5 días de antimicrobianos que cubran estreptococos del grupo A y *Staphylococcus aureus*; sin embargo, el tratamiento puede extenderse a criterio del médico.
  * Si no se sospecha *S. aureus* resistente a la meticilina (SARM), se puede iniciar el tratamiento con clindamicina, dicloxacilina o cefalexina.
* Para los pacientes con evidencia de infección por SARM, colonización nasal, antecedentes de abuso de drogas o con criterios de síndrome de respuesta inflamatoria sistémica, se recomienda ampliar la cobertura al SARM.
  * Se recomienda la vancomicina más piperacilina-tazobactam o meropenem para realizar el tratamiento empírico de las infecciones graves.

10. ERISIPELA

10-1. Antecedentes

* La *erisipela* es una variante superficial de la celulitis causada principalmente por estreptococos del grupo A que afecta la dermis con daño linfático importante.
* Las lesiones tienden a presentarse en los extremos de la vida, en personas muy jóvenes o muy ancianas, y en pacientes muy debilitados o con linfedema o úlceras crónicos.

10-2. Presentación clínica

* Clásicamente, la infección afectaba la cara; sin embargo, hoy en día la localización más frecuente son los miembros inferiores.
* Tiene un inicio abrupto de síntomas sistémicos, incluyendo fiebre, escalofríos y malestar.
* Se desarrolla una placa eritematosa bien delimitada respecto de la piel sana, a diferencia de la celulitis. La región afectada se siente caliente, tensa y dolorosa a la palpación, e indurada.
* Puede haber linfadenopatías regionales y, en los casos graves, pústulas, vesículas y áreas de hemorragia y necrosis.
* Diagnóstico diferencial: celulitis, enfermedades inflamatorias, síndrome de Sweet y reacciones a fármacos.

10-3. Tratamiento

* El tratamiento es similar al de la celulitis (*véase* arriba).

11. FURÚNCULOS Y ABSCESOS

Los abscesos y furúnculos son acumulaciones de material purulento separadas del tejido circundante. Por definición, los *furúnculos* afectan los folículos pilosos, mientras que los *abscesos* pueden presentarse en cualquier parte del cuerpo.

11-1. Antecedentes

* Los furúnculos se presentan con mayor frecuencia en adolescentes y adultos jóvenes.
* El microorganismo causal más habitual es *S. aureus*.
* Factores predisponentes: colonización crónica por *S. aureus*, diabetes mellitus, obesidad y ciertos síndromes de inmunodeficiencia, como la enfermedad granulomatosa crónica.

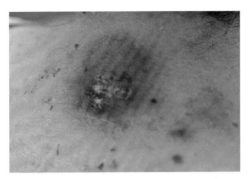

Figura 4-10. Absceso (cortesía de M. Laurin Council, MD).

11-2. Presentación clínica (fig. 4-10)

- Los abscesos se presentan como acumulaciones de pus inflamadas, eritematosas y fluctuantes en algún sitio de la piel.
- Los furúnculos se observan con mayor frecuencia sobre cara, cuello, axilas, nalgas, muslos y perineo a manera de nódulos firmes, dolorosos y eritematosos que aumentan de tamaño de forma progresiva.
- No suele haber síntomas sistémicos.
- Diagnóstico diferencial
  - Los abscesos y furúnculos que se presentan en las axilas o las ingles pueden confundirse por casos de hidradenitis supurativa.

11-3. Diagnóstico

- A menudo se diagnostica mediante anamnesis y exploración física. La incisión y drenaje con cultivo pueden proporcionar el diagnóstico definitivo y orientar el tratamiento antimicrobiano.

11-4. Tratamiento

- Los furúnculos no complicados pueden tratarse mediante incisión o drenaje sin antimicrobianos sistémicos adicionales.
- La decisión de administrar antimicrobianos dirigidos contra *S. aureus* además de la incisión y el drenaje debe sustentarse en la presencia de criterios de una respuesta inflamatoria sistémica o antecedentes de inmunosupresión importantes.[14]
- Ante la presencia de SARM, resulta adecuado un abordaje de cobertura empírica con doxiciclina, trimetoprima-sulfametoxazol (TMP-SMX) o clindamicina, según los patrones locales de resistencia.
- En caso de abscesos recurrentes en sitios de infección anteriores, se puede realizar tinción de Gram y cultivos de material purulento para orientar el tratamiento, además de considerar la descolonización con mupirocina intranasal o lavados diarios con clorhexidina.

12. *STAPHYLOCOCCUS AUREUS* RESISTENTE A METICILINA

12-1. Antecedentes

- "*S. aureus* resistente a meticilina" (SARM) se refiere a aislamientos resistentes a todos los antibióticos β-lactámicos disponibles, incluyendo penicilinas y cefalosporinas.[15]

- Reconocido por primera vez a principios de la década de 1960, el SARM estaba en buena medida confinado a los centros de salud; sin embargo, desde mediados de la década de 1990 ha tenido una prevalencia cada vez mayor en la comunidad.[16]
- Las infecciones de la piel y los tejidos blandos (IPTB) representan la mayoría de las infecciones extrahospitalarias por SARM; la furunculosis constituye la manifestación más frecuente.
- La resistencia a la meticilina es causada por alteraciones en la proteína de unión a la penicilina (PBP2a) que conducen a una menor afinidad por los antibióticos β-lactámicos.

12-2. Diagnóstico y tratamiento

- Siempre que se sospeche una infección por *S. aureus*, deben hacerse cultivos y antibiogramas.
- Para las celulitis no complicadas ni purulentas, se recomienda un tratamiento empírico frente a estreptococos β-hemolíticos, ya que se desconoce el papel de la infección extrahospitalaria por SARM.
  - Se recomienda el tratamiento empírico para el SARM extrahospitalario en pacientes que no respondan a la terapia inicial o desarrollen toxicidad sistémica.
- En caso de celulitis purulenta, se recomienda el tratamiento empírico para SARM extrahospitalario mientras se esperan los resultados del cultivo.[17]
  - La cobertura empírica del SARM extrahospitalario en los pacientes ambulatorios con IPTB incluye clindamicina, TMP-SMX, tetraciclinas y linezolid.
- Para los pacientes hospitalizados con IPTB complicada, debe considerarse SARM mientras llegan los resultados del cultivo.
  - Las opciones terapéuticas incluyen la administración i.v. de vancomicina, linezolid (también oral), daptomicina o ceftarolina.

13. FASCITIS NECROSANTE

13-1. Antecedentes

- La *fascitis necrosante* es una infección grave del tejido subcutáneo que conduce a la destrucción rápida y progresiva de la grasa y la fascia de la región afectada.
- Existen dos formas clínicas, ambas asociadas con una alta mortalidad, de hasta el 70%.
  - La fascitis necrosante de tipo I es una infección polimicrobiana por bacterias aerobias y anaerobias.
  - La fascitis de tipo II se debe a estreptococos del grupo A.

13-2. Presentación clínica

- Factores predisponentes del tipo I: diabetes, cirugía, traumatismos, inmunosupresión, alcoholismo, antiinflamatorios no esteroideos (AINE), vasculopatía periférica, insuficiencia venosa crónica, úlceras por decúbito, abscesos vulvovaginales o de Bartolino, y cáncer.[18]
  - Las infecciones de tipo I se presentan en los miembros inferiores.
- Factores predisponentes del tipo II: traumatismos, tensión muscular, alumbramiento, infección por varicela, uso de fármacos intravenosos y cirugías.[18]
- De igual manera, la fascitis necrosante puede parecerse a la celulitis, la tensión muscular o un traumatismo menor no complicado.
- El sitio de invasión bacteriana inicial es con frecuencia menor y resulta indetectable en el 20% de los casos.
- La inoculación puede ocurrir en el sitio de una abrasión menor, una picadura de insecto, astillas o sitios de inyección de fármacos.
- El dolor desproporcionado respecto de los hallazgos de la exploración física es característico de la fascitis necrosante. Sin embargo, la exploración física puede relevar anestesia de las regiones afectadas debido a la destrucción de nervios superficiales.

- La destrucción de tejidos puede avanzar a tasas de 2.5 cm por hora.
- Los síntomas sistémicos son frecuentes pero inespecíficos, e incluyen fiebre, escalofríos, malestar, fatiga, mialgias y anorexia.
- El eritema es la manifestación cutánea más frecuente y puede avanzar a una coloración rojiza púrpura asociada con las ampollas.
  - El desarrollo de ampollas es señal de una destrucción extensa de tejido.
  - Las lesiones pueden presentar un cambio de coloración a azul oscuro en el centro, ampollas supurantes y celulitis en el borde.[19]
  - El tejido subcutáneo puede tener una textura lanuda.
- Las infecciones por *Aeromonas hydrophila* pueden presentarse en pacientes con algún traumatismo y exposición a fuentes acuáticas o, rara vez, en personas que utilizan sanguijuelas.
- *Vibrio vulnificus* es causa de fascitis necrosante en pacientes expuestos a agua salada caliente, por lo general en el Golfo de México.
  - Es más probable que la infección se presente en pacientes inmunodeprimidos. La inoculación puede presentarse por la exposición de abrasiones y lesiones pequeñas a agua salada contaminada. Las heridas punzantes causadas por peces, crustáceos u otras criaturas marinas también pueden producir infecciones si ocurren en fuentes de agua colonizadas.

13-3. Diagnóstico

- Los antecedentes, exploración física y estudios por imagen sugieren la fascitis necrosante.
- La tomografía computarizada, la resonancia magnética y la ecografía permiten observar la presencia de gas (aunque no en las infecciones de tipo II) o edema subcutáneo.
  - Ninguno de los estudios por imagen puede descartar la fascitis necrosante de forma definitiva. Por lo tanto, en caso de fuerte sospecha del diagnóstico, debe realizarse una exploración quirúrgica, la cual permite el diagnóstico definitivo.
- Los hallazgos de laboratorio que sugieren fascitis necrosante incluyen concentraciones elevadas de creatinina, aspartato aminotransferasa, creatina fosfocinasa y leucocitosis con desviación a la izquierda.

13-4. Tratamiento

- El pilar del tratamiento es el desbridamiento quirúrgico.
- Los antibióticos de amplio espectro deben iniciarse de forma empírica con vancomicina o linezolid más piperacilina-tazobactam o un carbapenémico, o ceftriaxona y metronidazol.[14]
  - El tratamiento antibiótico debe estar dirigido a los patógenos cultivados de forma intraoperatoria.
  - Las infecciones mixtas deben tratarse con antibióticos de amplio espectro, como se mencionó.
- En los casos confirmados de infección por estreptococos del grupo A o *Clostridium*, la penicilina más clindamicina es el tratamiento de elección.[14]
  - Para las infecciones estafilocócicas, debe emplearse la vancomicina en caso de resistencia a la meticilina, de lo contrario se puede utilizar nafcilina, oxacilina, cefazolina y clindamicina.[14]
  - Las infecciones por *Aeromonas hydrophila* se tratan con doxiciclina más ciprofloxacino o ceftriaxona.[14]
  - Las infecciones por *Vibrio vulnificus* se tratan con doxiciclina más ceftriaxona o cefotaxima.[14]
- Los parientes y contactos cercanos de los pacientes con infecciones estreptocócicas del grupo A deben considerarse para la administración profiláctica de penicilina (u otro

fármaco al que sea susceptible el microorganismo identificado), con el fin de prevenir infecciones graves, puesto que su riesgo aumenta 50 veces en comparación con la población general.[20]

- Con frecuencia se requiere soporte con líquidos i.v., dada la importante pérdida de líquidos en los sitios de lesión. En los casos graves o resistentes de infección estreptocócica del grupo A, la inmunoglobulina i.v. puede resultar beneficiosa.[21]

14. ESCABIOSIS (SARNA)

14-1. Antecedentes

- La escabiosis o *sarna* es causada por el ácaro *Sarcoptes scabiei* variedad *hominis* y tiene distribución mundial.
- El ciclo de vida completo de este ácaro con hospedero específico transcurre en la epidermis.
- La transmisión tiene lugar por contacto directo con la persona infestada y, con menor frecuencia, por contacto sexual o fómites.
- El número de ácaros que habitan en la persona suele ser menor de 15; sin embargo, los individuos con escabiosis costrosa presentan miles de ácaros sobre la superficie de la piel.

14-2. Presentación clínica

- El período de incubación entre la exposición y el inicio de los síntomas es de días a meses; el sistema inmunitario tarda entre 2 y 6 semanas en sensibilizarse al ácaro durante la primera infestación.
- Puede haber prurito antes del inicio de los hallazgos cutáneos, el cual puede ser intenso.
- Los hallazgos cutáneos consisten en pequeñas pápulas eritematosas de distribución simétrica, y suelen afectar los espacios interdigitales de la mano y las superficies flexoras de muñecas, axilas, cintura, tobillos, pies y nalgas.
  - Los lactantes, ancianos y pacientes inmunocomprometidos pueden presentar la afección en el cuero cabelludo y la cara.
- Los signos patognomónicos son los túneles a través de los cuales viaja el ácaro hembra mientras deposita sus huevos.
- La escabiosis costrosa se observa en pacientes inmunocomprometidos, incluyendo ancianos, VIH positivos o receptores de trasplante, así como aquellos con deficiencias sensoriales. La infestación en estas poblaciones puede superar los mil ácaros sobre la superficie cutánea y presentarse con marcada hiperqueratosis acral.
- Diagnóstico diferencial: dermatitis atópica, picaduras de artrópodos y dermatitis de contacto alérgica.

14-3. Diagnóstico

- El diagnóstico se confirma por microscopia óptica de raspados cutáneos de las áreas infestadas. El hallazgo de ácaros adultos, huevos o heces confirma el diagnóstico.

14-4. Tratamiento

- Se recomiendan dos tratamientos tópicos con 1 semana de separación empleando crema de permetrina al 5%. El fármaco tópico se aplica en toda la superficie corporal, excepto en la cara, y se deja toda la noche.
  - Al momento del tratamiento, toda la ropa de vestir y de cama debe lavarse en agua caliente y almacenarse en una bolsa sellada durante 10 días.
- Las lesiones cutáneas y el prurito pueden persistir durante 2-4 semanas o más después de un tratamiento exitoso, un fenómeno conocido como *dermatitis "postescabiásica"*.

15. PEDICULOSIS (PIOJOS)

15-1. Antecedentes

- Piojos del cuerpo (pediculosis *corporis*)
  - La pediculosis del cuerpo es causada por *Pediculus humanus* variedad *corporis*.
  - Algunas enfermedades humanas importantes se transmiten a través de los piojos del cuerpo, como *Rickettsia prowazekii*, responsable del tifo endémico; las especies de *Borrelia*, origen de la fiebre recurrente, y las especies de *Bartonella*, causantes de la fiebre de las trincheras, angiomatosis bacilar y endocarditis.
  - La transmisión de microorganismos se presenta cuando las heces de los piojos atraviesan la barrera cutánea debido a excoriaciones.
- Piojos de la cabeza (pediculosis de la cabeza)
  - La pediculosis de la cabeza es causada por los piojos *Pediculus capitis*, un parásito humano obligado que sólo habita los pelos del cuero cabelludo.
  - Los piojos de la cabeza tienen distribución mundial. La incidencia más alta se observa en niños de 3-11 años. Las infestaciones se registran con mayor frecuencia en las niñas.
  - La transmisión es directa por contacto cabeza a cabeza o con fómites como cepillos o accesorios.
  - Las liendres (huevos) se adhieren firmemente al tallo del pelo.
  - Las hembras viven hasta 30 días, alimentándose de sangre cada 4-6 h.

15-2. Presentación clínica

- Piojos del cuerpo
  - Los piojos corporales habitan sobre todo en la ropa del hospedero, más que en la piel.
  - La infestación produce prurito intenso; las áreas más afectadas son espalda, cuello, hombros y cintura.
  - Las lesiones cutáneas se presentan como máculas o pápulas eritematosas, costras o excoriaciones.
- Piojos de la cabeza
  - Durante la primera infestación, los síntomas pueden aparecer hasta 2-6 semanas después de la exposición, ya que debe desarrollarse una respuesta inmunitaria a la saliva y las excretas de los piojos.
  - Luego aparecen el prurito y las excoriaciones, eritema y descamaciones, limitados al cuero cabelludo y el cuello.
  - En las infestaciones recurrentes, los síntomas aparecen en las primeras 24-48 h después de la exposición.

15-3. Diagnóstico

- El diagnóstico se logra mediante la visualización directa de los piojos o sus huevos.
  - Es necesario inspeccionar la ropa, especialmente las costuras, a fin de realizar el diagnóstico de piojos del cuerpo.
  - En la cabeza: mediante identificación de piojos o huevos sobre el cuero cabelludo.

15-4. Tratamiento

- Piojos del cuerpo
  - El tratamiento de primera línea consiste en eliminar la ropa de vestir o de cama de las personas infestadas en bolsas bien selladas. Si no es posible, se recomienda utilizar crema de permetrina al 5% y fumigar o lavar la ropa con agua caliente en tintorería.
- Piojos de la cabeza
  - Los tratamientos tópicos incluyen los enjuagues o lociones de permetrina al 1% o cremas de permetrina al 5%; sin embargo, a menudo hay resistencia. En Estados Unidos

no se ha registrado resistencia frente a la loción o al gel de malatión al 0.5%, por lo que aún representa una buena alternativa. La ivermectina, ya sea oral o en loción, es otra opción terapéutica. Con cualquiera de las preparaciones tópicas se recomiendan dos aplicaciones con 1 semana de diferencia.

16. SÍFILIS

16-1. Antecedentes

- La *sífilis* es una infección de transmisión sexual causada por *Treponema pallidum* subespecie *pallidum*, asociada con varias manifestaciones dérmicas según el estadio de la enfermedad.
- A escala mundial, la sífilis es la causa principal de enfermedad genital ulcerativa, sobre todo en los países de bajos ingresos.
- En los Estados Unidos, la sífilis es una enfermedad que predomina en los varones debido a la elevada incidencia entre hombres que tienen sexo con hombres (HSH).

16-2. Presentación clínica

- El período de incubación varía inversamente con el tamaño del inóculo (10-90 días), pero en promedio las lesiones primarias aparecen a los 21 días después de la exposición.[18]
  - De 3 a 10 semanas después de la aparición del chancro primario, se presenta la diseminación hematógena de las bacterias, que da origen a la sífilis secundaria.
  - Si no se tratan, las lesiones de la sífilis secundaria desaparecen de manera espontánea en 3-12 semanas.
  - Alrededor del 25% de los pacientes tienen una recurrencia de la sífilis secundaria si no reciben tratamiento, el 90% de los casos en el primer año.[22]
  - Después, los pacientes entran en el estadio latente de la sífilis. Transcurridos algunos años, los pacientes muestran ya sea curación espontánea o progresión a sífilis terciaria.
- La sífilis puede transmitirse durante las etapas primaria y secundaria por contacto directo con el tejido infectado.
- La sífilis facilita la transmisión del VIH.[23-25]
- Sífilis primaria (fig. 4-11A)
  - La lesión inicial de la sífilis primaria puede ser papulosa, pero rápidamente se ulcera para formar el chancro característico con una base limpia y bordes alzados.
    - Los chancros se presentan en el sitio de la inoculación, por lo general en regiones de contacto íntimo, incluyendo los genitales y la bucofaringe, aunque pueden aparecer en cualquier lugar de la piel o las membranas mucosas.
    - Las lesiones suelen ser indoloras.
    - Los ganglios linfáticos locales pueden estar agrandados.
    - Los chancros sanan de manera espontánea después de que han transcurrido algunas semanas, pero pueden dejar una cicatriz.
  - Diagnóstico diferencial: otras enfermedades genitales ulcerativas, como herpes genital, VIH, traumatismos, úlceras aftosas, cánceres, exantema fijo medicamentoso, virus de Epstein-Barr (VEB) primario y enfermedad de Behcet. En pacientes con exposición y antecedentes de viaje adecuados, el diferencial incluye chancroide, linfogranuloma venéreo y donovanosis.
- Sífilis secundaria (fig. 4-11B)
  - La sífilis secundaria suele ser la primera fase sintomática de la infección.
    - Los síntomas sistémicos pueden incluir fiebre, mialgias y artralgias, malestar general, dolor de garganta y cefalea.
    - Suele aparecer un exantema alrededor de 8 semanas después de la infección. La erupción puede tener un aspecto diverso, por lo general comenzando en la parte superior del tronco, palmas, plantas y superficies flexoras de los miembros. Las lesiones iniciales son máculas, pero pueden progresar a pápulas a los 3 meses.

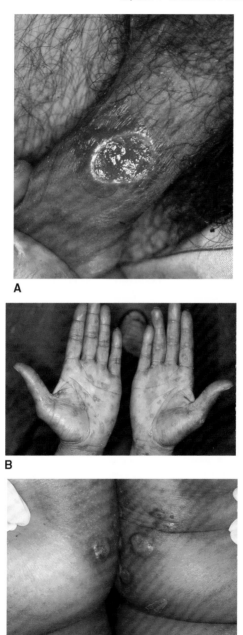

A

B

C

Figura 4-11. Sífilis. **A.** Chancro primario. **B.** Sífilis secundaria. **C.** Condiloma lata (cortesía de Arthur Eisen, MD).

- o Puede haber linfadenopatías generalizadas, a diferencia de las localizadas de la sífilis primaria.
- La presentación más frecuente (~80%) es una erupción papuloescamosa no pruriginosa. Las lesiones pueden variar de 1 a 20 mm, con colores que van del rosa al violáceo al marrón rojizo.
  - o Diagnóstico diferencial: pitiriasis rosada, psoriasis guttata, exantemas víricos, liquen plano, pitiriasis liquenoide crónica, VIH primario, exantema medicamentoso, eccema numular y foliculitis.[26]
- Las lesiones de la mucosa pueden variar de un aspecto aftoso a placas grises.
  - o Diagnóstico diferencial de las lesiones de la mucosa: liquen plano, aftas crónicas; enfermedad mano-pie-boca; herpangina y queilitis angular.[26]
- El condiloma lata se presenta en la región anogenital (fig-4-11C).
  - o Diagnóstico diferencial: VPH, papulosis bowenoide, condiloma acuminado y carcinoma espinocelular.[26]
- Algunas manifestaciones menos frecuentes incluyen placas anulares con hiperpigmentación central, nódulos granulomatosos, lesiones necróticas con costras escamosas, así como lesiones ulceradas y costrosas con síntomas constitucionales (sífilis maligna).[26] La alopecia en parches es resultado del efluvio telógeno tóxico.
- Sífilis latente
  - Por definición, los pacientes se encuentran asintomáticos durante la etapa latente.
  - La sífilis latente se presenta tras la resolución espontánea de un caso de sífilis secundaria.
    - o La sífilis latente *temprana* se define como el año que sigue al inicio de la latencia.
    - o Si no se puede determinar el tiempo de latencia y no hay neurosífilis presente, se considera que los pacientes están en una etapa latente *tardía*.
    - o El diagnóstico con frecuencia es incidental, mediante pruebas serológicas.
- Sífilis terciaria
  - En los pacientes que progresan a sífilis terciaria, casi la mitad desarrollan gomas en diversos órganos (piel, huesos, hígado, corazón, testículos, cerebro, vías respiratorias, etc.).
    - o Cuando se presentan en la piel, las gomas son placas eritematosas, nodulares o noduloulcerativas, a menudo con un patrón arciforme.
    - o Diagnóstico diferencial: lupus vulgar, cromoblastomicosis, micosis endémicas, leishmaniosis, lupus eritematoso sistémico, micosis fungoide, sarcoidosis y tumores benignos y malignos.[26]
  - Las complicaciones de la sífilis terciaria son de naturaleza cardiovascular y neurológica, e incluyen aneurismas aórticos, tabes dorsal, paresia general (antes paresia relacionada con demencia) y una forma de demencia.
- Sífilis congénita
  - La transmisión maternofetal puede ocurrir por la vía transplacentaria o mediante infección por el canal de parto.
  - Quizá una de las razones más importantes por las que se debe identificar la sífilis en el adulto es para prevenir la transmisión al feto, dadas las terribles consecuencias.
    - o Cuando se transmite por la vía transplacentaria, existe un riesgo de cerca del 10% de aborto espontáneo, 10% de óbito fetal y 20% de muerte en la lactancia.[26]
  - El 20% de los niños desarrollan sífilis congénita, con su propio conjunto de consecuencias terribles.
    - o La sífilis congénita temprana tiene una amplia gama de manifestaciones, incluyendo sífilis marasmática, un exantema parecido al de la sífilis secundaria, secreciones nasales mucinosas ya sea sanguinolentas o purulentas, fisuras peribucales y perianales, linfadenopatías, hepatoesplenomegalia, osteocondritis, anemia, trombocitopenia, neumonitis, hepatitis, nefropatía y neurosífilis.[26]
    - o El exantema tiende a ser más ampolloso y erosivo que el de los adultos.

○ La sífilis congénita tardía es el equivalente de la sífilis terciaria de los adultos.

○ La tríada de Hutchinson es una combinación de queratitis intersticial, sordera neural y dientes de Hutchinson.

16-3. Diagnóstico

• En general, en los pacientes con un índice elevado de sospecha de sífilis, una sola exploración mediante microscopia de campo oscuro negativa no descarta la sífilis. Esta técnica microscópica se utiliza para el diagnóstico de la sífilis primaria o secundaria.

• Si la microscopia es negativa y la sospecha aún es alta, debe repetirse la obtención de la muestra y realizar la inspección nuevamente, además de las pruebas serológicas.

• Las pruebas serológicas positivas deben confirmarse con pruebas treponémicas, incluyendo TPHA, MHA-TP, TPPA, FTA-ABS, SPHA y FTA-ABS-19S-IgM (para sífilis congénita). Los títulos de anticuerpos se correlacionan con la actividad de la enfermedad.

○ Las pruebas treponémicas pueden confirmar las pruebas reactivas no treponémicas, pero en general se mantienen positivas de por vida (salvo en sífilis tratadas de forma muy temprana), por lo que no son útiles para supervisar la respuesta al tratamiento.

○ Las pruebas treponémicas no distinguen la sífilis de otros treponemas o espiroquetas.

○ La sensibilidad de las pruebas treponémicas varía según el estadio: 70-100% en la primaria, 100% en la secundaria y latente, y 95% en la tardía.[27]

  – En los pacientes con probabilidad prepueba elevada de tener sífilis, pero con pruebas serológicas negativas, debe considerarse el fenómeno de prozona (pruebas serológicas falsamente negativas en presencia de títulos de anticuerpos elevados).

• Todos los pacientes con síntomas oftálmicos o neurológicos deben someterse a una punción lumbar para descartar la afección del sistema nervioso central (SNC), pues implica cambios en el tratamiento.

• Sífilis latente
  • El diagnóstico se establece ante títulos serológicos positivos.
  • La respuesta al tratamiento se valora vigilando los títulos de las pruebas rápida de inmunoglobulina E plasmática (RPR, *rapid plasma reagin*) o Venereal Disease Research Laboratory (VDRL). Los títulos deben reducirse cuatro veces o más en 12-24 meses para considerar exitoso al tratamiento. En ausencia de este criterio, el tratamiento se considera un fracaso y se analiza el líquido cefalorraquídeo (LCR).

• Sífilis terciaria
  • El diagnóstico se establece con pruebas serológicas positivas.
  • Todos los pacientes bajo sospecha de tener sífilis terciaria requieren de una punción lumbar para orientar el tratamiento.

• Sífilis congénita
  • El diagnóstico se logra por PCR, títulos serológicos cuatro veces mayores a los de la madre o mediante la prueba de absorción de anticuerpos treponémicos fluorescentes (FTA-ABS-19S-IgM).

• Todo paciente diagnosticado con sífilis debe someterse a pruebas para el VIH.

16-4. Tratamiento

• Sífilis primaria, secundaria y latente temprana
  • Adultos: penicilina benzatínica G 2.4 millones de unidades i.m. a dosis única.
  • Niños ≥ 1 mes de edad: penicilina benzatínica G 50 000 unidades/kg i.m., hasta la dosis para adulto de 2.4 millones de unidades en dosis única.
  • Para los adultos alérgicos a la penicilina, la mejor alternativa es la doxiciclina 100 mg vía oral dos veces al día durante 14 días.
    ○ Se debe desensibilizar y tratar con penicilina a las pacientes embarazadas y alérgicas a este fármaco.[28]

- Sífilis latente tardía
  - Adultos: penicilina benzatínica G 2.4 millones de unidades i.m., tres dosis administradas en intervalos de 1 semana.
  - Niños ≥ 1 mes de edad: penicilina benzatínica G 50 000 unidades/kg i.m. hasta la dosis para adulto de 2.4 millones de unidades, tres dosis en intervalos de 1 semana.
  - Para los adultos alérgicos a la penicilina, la mejor alternativa es la doxiciclina 100 mg vía oral dos veces al día durante 28 días.
    - Se debe desensibilizar y tratar con penicilina a las pacientes embarazadas y alérgicas a este fármaco.
- Sífilis terciaria (cardiovascular y gomosa)
  - Adultos: penicilina benzatínica G 2.4 millones de unidades i.m., tres dosis administradas en intervalos de 1 semana.
  - Se debe desensibilizar y tratar con penicilina a las pacientes embarazadas y alérgicas a este fármaco.
- Neurosífilis
  - Adultos: penicilina G cristalina acuosa 18-24 millones de unidades por día, administrada como 3-4 millones de unidades i.v. cada 4 h o infusión continua, durante 10-14 días.
  - En los pacientes alérgicos a la penicilina, debe considerarse la desensibilización. Ceftriaxona 2 g i.m. o i.v. durante 10-14 días como régimen alternativo, con base en datos limitados.[28]
- Sífilis congénita
  - Neonato con enfermedad demostrada o altamente probable o nacido de madre con sífilis temprana no tratada.
    - Tratamiento preferido: penicilina G cristalina acuosa 100 000-150 000 unidades/kg/d, administrada como 50 000 unidades/kg/dosis i.v. cada 12 h durante los primeros 7 días de vida y después cada 8 h por un total de 10 días.
    - Tratamiento alternativo: penicilina G procaínica 50 000 unidades/kg/dosis i.m. en una sola dosis al día durante 10 días.[28]
  - Neonato sin signos de enfermedad nacido de madre con sífilis tratada.
    - Penicilina G benzatínica 50 000 unidades/kg/dosis i.m. en una sola dosis.[28]

17. TUBERCULOSIS

17-1. Antecedentes

- La tuberculosis (TB) afecta alrededor de un tercio de la población mundial, con predominio en los países en vías de desarrollo con tasas altas de pobreza y desnutrición.
- Similar a lo que ocurre con la sífilis, las manifestaciones de la tuberculosis son variadas. Las manifestaciones cutáneas se observan solamente en el 1-4% de los pacientes.[29]

17-2. Presentación clínica

- Las manifestaciones cutáneas se presentan vía inoculación exógena, diseminación endógena o diseminación hematógena, y debido a la hipersensibilidad al bacilo de la TB.
- Inoculación exógena
  - La TB cutánea puede ocurrir por inoculación exógena. En los países en vías de desarrollo, esto suele tener lugar por medio de heridas abiertas en los pies descalzos sobre suelos con esputo con TB.[30] Ello produce tuberculosis verrucosa del cutis, lesiones con verrugas que suelen ser asintomáticas. Antes de la evolución verrucosa, las lesiones atraviesan una etapa de pápulas eritematosas con un halo inflamatorio púrpura circundante. Diagnóstico diferencial: verrugas, cromomicosis, sífilis y liquen plano hipertrófico.[26]

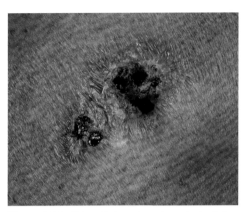

Figura 4-12. Tuberculosis cutánea (cortesía de Arthur Eisen, MD).

- El chancro tuberculoso también puede presentarse por inoculación exógena, con frecuencia por un traumatismo en un paciente sin antecedentes de sensibilización. Las lesiones son nódulos marrón rojizos que se convierten en úlceras indoloras. El principal método diagnóstico son los cultivos tisulares. Diagnóstico diferencial: esporotricosis, micosis endémicas, enfermedad por arañazo de gato, nocardiosis, tularemia y sífilis (fig. 4-12).[26]
- Diseminación endógena
  - La escrofulodermia es resultado de la afección contigua de la piel de los tejidos subyacentes, como ganglios linfáticos, articulaciones o huesos. Al inicio, las lesiones son placas púrpuras ulceradas con exudado purulento que avanzan a cicatrices deformantes una vez que sanan. A menudo hay TB pulmonar concomitante.[31] La cara y el cuello son los sitios afectados con mayor frecuencia. El diagnóstico se establece mediante biopsia que muestra los granulomas caseosos en la dermis inferior, bacilos ácido alcohol resistentes y la TB en el cultivo. Diagnóstico diferencial: abscesos bacterianos, cáncer, micosis endémicas, hidradenitis supurativa, acné conglobata y, en caso de afección de los ganglios linfáticos inguinales, infección de transmisión sexual, como el linfogranuloma venéreo.
  - El lupus vulgar se presenta con mayor frecuencia en los hombres que en las mujeres. De forma clásica, este padecimiento aparece como placas bien delimitas de color marrón rojizo que predominan en cabeza y cuello, y que pueden medir más de 10 cm. Se pueden observar las lesiones en las piernas y nalgas, más a menudo en los países tropicales.[32] Conforme las placas se van agrandando de forma periférica, se puede percibir atrofia y cambios en la coloración. La vitropresión de las lesiones en pacientes de piel clara revela la característica clásica de "jalea de manzana", común a otros procesos granulomatosos como la sarcoidosis. La biopsia revela granulomas caseosos en la dermis superior. Diagnóstico diferencial: sarcoidosis, lupus discoide, micosis endémicas, sífilis y leishmaniosis.
- Diseminación hematógena
  - Las gomas tuberculosas son el resultado de la diseminación hematógena y suelen presentarse en el tronco y las extremidades de niños desnutridos y adultos inmunocomprometidos. El cultivo con frecuencia es negativo y, por lo tanto, el diagnóstico puede establecerse ante una elevada sospecha clínica y respuesta al tratamiento antituberculoso. Diagnóstico diferencial: otras formas de abscesos bacterianos.

- En los pacientes con TB miliar puede producirse un patrón esporotricoide. Diagnóstico diferencial: esporotricosis, infección por *Mycobacterium marinum*, leishmaniosis, nocardiosis y, con menor frecuencia, micosis endémicas.[33]
- Las manifestaciones dérmicas de la TB miliar se conocen como *tuberculosis cutánea miliar diseminada*.[34] La TB miliar puede producir grupos de pápulas con cúpula blanca. Como alternativa, pueden observarse pápulas azuladas que atraviesan estados de pústulas vesiculares, necrosis y úlceras.[18] Los pacientes presentan síntomas sistémicos graves. Diagnóstico diferencial: varicela, pitiriasis liquenoide y varioliforme aguda, varicela por rickettsias y exantemas enterovíricos.[26]
- La TB orificial se presenta en los pacientes con alteraciones de la inmunidad mediada por células y origina pápulas amarillas dolorosas sobre las superficies mucosas, por lo general la bucal, nasal, anal o vaginal. Este tipo es un marcador de TB visceral grave. Diagnóstico diferencial: herpes simple, estomatitis aftosa, pénfigo e histoplasmosis.[26]
- El lupus vulgar también puede presentarse por diseminación hematógena.
- Reacciones de hipersensibilidad
  - Diversas manifestaciones cutáneas de la TB se presentan como resultado de las reacciones de hipersensibilidad al bacilo; se conocen como *tubercúlides*. Las tubercúlides suelen ser resultado de la diseminación hematógena crónica del bacilo en pacientes con niveles moderados a altos de inmunidad. Las formas incluyen eritema indurado de Bazin (EIB), liquen escrofuloso y tubercúlides papulonecróticas y nodulares.[29]
  - El EIB predomina en los miembros inferiores en forma de numerosos nódulos indurados dolorosos, los cuales pueden ulcerarse al volverse crónicos. El EIB tiende a aparecer en las superficies posteriores de las piernas y puede tener exacerbaciones cada 3-4 meses.[35] El diagnóstico de TB en los pacientes con EIB con frecuencia es difícil. El EIB no se comprende del todo y puede presentarse en las infecciones por micobacterias no tuberculosas. Diagnóstico diferencial: eritema nodoso. El EIB se diferencia del eritema nodoso desde el punto de vista patológico por tratarse de una paniculitis lobulillar con vasculitis, mientras que el eritema nodoso es una paniculitis septal sin vasculitis.
  - El liquen escrofuloso es raro y aparece sobre todo en los niños. Las lesiones son pápulas del color de la piel de 1-2 mm que se observan en el tronco y son asintomáticas. Los cultivos en busca de TB son negativos, pero pueden observarse granulomas perifoliculares no caseosos en la dermis papilar.[29]
  - Las tubercúlides nodulares aparecen como nódulos de color azul o rojo oscuro sobre las espinillas. Los estudios histológicos muestran inflamación granulomatosa en la unión de la grasa subcutánea/dermis inferior.[36,37]
  - Las tubercúlides papulonecróticas se observan como una erupción simétrica de pápulas de coloración roja oscura en las superficies extensoras de las extremidades. Aunque suelen ser asintomáticas, las pápulas pueden progresar a úlceras y cicatrices.[31] Las lesiones recurren con frecuencia si no se administra un tratamiento antituberculoso.
  - Todas las formas de tubercúlides responden rápidamente a este tratamiento.
  - La TB puede manifestarse con eritema nodoso, sobre todo en las mujeres jóvenes. El diagnóstico diferencial del eritema nodoso es amplio, pero incluye infección estreptocócica, sarcoidosis, micosis endémicas y síndrome de intestino irritable.

17-3. Diagnóstico

- Los antecedentes, exploración física y hallazgos imagenológicos sugieren la tuberculosis.
- El diagnóstico puede lograrse mediante broncoscopia o esputo inducido en caso de enfermedad pulmonar concomitante.
- Una prueba de derivado proteico purificado (PPD, *purified protein derivative*) o una de liberación de interferón-γ puede sugerir, pero no descartar, la infección.
- La TB puede causar falsos positivos en las pruebas RPR.

- La biopsia de piel puede mostrar bacilos ácido alcohol resistentes o granulomas caseosos, pero no siempre.
- La PCR se está volviendo cada vez más disponible, pero aún no es suficientemente sensible para descartar el diagnóstico de TB cutánea ante una sospecha elevada.
- En ocasiones no se puede lograr el diagnóstico definitivo. Ante una alta sospecha, la respuesta al tratamiento antituberculoso puede confirmar el diagnóstico.

17-4. Tratamiento

- El pilar del tratamiento es el régimen RIPE de cuatro fármacos (**r**ifampicina, **i**soniazida, **p**irazinamida, **e**tambutol) durante 8 semanas seguido por un régimen de dos fármacos (con base en el antibiograma), por lo general isoniazida y rifampicina, durante 6-9 meses en la mayoría de los casos.
- En caso de daño óseo o articular, se requieren 9-12 meses de tratamiento.
- Si hay resistencia a los fármacos, el tratamiento debe individualizarse al patrón de resistencia del microorganismo. Se recomienda consultar con un infectólogo.
- Debe informarse al ministerio estatal de salud acerca de todos los pacientes con diagnóstico de TB, pues requieren tratamiento observado de manera directa.
- El tratamiento de los pacientes con tuberculosis multirresistente o coinfectados con VIH debe derivarse con expertos en estas áreas.

ENFERMEDADES TRANSMITIDAS POR GARRAPATAS

- Las garrapatas sólo son superadas por los mosquitos como vectores de enfermedades bacterianas, víricas y protozoarias.
- En Estados Unidos se reconocen numerosas enfermedades transmitidas por garrapatas, incluyendo la enfermedades de Lyme, fiebre maculosa de las Montañas Rocosas, erliquiosis monocítica humana y babesiosis. Las garrapatas también pueden morder sin transmitir enfermedades.

18. ENFERMEDAD DE LYME

18-1. Antecedentes

- La de Lyme es la enfermedad vectorial informada con mayor frecuencia en Estados Unidos. Los casos registrados pasaron de 10 000 en 1992 a 30 000 en la actualidad, aunque se estima que la cantidad real de casos anuales puede ascender hasta 300 000.[38]
- Se trata de una enfermedad multisistémica causada por espiroquetas de la especie *Borrelia*, un microorganismo gramnegativo transmitido por la garrapata *Ixodes*.
- *B. burgdorferi* es el organismo causal predominante en Estados Unidos; sus hospederos naturales son el ratón de pata blanca y el venado de cola blanca.[39]
- Los factores asociados con la transmisión de *B. burgdorferi* de garrapatas a humanos son: duración de la alimentación y proporción de garrapatas infectadas por su ubicación geográfica. La tasa de transmisión de los microbios a los humanos por medio de la saliva es baja durante las primeras 24 h de adhesión, pero aumenta de forma drástica después de 48 h.[40]
- Las especies del vector *Ixodes* varían por ubicación geográfica: *I. scapularis* (también conocida como *I. dammini*) predomina en el oriente de Estados Unidos y la región de los Grandes Lagos, mientras que *I. pacificus* lo hace en la parte occidental. En el noreste y el medio oeste de Estados Unidos, alrededor del 10-20% de las ninfas de *I. scapularis* y el 30-40% de los adultos están infestados con *B. burgdorferi*.[38]
- La incidencia de la enfermedad de Lyme es paralela a la aparición de la garrapata *Ixodes*; la mayoría de los casos se presentan entre mayo y noviembre.

18-2. Presentación clínica

- La enfermedad de Lyme se divide clásicamente en tres etapas: localizada temprana, diseminada temprana y tardía.
- La manifestación más habitual de la enfermedad localizada temprana es el eritema migratorio que se desarrolla en el sitio de mordedura de la garrapata en 4-20 días (fig. 4-13).
  - Las lesiones inician como una mácula eritematosa que se expande de forma gradual en días a semanas; aunque la descripción más frecuente es la de una diana, casi dos tercios de los pacientes tienen lesiones eritematosas uniformes o eritema central.[40,41]
  - Las lesiones del eritema migratorio muestran predilección por el tronco, axilas, ingles y fosas poplíteas, y se observan en cerca del 60-90% de los individuos diagnosticados.
- Las manifestaciones sistémicas de la etapa inicial incluyen síntomas gripales, fatiga, cefalea y malestar general.
- En casi el 20% de los pacientes, el eritema migratorio puede ser la única manifestación de la enfermedad de Lyme, incluso si no se trata.
- En las primeras semanas, las espiroquetas se diseminan por vía hematógena a los otros tejidos y se desarrollan lesiones anulares secundarias en sitios distantes. Esta etapa también está asociada con la neuroborreliosis de Lyme (NBL), que se presenta como una meningorradiculitis o meningitis y carditis a manera de alteración de la conducción auriculoventricular o, en raras ocasiones, como miocarditis o pancarditis.[42]

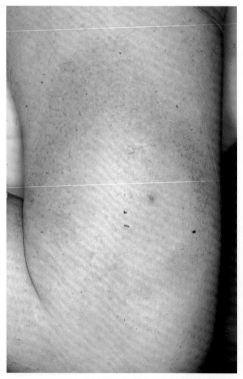

Figura 4-13. Enfermedad de Lyme (cortesía de Arthur Eisen, MD).

- Las manifestaciones tardías de la infección que se deja sin tratar incluyen artritis, encefalopatía, neuropatía periférica y encefalomielitis.[43]

18-3. Diagnóstico

- No existen criterios diagnósticos estandarizados para la enfermedad de Lyme.
- El patrón de referencia para el diagnóstico es el aislamiento de *Borrelia* mediante cultivo, con la subsecuente confirmación de la identidad por medio de PCR. El cultivo es costoso y requiere de medios y técnicas de laboratorio especiales, además de tardar varias semanas. Por lo tanto, no es un método útil para tomar decisiones clínicas.
- La PCR a partir de muestras de tejido o líquidos puede ser de ayuda para confirmar la infección, pero sólo suele realizarse con fines de investigación.
- Para las pruebas serológicas, los Centers for Disease Control and Prevention (CDC) de Estados Unidos recomiendan un abordaje de dos niveles que consta de un análisis de inmunoadsorción enzimática (ELISA, *enzyme-linked immunosorbent assay*), seguido por una prueba de inmunotransferencia en caso de prueba positiva o indeterminada.
  - En pacientes con eritema migratorio, las pruebas serológicas son poco útiles debido a su baja sensibilidad, pues sólo el 29% tienen respuesta de anticuerpos IgM o IgG positiva.[44] Entre los pacientes estudiados durante la fase de encefalomielitis aguda, aquellos con signos de enfermedad diseminada tuvieron mayor porcentaje de pruebas positivas para una respuesta de anticuerpos que aquellos sin diseminación (43% frente a 17%).[44]
  - Las pruebas serológicas son más sensibles en los pacientes con enfermedad diseminada temprana y manifestaciones neurológicas o cardíacas, o en aquellos con manifestaciones tardías como la artritis (casi el 100%). Estas pruebas no deben emplearse para cribar a pacientes con síntomas inespecíficos y baja probabilidad de infección por su bajo valor predictivo positivo.[45]

18-4. Diagnóstico diferencial

- La enfermedad exantemática asociada con la garrapata del sur (STARI, *southern tick associated rash illness*) es similar a la de Lyme; se transmite por la garrapata de la estrella solitaria, que causa lesiones cutáneas indistinguibles de las del eritema migratorio. Otras entidades que pueden confundirse incluyen tiña, eccema numular, granuloma anular, dermatitis de contacto, exantema fijo medicamentoso y eritema multiforme.

18-5. Tratamiento

- Las tasas actuales superan el 90% si se trata la enfermedad temprana con antibióticos adecuados. La Infectious Disease Society of America ofrece recomendaciones de tratamiento según el lugar del paciente en el espectro de actividad de la enfermedad, y debe consultarse antes de comenzar el tratamiento. Los pacientes con enfermedad temprana y eritema migratorio pueden tratarse con doxiciclina o amoxicilina durante 14 días si no hay manifestaciones neurológicas o cardíacas.
- Áreas de incertidumbre
  - En unos pocos pacientes que reciben los antibióticos adecuados para la enfermedad de Lyme y con resolución de los signos objetivos de infección, los síntomas subjetivos persisten. Estos pacientes se clasifican con *síntomas postenfermedad de Lyme* si se mantienen durante menos de 6 meses, y con *síndrome postenfermedad de Lyme* si persisten por más de 6 meses.[43] Se desconoce la etiología de este síndrome. Un estudio aleatorizado controlado con placebo sobre el uso prolongado de antibióticos en pacientes con síntomas subjetivos persistentes tras tomar el tratamiento inicial adecuado mostró que tiene escasos o nulos beneficios y que aumenta el riesgo de presentar efectos adversos.[45,46] Por lo tanto, no se recomienda el uso prolongado de antibióticos para tratar los síntomas subjetivos en pacientes cuyos signos objetivos de enfermedad están resueltos.

19. ENFERMEDAD EXANTEMÁTICA ASOCIADA CON LA GARRAPATA DEL SUR

19-1. Antecedentes

• La enfermedad exantemática asociada con la garrapata del sur es una enfermedad similar a la de Lyme que se ha observado desde mediados de la década de 1980. Presenta un exantema indistinguible del que se observa en la enfermedad de Lyme temprana.[47]

• Esta alteración se ha descrito en el sudeste de Estados Unidos asociada con la garrapata *Amblyomma americanum*, la garrapata de la estrella solitaria; sin embargo, aún se desconoce el microorganismo causal preciso.

19-2. Presentación clínica

• Las lesiones similares al eritema migratorio causadas por STARI pueden tener numerosas diferencias clínicas con respecto a las de *B. burgdorferi*:

  • Las lesiones cutáneas por STARI tienden a ser más pequeñas, más circulares, con mayor probabilidad de aclaramiento en el centro y presentación menos frecuente en grupos.[48]

  • Además, es menos probable que haya linfadenopatías regionales y exantemas hipersensibles o pruriginosos.

  • Se informan menos síntomas al inicio de la erupción.

• Debido a que aún se desconoce la etiología exacta, no se dispone de pruebas definitivas y aún no se establecen por completo las secuelas clínicas.

• Es probable que la artritis asociada con STARI sea menos grave que con la de la enfermedad de Lyme.

19-3. Diagnóstico

• El diagnóstico se establece con los datos clínicos.

• Los pacientes con STARI no seroconvierten con las pruebas serológicas para la enfermedad de Lyme.

19-4. Tratamiento

• El tratamiento de STARI es semejante al de la enfermedad de Lyme, con doxiciclina 100 mg vía oral dos veces al día.

20. FIEBRE MACULOSA DE LAS MONTAÑAS ROCOSAS

20-1. Antecedentes

• Agente causal de la fiebre maculosa de las Montañas Rocosas (FMMR): *Rickettsia rickettsii*.

• Las rickettsias son pequeñas bacterias gramnegativas intracelulares obligadas.

• En Norteamérica y Centroamérica, los vectores de importancia epidemiológica de *R. rickettsii* incluyen las siguientes garrapatas: de la madera de las Montañas Rocosas (*Dermacentor andersoni*), americana del perro (*D. variabilis*), de Cayena (*Amblyomma cajennense*) y parda del perro (*Rhipicephalus sanguineus*).[49]

• En Estados Unidos, la FMMR aún se presenta sobre todo en los estados del medio oeste y sureste, incluyendo Oklahoma, Missouri, Arkansas, Tennessee y Carolina del Norte.

20-2. Presentación clínica

• Inicio repentino de fiebre alta acompañada con frecuencia de cefalea, náuseas, vómitos, anorexia y malestar general.

• El exantema comienza en el segundo o cuarto día después de la aparición de la fiebre. Sólo en raras ocasiones se identifica una escara en el sitio de infección (fig. 4-14 A, B).

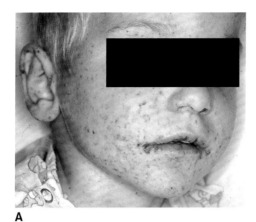

A

B

Figura 4-14. A, B. Fiebre maculosa de las Montañas Rocosas (cortesía de Arthur Eisen, MD).

- El exantema se observa como pequeñas máculas rosadas, habitualmente en muñecas, tobillos y antebrazos, que evolucionan a maculopápulas.
- Después, las lesiones se convierten en petequias o púrpura en el 50-60% de los pacientes.
- Las manifestaciones graves pueden incluir edema pulmonar, edema cerebral, miocarditis, insuficiencia renal, coagulopatía intravascular diseminada y gangrena.
- Los hallazgos cutáneos están ausentes en el 10-15% de los pacientes.

20-3. Diagnóstico

- El diagnóstico se basa en criterios clínicos y epidemiológicos, como los signos, síntomas y antecedentes de exposición.
- Se administra tratamiento empírico con base en la sospecha clínica, más que esperar a que llegue la confirmación del laboratorio.
- El diagnóstico serológico suele ser retrospectivo, porque los anticuerpos no se desarrollan hasta al menos 7 días después de que ha comenzado la enfermedad.
- Las rickettsias pueden identificarse por inmunofluorescencia o inmunohistoquímica en una muestra para biopsia de una lesión maculopapular.

20-4. Tratamiento

- El fármaco de elección es la doxiciclina. El cloranfenicol es una alternativa menos eficaz, con una tasa mayor de desenlaces mortales.
- Se recomienda este fármaco para tratar la FMMR durante el embarazo.
- A pesar de la disponibilidad actual de un tratamiento efectivo y de los avances en la medicina, se calcula que el 5-10% de estos pacientes mueren en Estados Unidos.

REFERENCIAS

1. Howley PM, Douglas RL. Papillomaviruses. In: Knipe DM, Howley PM, eds. *Fields virology.* 5th ed. Philadelphia, PA: Lippincott Williams & Wilkins; 2001:2299–2354.
2. Rubben A, Kalka K, Spelten B, et al. Clinical features and age distribution of patients with HPV 2/27/57-induced common warts. *Arch Dermatol Res* 1997;289(6):337–340.
3. Rinaldi MG. Dermatophytosis: epidemiological and microbiological update. *J Am Acad Dermatol* 2000;43(5 suppl):S120–S124.
4. Abdel-Rahman SM, Farrand N, Schuenemann E, et al. The prevalence of infections with *Trichophyton tonsurans* in schoolchildren: the CAPITIS study. *Pediatrics* 2010;125(5):966–973.
5. Masri-Fridling GD. Dermatophytosis of the feet. *Dermatol Clin* 1996;14(1):33–40.
6. Miller MA, Hodgson Y. Sensitivity and specificity of potassium hydroxide smears of skin scrapings for the diagnosis of tinea pedis. *Arch Dermatol* 1993;129(4):510–511.
7. Gupta R, Warren T, Wald A. Genital herpes. *Lancet* 2007;370(9605):2127–2137.
8. Xu F, Sternberg MR, Kottiri BJ, et al. Trends in herpes simplex virus type 1 and type 2 seroprevalence in the United States. *JAMA* 2006;296(8):964–973.
9. Roberts CM, Pfister JR, Spear SJ. Increasing proportion of herpes simplex virus type 1 as a cause of genital herpes infection in college students. *Sex Transm Dis* 2003;30(10):797–800.
10. Freeman EE, Weiss HA, Glynn JR, et al. Herpes simplex virus 2 infection increases HIV acquisition in men and women: systematic review and meta-analysis of longitudinal studies. *AIDS (London, England)* 2006;20(1):73–83.
11. Corey L, Wald A, Patel R, et al. Once-daily valacyclovir to reduce the risk of transmission of genital herpes. *N Engl J Med* 2004;350(1):11–20.
12. Hope-Simpson RE. The nature of herpes zoster: a long-term study and a new hypothesis. *Proc R Soc Med* 1965;58:9–20.

13. Brown GR. Herpes zoster: correlation of age, sex, distribution, neuralgia, and associated disorders. *South Med J* 1976;69(5):576–578.

14. Stevens DL, Bisno AL, Chambers HF, et al. Practice guidelines for the diagnosis and management of skin and soft tissue infections: 2014 update by the Infectious Diseases Society of America. *Clin Infect Dis* 2014;59(2):e10–e52.

15. Crawford SE, Boyle-Vavra S, Daum RS. Community associated methicillin-resistant *Staphylococcus aureus*. In: Hooper D, Scheld M, eds. *Emerging Infections*. vol. 7. Washington, DC: ASM Press; 2007:153–179.

16. Herold BC, Immergluck LC, Maranan MC, et al. Community-acquired methicillin-resistant *Staphylococcus aureus* in children with no identified predisposing risk. *JAMA* 1998;279(8):593–598.

17. Liu C, Bayer A, Cosgrove SE, et al. Clinical practice guidelines by the infectious diseases society of America for the treatment of methicillin-resistant *Staphylococcus aureus* infections in adults and children: executive summary. *Clin Infect Dis* 2011;52(3):285–292.

18. Cohen J, Opal SM, Powderly WG, eds. *Cohen & powderly: infectious diseases*. 3rd ed. United Kingdom: Elsevier Limited; 2010.

19. Andreasen TJ, Green SD, Childers BJ. Massive infectious soft-tissue injury: diagnosis and management of necrotizing fasciitis and purpura fulminans. *Plast Reconstr Surg* 2001;107(4):1025–1035.

20. Prevention of Invasive Group A Streptococcal Infections Workshop Participants. Prevention of invasive group A streptococcal disease among household contacts of case patients and among postpartum and postsurgical patients: recommendations from the Centers for Disease Control and Prevention. *Clin Infect Dis* 2002;35(8):950–959.

21. Linner A, Darenberg J, Sjolin J, et al. Clinical efficacy of polyspecific intravenous immunoglobulin therapy in patients with streptococcal toxic shock syndrome: a comparative observational study. *Clin Infect Dis* 2014;59(6):851–857.

22. Gjestland T. The Oslo study of untreated syphilis; an epidemiologic investigation of the natural course of the syphilitic infection based upon a re-study of the Boeck-Bruusgaard material. *Acta dermato-venereologica Supplementum* 1955;35(suppl 34):3–368; Annex I-LVI.

23. Buchacz K, Patel P, Taylor M, et al. Syphilis increases HIV viral load and decreases CD4 cell counts in HIV-infected patients with new syphilis infections. *AIDS (London, England)* 2004;18(15):2075–2079.

24. Sellati TJ, Wilkinson DA, Sheffield JS, et al. Virulent *Treponema pallidum*, lipoprotein, and synthetic lipopeptides induce CCR5 on human monocytes and enhance their susceptibility to infection by human immunodeficiency virus type 1. *J Infect Dis* 2000;181(1):283–293.

25. Fleming DT, Wasserheit JN. From epidemiological synergy to public health policy and practice: the contribution of other sexually transmitted diseases to sexual transmission of HIV infection. *Sex Transm Infect* 1999;75(1):3–17.

26. Bolognia JL, Jorizzo JL, Schaffer JV, eds. *Dermatology*, 3rd ed. Philadelphia, PA: Elsevier; 2012.

27. Larsen SA, Steiner BM, Rudolph AH. Laboratory diagnosis and interpretation of tests for syphilis. *Clin Microbiol Rev* 1995;8(1):1–21.

28. Workowski K. 2010 Sexually Transmitted Diseases Treatment Guidelines. In: Edited by CDC DoSTDPTG. http://www.cdc.gov/std/treatment/2010/genital-ulcers.htm#a5: CDC; 2010.

29. Lai-Cheong JE, Perez A, Tang V, et al. Cutaneous manifestations of tuberculosis. *Clin Exp Dermatol* 2007;32(4):461–466.

30. Gruber PC, Whittam LR, du Vivier A. Tuberculosis verrucosa cutis on the sole of the foot. *Clin Exp Dermatol* 2002;27(3):188–191.

31. Barbagallo J, Tager P, Ingleton R, et al. Cutaneous tuberculosis: diagnosis and treatment. *Am J Clin Dermatol* 2002;3(5):319–328.

32. Frankel A, Penrose C, Emer J. Cutaneous tuberculosis: a practical case report and review for the dermatologist. *J Clin Aesthet Dermatol* 2009;2(10):19–27.

33. Premalatha S, Rao NR, Somasundaram V, et al. Tuberculous gumma in sporotrichoid pattern. *Int J Dermatol* 1987;26(9):600–601.

34. Rietbroek RC, Dahlmans RP, Smedts F, et al. Tuberculosis cutis miliaris disseminata as a manifestation of miliary tuberculosis: literature review and report of a case of recurrent skin lesions. *Rev Infect Dis* 1991;13(2):265–269.

35. Mascaro JM Jr, Baselga E. Erythema induratum of bazin. *Dermatol Clin* 2008;26(4): 439–445, v.

36. Friedman PC, Husain S, Grossman ME. Nodular tuberculid in a patient with HIV. *J Am Acad Dermatol* 2005;53(2 suppl 1):S154–S156.

37. Jordaan HF, Schneider JW, Abdulla EA. Nodular tuberculid: a report of four patients. *Pediatr Dermatol* 2000;17(3):183–188.

38. Lyme Disease Data [http://www.cdc.gov/lyme/stats/]

39. Hengge UR, Tannapfel A, Tyring SK, et al. Lyme borreliosis. *Lancet Infect Dis* 2003;3(8):489–500.

40. Piesman J. Dyanamics of *Borrelia burgdorferi* transmission by nymphal *Ixodes dammini* ticks. *J Infect Dis* 1993;167(5):1082–1085.

41. Nadelman RB, Nowakowski J, Forseter G, et al. The clinical spectrum of early Lyme borreliosis in patients with culture-confirmed erythema migrans. *Am J Med* 1996;100(5): 502–508.

42. Borchers AT, Keen CL, Huntley AC, et al. Lyme disease: a rigorous review of diagnostic criteria and treatment. *J Autoimmun* 2015;57:82–115.

43. Feder HM Jr, Johnson BJ, O'Connell S, et al. A critical appraisal of "chronic Lyme disease". *N Engl J Med* 2007;357(14):1422–1430.

44. Steere AC, McHugh G, Damle N, et al. Prospective study of serologic tests for lyme disease. *Clin Infect Dis* 2008;47(2):188–195.

45. Wormser GP, Dattwyler RJ, Shapiro ED, et al. The clinical assessment, treatment, and prevention of lyme disease, human granulocytic anaplasmosis, and babesiosis: clinical practice guidelines by the Infectious Diseases Society of America. Clin Infect Dis 2006;43(9):1089–1134.

46. Klempner MS, Hu LT, Evans J, et al. Two controlled trials of antibiotic treatment in patients with persistent symptoms and a history of Lyme disease. *N Engl J Med* 2001;345(2):85–92.

47. Blanton L, Keith B, Brzezinski W. Southern tick-associated illness: erythema migrans is not always Lyme disease. *South Med J* 2008;101(7):759–760.

48. Feder HM Jr, Hoss DM, Zemel L, et al. Southern Tick-Associated Rash Illness (STARI) in the North: STARI following a tick bite in Long Island, New York. *Clin Infect Dis* 2011;53(10):e142–e146.

49. Parola P, Paddock CD, Socolovschi C, et al. Update on tick-borne rickettsioses around the world: a geographic approach. *Clin Microbiol Rev* 2013;26(4):657–702.

Enfermedades reactivas y exantemas por medicamentos

Shivani V. Tripathi, MD, y Milan J. Anadkat, MD

Las enfermedades reactivas y los exantemas por fármacos comprenden una amplia gama de alteraciones cutáneas en las que una afección sistémica se manifiesta en la piel. Aunque algunos de los hallazgos clínicos son específicos, otros no lo son y requieren una correlación clinicopatológica.

1. DERMATITIS POR ESTASIS

- La dermatitis por estasis es considerada parte del espectro clínico de la insuficiencia venosa crónica.
  - *Insuficiencia venosa crónica + dermatitis eccematosa = dermatitis por estasis*
- Por lo general, se observa en los miembros inferiores. Sin embargo, en raras ocasiones, la dermatitis por estasis puede afectar los miembros superiores de pacientes con malformaciones arteriovenosas (AV) congénitas o en personas con fístulas AV para diálisis.[1]

1-1. Antecedentes

- Epidemiología
  - La dermatitis por estasis se informa en el 1-20% de las mujeres y el 1-17% de los hombres.[2]
- Los factores de riesgo incluyen embarazo, edad avanzada, antecedentes familiares de flebopatías, obesidad y profesiones que exigen estar de pie por períodos prolongados.
- La hipertensión venosa puede ser resultado del fallo de la bomba, una función valvular inadecuada u obstrucción valvular. La insuficiencia valvular en la hipertensión venosa, junto con los cambios eccematosos, llevan a la forma crónica de la dermatitis por estasis.

1-2. Presentación clínica (fig. 5-1)

- La dermatitis por estasis es una manifestación tardía de la flebopatía crónica, la cual incluye los siguientes hallazgos físicos:
  - **Edema con fóvea con aspecto de almohadilla.** Se localiza en el aspecto medial de espinillas y pantorrillas, y proximal al tobillo, que corresponde con la ubicación de las venas comunicantes principales; puede haber venas varicosas en la parte baja de las piernas.
  - **Hiperpigmentación.** Se forma mediante episodios intermitentes de depósito de hemosiderina presentes en la piel, conocidos como *púrpura por estasis*.
  - **Atrofia blanca** (cicatriz atrófica blanquecina). Puede desarrollarse en casos graves de insuficiencia vascular. No es específica de la insuficiencia venosa. Los hallazgos incluyen placa atrófica deprimida color marfil con forma de estrella o poliangulada.[3]
- La insuficiencia venosa crónica también puede causar un aspecto de "botella de vino invertida" o *lipodermatoesclerosis* del área afectada, en la cual el tejido adiposo y la dermis profunda se tornan escleróticos y adherentes, con una banda circular que se desarrolla alrededor de la pantorrilla distal.

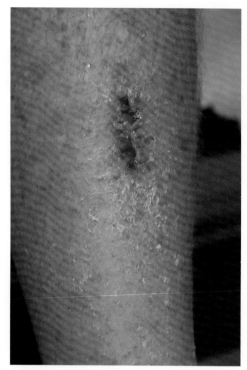

Figura 5-1. Estasis venosa en paciente recientemente operado (cortesía de M. Laurin Council, MD).

- La dermatitis por estasis puede parecerse a la celulitis. Conforme el edema empeora, puede empezar a afectar más de la pantorrilla, produciendo eritema e inflamación. La dermatitis por estasis es la afección que más se confunde con celulitis, llevando a hospitalizaciones innecesarias.[4] No obstante, a diferencia de la celulitis, los hallazgos cutáneos relacionados con la dermatitis por estasis se desarrollan de forma lenta y es más probable que sean bilaterales. La formación de escamas y el prurito son frecuentes en la dermatitis por estasis, pero rara vez se observan en la celulitis.
- El frotamiento y rascado crónicos pueden conducir al engrosamiento de la piel conocido como *liquenificación*.
- Las lesiones vasculares que se desarrollan por el edema pueden presentarse por encima de los cambios de la dermatitis por estasis, lo cual se denomina *acroangiodermatitis* o seudosarcoma de Kaposi. Esto último puede confundirse con el sarcoma de Kaposi clásico durante el examen clínico, pero carecen de los mismos hallazgos histopatológicos.
- En las exacerbaciones agudas pueden desarrollarse cambios eccematosos con placas escamosas, exudativas y supurantes.
- Complicaciones
  - Sensibilización por contacto, posiblemente por la aplicación repetida de varios tratamientos tópicos en el sitio afectado.
    - Causas frecuentes: bálsamo de Perú, lanolina, productos de goma o látex, apósitos, antibióticos tópicos (neomicina), corticoesteroides tópicos.

- Úlceras venosas de la pierna.
- **Autoeccematización.** Erupción papulovesicular pruriginosa aguda que se desarrolla en sitios distantes con respecto a los hallazgos cutáneos primarios. Suele afectar antebrazos, muslos, tronco y cara. También se conoce como *autosensibilización*.
- **Superinfección.** Se debe a una disrupción de la barrera cutánea; las bacterias y hongos pueden colonizar las áreas afectadas por la dermatitis por estasis, lo cual puede producir impétigo, celulitis o erisipela por patógenos habituales como *Staphylococcus aureus* y *Streptococcus pyogenes*.

1-3. Valoración

- **Exploración de la piel.** Por lo general se observa eritema, formación de escamas, hiperpigmentación y venas varicosas.
- Eritema, formación de escamas e hiperpigmentación. Suele haber venas varicosas. El edema puede presentarse con o sin fóvea. A diferencia de la celulitis, la presentación suele ser crónica e indolora.[5]
- La ecografía Doppler puede ser útil para mostrar incompetencia venosa y diagnosticar trombosis venosa profunda.
- Si el diagnóstico no resulta claro, puede considerarse una biopsia de piel. Una mala cicatrización después de la biopsia probablemente se deba a que la circulación ya se encontraba comprometida.
  - Los estudios histopatológicos pueden mostrar infiltrado linfocítico perivascular superficial, espongiosis epidérmica, exudado seroso, escamas y costras, sobre todo en los casos agudos. Las lesiones más características pueden mostrar acantosis epidérmica con hiperqueratosis, depósitos de hemosiderina y capilares dilatados.
- Los cultivos bacterianos o las preparaciones con hidróxido de potasio pueden ser útiles si se sospecha superinfección del área.
- Las pruebas epicutáneas para buscar sensibilización por contacto pueden ayudar a los pacientes que empeoraron a pesar de los cuidados de la piel y el tratamiento tópico.

1-4. Tratamiento

- La dermatitis por estasis comienza a mejorar al tratar la insuficiencia venosa subyacente.
  - Elevación de las piernas
  - Terapia compresiva[6]
  - Tratamiento médico y quirúrgico de la enfermedad venosa[7]
- El tratamiento sintomático implica atender el prurito, la resequedad y la inflamación.
  - Cuidados delicados de la piel con baños en agua tibia y jabones suaves, evitar el uso de toallas de limpieza y aplicación regular de emolientes para humedecer la piel después del baño (vaselina).
  - Aplicar esteroides tópicos de potencia intermedia a alta, incluyendo ungüento de triamcinolona al 0.1% o de clobetasol al 0.05% dos veces al día durante las exacerbaciones.

2. PETEQUIAS, PÚRPURA Y VASCULITIS CUTÁNEA

- La vasculitis cutánea es resultado casi exclusivo de la inflamación de vasos sanguíneos pequeños o medianos en la piel. Esta alteración es un hallazgo histopatológico con toda una gama de manifestaciones y asociaciones clínicas, y su presentación depende del tamaño del vaso afectado.[8,9]
- El daño vascular se presenta como lesiones rojas o púrpuras, un signo de hemorragia en la piel y las membranas mucosas. Las manifestaciones cutáneas de la vasculitis implican lesiones purpúricas que pueden clasificarse con base en los hallazgos de la exploración física: el tamaño de la lesión y si ésta es plana o elevada.[10]

- Las petequias y las equimosis son planas y se distinguen entre sí por el tamaño de la lesión.
- **Petequias.** Máculas puntiformes no palpables ni blanqueables que son resultado de la inflamación capilar y la extravasación de eritrocitos (fig. 5-2A).
- **Púrpura palpable.** Manifestación frecuente de la vasculitis de vasos pequeños que al inicio se presenta como pápulas y placas eritematosas que progresan a lesiones elevadas no blanqueables. La púrpura palpable puede ser de cualquier tamaño, pero se distingue por estar en relieve (fig. 5-2B).
- La púrpura retiforme también está elevada, pero tiene una presentación más geométrica y reticular. Este tipo de púrpura puede ser inflamatoria o no inflamatoria.
- Vasculitis NO ES LO MISMO que vasculopatía.
  - La *vasculitis* es una lesión inflamatoria de la vasculatura, mientras que *vasculopatía* es una lesión oclusiva no inflamatoria del vaso.

2-1. Antecedentes

- Lesiones purpúricas no palpables: petequias y equimosis[11]
  - **Petequias (tamaño < 4 mm)**
    Causas de las petequias: trombocitopenia, función plaquetaria anómala, otras
    - *Trombocitopenia*: idiopática, inducida por fármacos, trombótica, coagulación intravascular diseminada.
    - *Función plaquetaria anómala*: defectos congénitos o hereditarios de la función plaquetaria. Ejemplos: disfunción plaquetaria adquirida (ácido acetilsalicílico, antiinflamatorios no esteroideos [AINE], insuficiencia renal, gammapatía monoclonal), trombocitosis secundaria a enfermedades mieloproliferativas.
    - *Etiologías no plaquetarias*: aumentos de la presión intravascular (Valsalva, etc.), incrementos estables de la presión (estasis) o presión intermitente (manguito para tomar presión), traumatismos (con frecuencia lineales), perifolicular (escorbuto/ deficiencia de vitamina C), enfermedades inflamatorias leves (exantemas purpúricos pigmentados, púrpura hipergammaglobulinémica de Waldenstrom).
  - **Equimosis (tamaño ≥ 1 cm)**
    Causas de equimosis: procoagulante o mal apoyo dérmico o disfunción plaquetaria + traumatismo menor
    - *Procoagulante*: empleo de anticoagulantes, insuficiencia hepática, carencia de vitamina K, coagulación intravascular diseminada.
    - *Apoyo dérmico inadecuado*: púrpura actínica, tratamiento con corticoesteroides (tópicos o sistémicos), carencia de vitamina C (escorbuto), amiloidosis sistémica (relacionado con cadena ligera, algunos casos familiares), síndrome de Ehlers-Danlos.
    - *Disfunción plaquetaria*: enfermedad de von Willebrand, inducida por fármacos, enfermedad metabólica, trombocitopenia adquirida o congénita.
- Los síndromes de oclusión microvascular y la vasculitis son dos causas importantes de púrpura.
- La **vasculitis** se clasifica de acuerdo con el tamaño del vaso afectado (pequeño, mediano, mixto o grande).
  - *Vasos pequeños (vasculitis leucocitoclástica)*: púrpura de Henoch-Schönlein, edema hemorrágico agudo de la lactancia, vasculitis urticariana, eritema *elevatum diutinum*, cáncer asociado, infección (estreptococos del grupo A, *Neisseria meningococcus*, virus de la inmunodeficiencia humana, hepatitis C), fármacos (inhibidor del factor de necrosis tumoral, hidralazina, minociclina, AINE, quinolonas), enfermedades autoinmunitarias del tejido conjuntivo (lupus eritematoso sistémico [LES], artritis reumatoide, Sjögren), enfermedad intestinal inflamatoria.

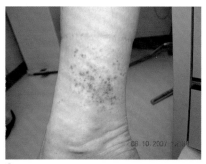

A

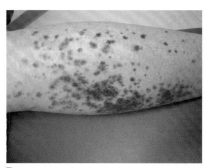

B

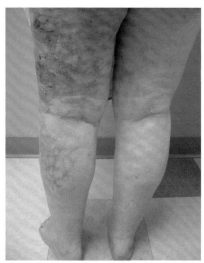

C

Figura 5-2. A. Petequias. **B.** Vasculitis.
C. Vasculopatía.

- *Vasos pequeños a medianos*: vasculitis asociadas con anticuerpos anticitoplasma de neutrófilos (ANCA, *anti-neutrophil cytoplasmic antibodies*) (síndrome de Churg-Strauss, granulomatosis con poliangitis, poliarteritis microscópica), vasculitis crioglobulinémica esencial.
  - Causas secundarias: infecciones, enfermedades inflamatorias (enfermedades autoinmunitarias del tejido conjuntivo), exposición a fármacos, neoplasias.
- *Vasculitis de vasos medianos*: poliarteritis nodosa.
- *Vasculitis de vasos grandes*: arteritis de Takayasu, arteritis de células gigantes.
- **Púrpura palpable**
  - La inflamación de los vasos produce daño vascular y extravasación de los eritrocitos que se observa en las pruebas. La vasculitis puede ser un proceso primario o ser secundaria a una enfermedad subyacente.
  - La púrpura palpable es una lesión patognomónica de las vasculitis de vasos pequeños y leucocitoclásticas.
  - Enfermedad de complejos inmunitarios
    - Complejos IgG o IgM idiopáticos, infecciosos o asociados con fármacos
    - Complejos IgA idiopáticos (púrpura de Henoch-Schonlein) o asociados con fármacos o infecciones
    - Púrpura hipergammaglobulinémica de Waldenstrom
    - Vasculitis urticariana (fig. 5-2C)
    - Vasculitis pustulosa
    - Crioglobulinemia mixta
  - Vasculitis leucocitoclástica paucinmunitaria
    - Granulomatosis asociada con ANCA con poliangitis, poliangitis microscópica, Churg-Strauss
    - Otros: eritema *elevatum diutinum*, síndrome de Sweet (dermatosis neutrofílica febril aguda)

2-2. Presentación clínica

- Ninguna de las formas de púrpura se blanquean ante la digitopresión, puesto que se deben a la extravasación vascular, no a la dilatación vascular.
- **Daño de vasos pequeños a medianos.** Nódulos subcutáneos, púrpura y livedo reticular (livedo reticular fija/que no se resuelve con calor).[12]
  - Suele presentarse 7-10 días después de la exposición a un agente desencadenante con un solo grupo de lesiones conformadas por púrpura palpable, pápulas eritematosas, vesículas o lesiones urticarianas.
  - La lesión inicial es una mácula purpúrica o una pápula urticariana parcialmente blanqueable.
  - El diámetro puede ir de un milímetro a varios centímetros.
  - Las lesiones de las vasculitis cutáneas de vasos pequeños muestran predilección por las regiones declives, así como áreas afectadas por traumatismos (patergia) o debajo de ropa apretada.
  - Por lo general es asintomática, pero puede asociarse con dolor, ardor y prurito.
  - La hiperpigmentación postinflamatoria residual puede persistir durante meses o años.
  - Los síntomas constitucionales también pueden formar parte de las vasculitis cutáneas de vasos pequeños.
- La **enfermedad de los vasos pequeños** se presenta con livedo reticular, púrpura retiforme, nódulos subcutáneos, claudicación, úlceras y necrosis.
  - Las lesiones muestran predilección por regiones declives y bajo ropa apretada.
  - Por lo general, las lesiones son asintomáticas, pero pueden asociarse con ardor, dolor y prurito.

2-3. Valoración

- La vasculitis leucocitoclástica secundaria al empleo de fármacos y enfermedades infecciosas explica numerosos casos de vasculitis cutánea, por lo que debe obtenerse una historia de los medicamentos nuevos y los síntomas constitucionales en relación con el inicio de los hallazgos cutáneos.[13]
- **Anamnesis dirigida y exploración física**
  - Las vasculitis inducidas por fármacos suelen presentarse 7-10 días después de la administración del medicamento causante.
  - La presencia de pérdida de peso, artralgias, fotosensibilidad, úlceras de las mucosas, fenómeno de Raynaud, xerostomía o xeroftalmia puede sugerir una enfermedad subyacente de los tejidos conjuntivos.
  - Asimismo, la pérdida de peso, la sudoración nocturna y la fiebre sugieren neoplasias.
  - La cocaína contaminada con levamisol puede conducir a la púrpura retiforme;[14] los pacientes deben ser interrogados en cuanto al uso recreativo de drogas cuando se hace este descubrimiento.
  - Preguntar a los pacientes si han observado cambios en la orina a fin de evaluar la función renal, así como síntomas pulmonares de inicio reciente para determinar si la vasculitis puede asociarse con hallazgos sistémicos.
- La biopsia en sacabocados puede ser muy útil en el diagnóstico de la vasculitis leucocitoclástica. Además de la muestra para hematoxilina y eosina (H/E), obtener una adicional para la inmunofluorescencia directa (IFD) puede ser muy importante para el diagnóstico de la vasculitis asociada con inmunoglobulina (Ig) A, crioglobulinemia e hipocomplementémica.[15,16]
  - Las muestras de las lesiones más pequeñas pueden obtenerse mediante una biopsia en sacabocados de 4 mm. Por otra parte, las más grandes pueden requerir un sacabocados de 6 mm o una biopsia en cuña. Las lesiones que aparecen en las últimas 24-48 h son las de mayor probabilidad diagnóstica.
  - Localización de la biopsia cutánea: en la livedo reticular, la biopsia se obtiene del centro claro de la lesión. Si hay una úlcera, la biopsia para tinción con H/E se toma del borde de la úlcera, mientras que la obtenida para la IFD proviene del interior de la lesión.
    - Afección de los vasos pequeños (vénulas y arteriolas): infiltrados inflamatorios angiocéntricos o angioinvasores, alteración de las paredes vasculares por infiltrados inflamatorios y necrosis fibrinoide.
    - Afección de los vasos medianos (arterias y venas pequeñas): infiltrado inflamatorio de la pared vascular muscular y necrosis fibrinoide.
- **Pruebas analíticas**
  - Estudios primarios: hemograma completo con diferencial, pruebas de función hepática, nitrógeno ureico en sangre/creatinina, uroanálisis al microscopio.
  - Estudios secundarios: serología para hepatitis B y C, concentraciones de complemento en suero (CH50, C3, C4), anticuerpos antinucleares (ANA, *antinuclear antibodies*), anti-dsDNA, anti-Ro, anti-La, anti-RNP, anti-Sm, factor reumatoide, crioglobulinas séricas, ANCA, electroforesis/inmunofijación de proteínas en suero y orina, y pruebas para el virus de la inmunodeficiencia humana.
  - Radiografía de tórax en pacientes con vasculitis cutánea y síntomas pulmonares, ya que la vasculitis asociada con ANCA puede afectar los vasos pequeños y medianos de los pulmones.

2-4. Tratamiento

- El tratamiento de la vasculitis depende de la etiología subyacente. Como la mayoría de los casos de vasculitis leucocitoclástica pueden atribuirse a una infección subyacente o un fármaco, el primer paso consiste en retirar el agente causal.

3. URTICARIA

- **Definición.** Hinchazón intensamente pruriginosa, rosada o clara de la dermis super-ficial que puede medir de unos cuantos milímetros a varios centímetros de diámetro (habón). Las lesiones pueden ser únicas o múltiples. El rasgo distintivo del habón es que aparece y desaparece con celeridad dentro de las 24 h. La urticaria también puede pre-sentarse con angioedema, en la cual la hinchazón se encuentra a mayor profundidad en la dermis y en el tejido subcutáneo o submucoso. El angioedema puede afectar la boca y, rara vez, los intestinos. Tiende a ser más doloroso que pruriginoso y, por lo general, las lesiones pueden durar 2-3 días.
- Diversas causas de urticaria
  - Alergia
  - Autoinmunidad
  - Fármacos
  - Seudoalérgenos de la dieta
  - Infecciones
  - Nota: la deficiencia del inhibidor de esterasa C1 debe considerarse una causa recurrente de angioedema sin habones.
- La urticaria se clasifica como **aguda** (presente por < 6 semanas) o **crónica** (recurrente, con signos y síntomas la mayoría de los días de la semana durante 6 semanas o más).

3-1. Antecedentes

- Epidemiología: alrededor del 25% de la población general presentará urticaria en algún momento de su vida.[18]
- Los mastocitos, localizados en la dermis superficial, son los principales causantes de la urticaria. Los gránulos de mastocitos cuentan con mediadores preformados de inflama-ción: histaminas y citocinas.[19]
- Las reacciones de hipersensibilidad inmediata clásica implican la unión de un alérgeno con la IgE unida al receptor de los mastocitos. Otros estímulos no inmunitarios, como los opiáceos y neuropéptidos (p. ej., sustancia P), pueden activar la desgranulación de mastocitos de forma independiente al receptor de IgE de alta afinidad.
- Se considera que la vasculitis urticariana implica los complejos inmunitarios circulantes (reacción de hipersensibilidad de tipo III).
- Causas frecuentes: infecciones; reacciones alérgicas a fármacos, alimentos o picaduras y mordeduras de insectos; reacciones medicamentosas que llevan a la activación no alérgica de los mastocitos (p. ej., opiáceos), y AINE.
- Infecciones: la urticaria aguda puede desarrollarse durante o después de una infección vírica o bacteriana. Más del 80% de los casos pediátricos de urticaria aguda están aso-ciados con un proceso infeccioso.[20]

3-2. Presentación clínica (fig. 5-3)

- Las lesiones individuales de la urticaria clásica duran ≤ 24 h y se resuelven sin dejar secuelas, aunque con frecuencia regresan de forma episódica.
- En las dermatosis de tipo urticariano (penfigoide ampolloso), las lesiones pueden durar muchos días y presentarse con otros hallazgos cutáneos, como la formación de ampollas, que ayudan a diferenciarla del tipo clásico.
- Clasificación clínica de urticaria y angioedema
  - Urticaria clásica
  - Urticaria física
  - Vasculitis urticariana

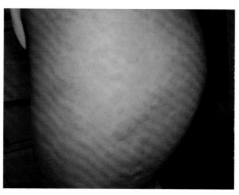

Figura 5-3. Urticaria.

* Urticaria de contacto
* Angioedema (sin urticaria)
* Síndromes característicos de la urticaria
* Urticaria crónica: los síntomas duran 6 semanas o más. La urticaria *crónica* es aquella que se presenta al menos dos veces por semana sin tratamiento.
* La urticaria que se presenta menos de dos veces por semana se conoce como *recurrente* o *episódica.*
* La urticaria aguda es frecuente en los niños pequeños con dermatitis atópica.
* La incidencia de urticaria crónica alcanza el máximo en la cuarta década de la vida, es más habitual en la noche o se presenta al despertar, y puede afectar de forma significativa la calidad de vida y mostrar exacerbaciones premenstruales en las mujeres.
* **Urticaria física**
* Inducida por estímulos físicos exógenos.
* Puede afectar gravemente la calidad de vida, sobre todo la urticaria por presión retardada y la colinérgica.
* Clasificación
  o Urticaria por estímulos mecánicos
    - Dermografismo (fig. 5-4)
    - Urticaria retardada por presión (angioedema vibratorio, hereditaria, adquirida)
  o Urticaria por cambios de temperatura y estrés
    - Urticaria colinérgica
    - Estrés (urticaria adrenérgica)
    - Frío
      □ Urticaria primaria por frío (urticaria de contacto frío)
      □ Secundaria a las crioglobulinas
    - Urticaria solar
    - Urticaria acuagénica
* Puede haber síntomas constitucionales, como fatiga, pero las fiebres recurrentes y la artritis exigen estudios adicionales para descartar la vasculitis urticariana o el síndrome urticariano (Muckle-Wells o Schnitzler).
* La urticaria crónica se ha asociado con enfermedad autoinmunitaria tiroidea.
* Los pacientes con autoanticuerpos liberadores de histamina muestran una asociación fuerte con HLA-DR4 y alelos asociados HLA-DQ8.

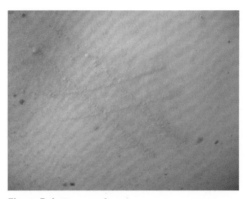

Figura 5-4. Dermografismo.

• Se ha demostrado la existencia de una asociación entre la gastritis por *Helicobacter pylori* y la urticaria; los estudios muestran una mayor frecuencia de remisión cuando se erradica la infección que cuando no.[21]

• **Dermografismo**
  • Dermografismo inmediato: se clasifica en simple y sintomático.
  • El dermografismo inmediato simple se presenta en alrededor del 5% de las personas sanas como respuesta a un frotamiento moderado de la piel. Puede considerarse una respuesta fisiológica exagerada.
  • El dermografismo sintomático es la urticaria física más frecuente.
    ○ Habones lineales en los sitios de rascado y otros sitios de fricción.
    ○ Adultos jóvenes.
    ○ Puede haber prurito y habones concomitantes.
    ○ Empeora en la noche y suele mejorar transcurrida 1 h.

• **Urticaria retardada por presión**
  • Desarrollo de edema eritematoso profundo en sitios de presión continua sobre la piel, después de una demora de 30 min a 12 h.
  • La hinchazón puede ser pruriginosa, dolorosa o ambas, y mantenerse durante días.
  • En la cintura, debajo del resorte de los calcetines, pies en zapatos apretados, palmas después de realizar trabajo manual y los genitales después del coito.
  • Puede haber rasgos sistémicos, como fatiga y artralgias, entre otros.
  • Duración promedio de 6-9 años.

• **Angioedema vibratorio**
  • Los estímulos vibratorios inducen hinchazón localizada y eritema en minutos.
  • Correr, frotarse con una toalla y utilizar maquinaria como un cortacésped.
  • Forma familiar con herencia autosómica dominante.

• **Exposición al estrés**
  • Urticaria colinérgica: habones papulosos transitorios que miden 2-3 mm, rodeados de exacerbaciones evidentes; se presentan a los 15 min de la exposición a estímulos que inducen la sudoración (actividad física, baños calientes, estrés emocional): pasar de una habitación caliente a una fría, comer comida picante. El prurito puede aparecer después del desarrollo de los habones monomórficos. La urticaria por frío, el dermografismo sintomático o la urticaria acuagénica pueden asociarse con la urticaria colinérgica.

- Urticaria colinérgica: el estrés repentino induce la formación de pequeños habones rosados rodeados por piel vasoconstreñida blanqueada.
- Urticaria de contacto por calor local: una de las formas más raras de urticaria. A los pocos minutos del contacto con cualquier fuente de calor, aparecen habones y prurito en el sitio exacto de contacto, como el agua caliente o incluso la luz del sol. Los síntomas pueden durar 1 h.
- Urticaria por frío
  - Urticaria por frío primaria
    - Puede haber prurito, ardor y urticaria minutos después de exponerse al ambiente u objetos fríos.
    - Puede aparecer después de una infección respiratoria o una picadura de artrópodo, y también se ha asociado con el VIH.
  - Urticaria por frío secundaria
    - Se puede observar con anomalías séricas, como la crioglobulinemia y criofibrinogenemia, o estar asociada con el fenómeno de Raynaud y la púrpura.
    - Los habones pueden durar 24 h o más.
    - Deben medirse las crioglobulinas y criofibrinógenos séricos.
    - La causa subyacente puede ser hepatitis B o C, enfermedades linfoproliferativas y mononucleosis infecciosa.
- Urticaria solar
  - Aparecen prurito y habones en cuestión de minutos tras la exposición a la luz UV o a la radiación solar de longitud de onda visible, y puede penetrar la ropa liviana. También puede haber síntomas sistémicos.
  - Urticaria solar primaria
    - Mediada por una reacción de hipersensibilidad inmediata de tipo I a un neoantígeno cutáneo o inducido por radiación circulante.
    - La urticaria solar secundaria se observa en pacientes con ciertos tipos de porfiria.
- Urticaria acuagénica: el contacto con agua a cualquier temperatura induce una erupción urticariana similar a la urticaria colinérgica. Las lesiones se presentan con mayor frecuencia en la parte superior del cuerpo y duran 1 h o menos. Deben descartarse las urticarias físicas y el prurito acuagénico.
- Vasculitis urticariana: lesiones cutáneas clínicamente parecidas a la urticaria, pero que duran más de 24 h, causan dolor en lugar de prurito y muestran datos de vasculitis de vasos pequeños/leucocitoclástica al estudio histopatológico.
- Urticaria de contacto
- Síndromes urticarianos
  - Síndrome de Muckle-Wells: enfermedad autosómica dominante rara caracterizada por la mutación del gen *NALP3* (*CIAS1*) que produce la proteína criopirina. Consiste en placas que causan ardor y prurito que duran hasta 2 días y son resultado de una caída de la temperatura corporal. También puede presentarse fiebre, cefalea y leucocitosis. El espectro también puede incluir el síndrome articular, cutáneo y neurológico crónico infantil (CINCA, *chronic infantile neurologic cutaneous and articular*), asociado con sordera neurosensorial y amiloidosis.
  - Fiebre mediterránea familiar: enfermedad autosómica recesiva presente en personas de ascendencia de Europa Oriental y Medio Oriente. Los pacientes pueden tener peritonitis, pleuritis o sinovitis.
  - Síndrome de Schnitzler: erupción urticariana no pruriginosa, con fiebres recurrentes, dolor óseo, artritis y artralgias, así como gammapatía monoclonal, que puede convertirse en una enfermedad linfoproliferativa.

3-3. Valoración

- **Diagnóstico diferencial.** Picaduras de artrópodo, dermatitis neutrofílica febril (síndrome de Sweet), penfigoide preampolloso (penfigoide ampolloso urticariano), dermatitis de contacto facial aguda, reacciones urticarianas a fármacos y mastocitosis.
- **Anamnesis exhaustiva.** Duración de la enfermedad, frecuencia de los episodios y de las lesiones individuales, enfermedad asociada, tratamientos previos, alergias o reacciones adversas conocidas, antecedentes médicos personales y familiares, ocupación y actividades recreativas y medidas relativas a la calidad de vida.
- **Pruebas analíticas.** La urticaria que responde a antihistamínicos no suele requerir demasiados estudios, pero en casos complicados pueden indicarse pruebas básicas de laboratorio (hemograma, pruebas metabólicas, etc.), biopsias de piel de lesiones que duren más de 24 h, preguntar sobre suplementos alimenticios y fármacos, y, en ocasiones, pruebas cutáneas en busca de alergias.[22,23]
- **Urticaria aguda.** Las reacciones mediadas por IgE ante alérgenos del entorno en relación con la urticaria aguda y de contacto se confirman con pruebas de punción y de radioalergoadsorción (RAST, *radioallergosorbent test*) en la sangre.
- **Urticaria crónica.** Hemograma con diferencial de leucocitos (para detectar eosinofilia relacionada con parasitosis intestinal) y velocidad de sedimentación globular (VSG), que suele ser normal en la urticaria crónica, pero alta en la vasculitis urticariana; pruebas de función tiroidea, hormona estimulante de tiroides (TSH, *thyroid-stimulating hormone*) y tiroxina (T_4) libre (la presencia de autoanticuerpos tiroideos es mayor en los pacientes con urticaria crónica y puede ser un indicador de urticaria autoinmunitaria).
- **Urticarias físicas.** El dermografismo sintomático puede evaluarse frotando ligeramente la piel de la espalda con el borde redondo de un cucharón de madera. Las pruebas de provocación de urticaria colinérgica incluyen hacer ejercicio hasta producir la sudoración en un ambiente sobrecalentado o la inmersión parcial en una bañera caliente a 42 °C durante 10 min. La urticaria de contacto por frío se confirma con el desarrollo de urticaria en el sitio de aplicación de un cubo de hielo colocado en un guante durante 20 min. Las pruebas lumínicas confirman el diagnóstico de urticaria solar, con el desarrollo de la urticaria trascurridos algunos minutos de exposición a la luz del sol.
- **Vasculitis urticariana.** La biopsia de piel de la lesión es fundamental y debe realizarse en las lesiones que duren más de 24 h para confirmar la presencia histológica de vasculitis leucocitoclástica. Cribado de vasculitis: pruebas de detección del complemento en suero y descartar LES. Afección sistémica: hemograma, VSG, uroanálisis, pruebas de función hepática y renal, concentraciones séricas de complemento para C3, C4 y CH50 (si C4 es bajo, anti-C1q), pruebas de función pulmonar y radiografía de tórax.
- **Pruebas para enfermedades asociadas.** Anticuerpos séricos en busca de LES y síndrome de Sjögren, proteínas séricas y electroforesis por inmunofijación, crioglobulinas, serología vírica para hepatitis B y C y Epstein-Barr, y prueba de anticuerpos para *Borrelia*.
- **Angioedema sin habones.** Los tipos de angioedema pueden diferenciarse con el complemento y, en algunos casos, con pruebas genéticas.

3-4. Tratamiento

- El tratamiento de la urticaria de primera aparición debe centrarse en el alivio a corto plazo. Todo síntoma de obstrucción de las vías aéreas por angioedema que ponga en peligro la vida debe considerarse una urgencia médica y tratarse de forma adecuada con epinefrina subcutánea.
- La mayoría de las urticarias no son urgencias, y dos tercios de las urticarias de primera aparición se autolimitan y resuelven de manera espontánea. El tratamiento con un antihistamínico puede ayudar a aliviar las molestias a corto plazo y evitar los episodios recurrentes.

- **Antihistamínicos H1.** Se prefieren antihistamínicos H1 de segunda generación (cetirizina, loratadina y fexofenadina). Los antiguos antihistamínicos H1 de primera generación (difenhidramina, clorfeniramina e hidroxizina) son lipofílicos y atraviesan la barrera hematoencefálica, produciendo mayor sedación en comparación con los de segunda generación.[24]
- **Antihistamínicos H2.** Algunos datos sugieren que existe un efecto sinérgico de la combinación de antihistamínicos H1 y H2 (ranitidina, famotidina, cimetidina) para el tratamiento de la urticaria aguda.[25] Esta combinación no representa el estándar terapéutico actual para la urticaria aguda.
- La **urticaria crónica** puede requerir tratamiento adicional si es resistente a antihistamínicos. Además, los pacientes que necesitan cursos repetidos de glucocorticoides orales también son candidatos para recibir tratamientos adicionales. En los pacientes con síndromes autoinflamatorios (Muckle-Wells, síndrome autoinflamatorio por frío familiar y enfermedad inflamatoria multisistémica de inicio neonatal), los tratamientos son distintos.
- El omalizumab, un anticuerpo monoclonal contra la inmunoglobulina E, es seguro y eficaz, pero el coste es demasiado alto para muchos pacientes. Sin embargo, este fármaco suele recomendarse sobre los tratamientos inmunosupresores (ciclosporina, tacrolimús o metotrexato) y otros antiinflamatorios (dapsona, sulfasalazina o hidroxicloroquina).[26,27]

4. EXANTEMAS VÍRICOS

- Un *exantema* es una erupción de aparición aguda que afecta de forma simultánea numerosos sitios en la piel y que puede estar asociada con fiebre u otros síntomas sistémicos (tabla 5-1). Las infecciones víricas son la etiología más frecuente de los exantemas.
- El término griego *exanthema* significa "brote hacia afuera".
- Un *enantema* es una erupción en las membranas mucosas ("brote hacia adentro").
- Diversos virus producen erupciones morbiliformes frecuentes. Una *erupción morbiliforme* es un grupo de máculas y pápulas similares a las que produce el sarampión. Si hay lesiones características y pródromos distintivos, el diagnóstico puede ser más sencillo. Sin embargo, una erupción inespecífica puede llevar a diagnósticos menos factibles.[28]
- Causas frecuentes de exantema:
  - **Varicela.**
  - **Sarampión** (primera enfermedad).
  - **Rubéola** (tercera enfermedad, sarampión alemán o sarampión de 3 días).
  - **Eritema infeccioso** (quinta enfermedad): parvovirus B19.
  - **Roséola infantil** (sexta enfermedad): virus del herpes humano (VHH) 6 y VHH-7.
  - **Pitiriasis rosada:** VHH-7.
  - **Enfermedad de mano-pie-boca:** coxsackievirus A de tipo 16, pero también se asocia con otras cepas de coxsackievirus (A5, A7, A9, A10, B2, B5) y enterovirus 71.

4-1. Antecedentes

- **Varicela**
  - La *varicela* es una enfermedad causada por el virus de la varicela zóster (VVZ), un virus de ácido desoxirribonucleico (ADN) de la familia de los herpes.
  - La vacuna contra el VVZ se introdujo en 1995. Desde entonces se observa una disminución en la infección primaria por varicela.
  - Se recomienda aplicar dos dosis de la vacuna en todos los pacientes sin inmunidad previa.[29]
  - El virus se disemina por las gotículas de la respiración o por contacto con el líquido de la ampolla, y comienza por colonizar las vías respiratorias superiores. La replicación se presenta en los ganglios linfáticos regionales 2-4 días antes de que el virus se

Tabla 5-1	Exantemas víricos			
Nombre	Etiología	Incubación	Presentación	Asociaciones Tratamiento/ prevención
Sarampión, primera enfermedad	Paramixovirus, virus del sarampión	8-12 días	Pródromo: fiebre, irritabilidad, malestar general, coriza, conjuntivitis y manchas de Koplik. Exantema morbiliforme craneal a caudal, que comienza en el borde del cabello y afecta al resto del cuerpo en el transcurso de 3 días.	Tos, coriza, conjuntivitis. Se debe aislar a los pacientes durante 4 días tras el comienzo del exantema, y si están inmunocomprometidos, durante toda la enfermedad. Vacuna triple viral (sarampión, parotiditis, rubéola).
Rubéola, sarampión alemán, tercera enfermedad	Togavirus, virus de la rubéola	Transmitida por las gotículas respiratorias 14-21 días	Exantema leve en los niños, se inicia en la cara y luego se generaliza. Asociada con linfadenopatía cervical, manchas de Forchheimer.	Si se contrae durante el primer trimestre del embarazo, el feto puede presentar graves anomalías oculares, cardiacas y pulmonares.
Eritema infeccioso, enfermedad de la bofetada, quinta enfermedad	Parvovirus B19	Transmitida por las secreciones respiratorias, hemoderivados y transmisión vertical Incubación de 4-14 días	Parches eritematosos brillantes sobre las mejillas; tiende a evitar el tronco y también puede presentarse en pápulas pruriginosas sobre las manos/pies de los adultos jóvenes (síndrome de guantes y calcetas papulosas purpúricas).	En caso de infección durante el embarazo, puede llevar a complicaciones y crisis aplásicas con anemia de células falciformes.

Nombre	Etiología	Incubación	Presentación	Asociaciones Tratamiento/ prevención
Roséola infantil	VHH-6	Presente en la mayoría de las personas después de los 6 meses de edad	Lactante de 9-12 meses de edad, comienzo con fiebre alta (40 °C) de 3 días. Período de declinación de la fiebre y aparición de exantema morbiliforme.	Pápulas eritematosas en la mucosa del paladar blando y la úvula.
Pitiriasis rosada	Sospecha de VHH-6 y VHH-7		Comienza con "mancha heráldica" de color salmón. Evoluciona a exantema generalizado después de 1-2 semanas con una duración de 6-8 semanas. Máculas bilaterales simétricas con un rodete de escamas a lo largo del escote.	Autolimitada.
Mano-pie-boca	Coxsackie A16	1 semana	Lesiones maculares → ampollas, vesículas en mucosa bucal, lengua, paladar duro. Máculas y vesículas dolorosas en palmas y plantas.	

disemine al hígado y el bazo. Después de la primera semana, se difunde la viremia secundaria, produciendo las lesiones cutáneas típicas.[30]
- El período de incubación es de 10-21 días.
- Los síntomas sistémicos incluyen fiebre, cefalea, síntomas respiratorios superiores y molestias gastrointestinales. Los adultos pueden padecer síntomas prodrómicos hasta por 2 días y mostrar complicaciones sistémicas más graves (infección del sistema nervioso central [SNC]/encefalitis, neumonía y hepatitis). Existe mayor probabilidad de presentar efectos secundarios graves en caso de exposición durante el embarazo, tanto para la madre como para el feto.

- **Sarampión**
  - Causado por el virus del sarampión, se trata de un virus de ácido ribonucleico (ARN) de cadena sencilla envuelto en sentido negativo perteneciente a la familia *Paramyxoviridae*.
  - Se disemina por medio de las gotículas respiratorias y es muy contagioso.
  - Es más frecuente en los niños de 3-5 años de edad.
  - Los niños y adolescentes que nunca recibieron la vacuna son muy susceptibles; es frecuente en los países en desarrollo.
  - Se presenta a finales del invierno y en la primavera.

- **Rubéola**
  - Niños en edad escolar, adolescentes y adultos jóvenes.
  - Los brotes se presentan con mayor frecuencia durante el final del invierno y principios de la primavera.
  - Se disemina por contacto directo o con las gotículas de las secreciones nasofaríngeas.
  - La rubéola no congénita puede ser subclínica; la incidencia ha disminuido con la vacunación.

- **Eritema infeccioso**
  - El eritema infeccioso representa sólo una de las presentaciones clínicas del parvovirus B19, que puede ir de asintomático y benigno a potencialmente mortal.
  - Es más frecuente en los niños de 4-10 años, pero puede afectar a todas las edades.
  - Los brotes ocurren al final del invierno y a principios de la primavera.
  - Se observa mayor prevalencia de anticuerpos conforme avanza la edad (50% en los adultos jóvenes y 90% en la población de edad avanzada).
  - La transmisión ocurre por contacto con las secreciones de las vías respiratorias, exposición percutánea con sangre o hemoderivados y transmisión maternofetal.
  - El período de incubación desde la exposición hasta el inicio del exantema suele ser de 1-2 semanas.
  - Los individuos son más contagiosos antes de la aparición del exantema.

- **Roséola infantil (sexta enfermedad, exantema súbito)**
  - Tiene una etiología multivírica pero suele ser causada con mayor frecuencia por el VHH-6 y menos frecuentemente por el VHH-7.[32,32]
  - Se conoce como *roséola infantil* porque afecta a lactantes y a los bebés más grandes, y es el exantema más habitual antes de los 2 años de edad.
  - La infección produce inmunidad; no hay vacuna disponible.
  - La seroprevalencia del VHH-6 en la población adulta es del 95%.

- **Pitiriasis rosada**
  - Es más frecuente en niños y adultos jóvenes.
  - La mayoría de los casos se presentan en la primavera.
  - Erupción aguda autolimitada con lesiones que forman escamas finas.
  - Duración de 6-8 semanas.
  - Suele comenzar con una sola "mancha heráldica" grande, que se observa en el 50-90% de los casos una semana o más antes de que aparezcan numerosas lesiones más pequeñas, distribuidas a manera de "árbol de Navidad".

- La recurrencia es rara y no se considera una enfermedad transmisible.
- Durante el embarazo se puede asociar con aborto espontáneo durante las primeras 15 semanas, o con parto prematuro.[33]
- Se ha sugerido una etiología vírica, sobre todo por VHH-6 y VHH-7, pero no se ha confirmado.[34,35]
- **Enfermedad de mano-pie-boca**
- Úlceras en la boca, malestar general y fiebre.
- Lesiones maculosas sobre la mucosa bucal, lengua y paladar duro, que se convierten en vesículas, las cuales se erosionan y forman un halo eritematoso.
- En raras ocasiones, el paciente puede desarrollar meningitis aséptica, con mayor frecuencia por el enterovirus 71.

4-2. Presentación clínica

- **Varicela (*véase* capítulo 4, fig. 4-7A)**
  - Erupción pruriginosa y eritematosa que presenta pequeñas vesículas en torso, cara, cuero cabelludo, axilas y extremidades, así como enantema en la mucosa bucal.
  - Los síntomas sistémicos aparecen junto con la erupción e incluyen fiebre, anorexia, artralgias, mialgias y síntomas de infección respiratoria superior.
  - Las personas pueden producir contagio desde 1-2 días antes de la aparición del exantema hasta que las ampollas se secan y forman costras. Aunque las ampollas suelen secarse y convertirse en costras en 4-5 días, por lo general hay varios grupos de ampollas en distintos momentos del proceso de cicatrización, por lo que las personas infectadas deben permanecer en casa y lejos de los demás hasta que TODAS las ampollas se conviertan en costra.
- **Sarampión (primera enfermedad; fig. 5-5)**
  - Período de incubación: 8-12 días desde la exposición hasta el inicio de los síntomas.
  - Contagioso desde los 3-5 días antes del inicio del exantema hasta 4 días después de su desaparición.
  - **Pródromo.** Se compone de fiebre, malestar general, conjuntivitis, tos, coriza (resfriado con congestión nasal, rinorrea, dolor de garganta), manchas de Koplik (enantema que consiste en lesiones puntiformes blanquiazules con un borde eritematoso en la mucosa bucal, el cual se manifiesta 2-3 días antes de que aparezca el exantema en todo el cuerpo).
  - **Exantema.** Máculas y pápulas eritematosas que comienzan en la cara y avanzan en dirección de craneal a caudal. También pueden progresar de manera centrífuga, comenzando desde el centro y avanzando hacia afuera para cubrir el cuerpo entero en 2-3 días.
  - **Recuperación.** Los síntomas constitucionales comienzan a mejorar 2 días después de la aparición del exantema, el cual mejora progresivamente y se mantiene por 1 semana.
  - **Complicaciones.** Otitis media, neumonía (la complicación mortal más frecuente en los niños y la complicación general más habitual de los adultos), laringotraqueobronquitis (crup) y diarrea.
- **Rubéola**
  - **Pródromo.** Fiebre baja, cefalea, dolor de garganta, conjuntivitis, rinorrea, tos y linfadenopatías, en ocasiones con artritis.
  - **Exantema.** Máculas y pápulas pruriginosas rosadas a rojas que comienzan en la cara y se diseminan al tronco y los miembros en 24 h. El exantema desaparece en 2-3 días, comenzando por la cabeza y el cuello.
  - **Enantema.** Lesiones petequiales del paladar blando y la úvula (signo de Forchheimer).
  - **Complicaciones.** Encefalitis, trombocitopenia, neuritis periférica, neuritis del nervio óptico, miocarditis, pericarditis, hepatitis, orquitis y anemia hemolítica.

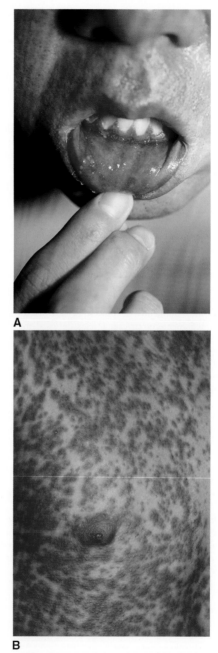

Figura 5-5. A, B. Sarampión (de Mallory SB, Bree A, Chern P. *Illustrated Manual of Pediatric Dermatology*. New York: Taylor and Francis Publishing; 2005).

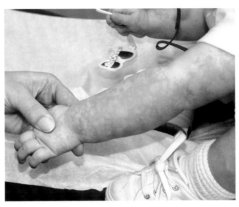

Figura 5-6. Eritema infeccioso.

- **Eritema infeccioso (quinta enfermedad; fig. 5-6)**
  - Causado por el parvovirus B19.
  - Puede producir complicaciones graves en el embarazo (hidropesía y óbito fetales) y crisis aplásicas en los pacientes con anemia de células falciformes.
  - **Pródromo.** Fiebre baja, malestar general, cefalea, prurito, coriza, mialgias y artralgias.
  - **Exantema.** Mejillas rojo brillante (parecido a bofetadas) y, conforme se desvanece la erupción en la cara en el transcurso de 1-4 días, aparición de un exantema simétrico, eritematoso y reticular sobre el torso y las extremidades que dura 5-9 días.
  - **Síndrome de exantema en guante y calcetín purpúrico papular**
    - Causado por el parvovirus B19.
    - Pápulas pruriginosas y dolorosas, petequias y púrpura de manos y pies.
    - También se presenta con enantema (erosiones bucales).
    - Los pacientes con el exantema presentan viremia y son contagiosos.
- **Roséola infantil**
  - Infección por VHH-6 en los niños: (a) infección subclínica, (b) enfermedad febril aguda sin exantema y (c) exantema súbito.
  - **Pródromo.** Fiebre alta (39-40 °C), edema palpebral, linfadenopatías cervicales y síntomas leves de vías respiratorias superiores. Conforme cede la fiebre, aparece el exantema.
  - **Exantema.** Máculas y pápulas rodeadas por un halo blanco, que comienza en el tronco y se disemina al cuello y la parte proximal de las extremidades.
- **Pitiriasis rosada**
  - Al principio se desarrolla una placa rosada que se expande hasta convertirse en un rodete de escamas bien delimitado, conocido como *mancha heráldica*, por lo general en la espalda, aunque puede presentarse en cualquier parte del cuerpo.
  - Se desarrolla una erupción generalizada en 1-2 semanas con líneas de tensión de distribución simétrica en cuello, torso y extremidades, dejando intactas la cara, manos y pies; ello se conoce como el *patrón de "árbol de Navidad"*, que dura cerca de 2 meses.
  - También existen algunas variantes atípicas (pitiriasis rosada inversa, distribución asimétrica, etc.).
- **Enfermedad de mano-pie-boca**
  - Pródromo con duración de 1-3 días que incluye fiebre baja, anorexia, malestar general, tos y dolor de garganta y abdominal.
  - El enantema precede al exantema.

- Las lesiones bucales inician como máculas rojas que evolucionan a ampollas y pueden ser dolorosas o hipersensibles.
- Los hallazgos cutáneos se observan en manos, pies y nalgas como máculas rojas que se convierten en vesículas grises en el centro.
- En contraste con las lesiones bucales, las lesiones cutáneas suelen ser asintomáticas.

4-3. Valoración

- El diagnóstico depende de los hallazgos clínicos y cultivos víricos o serológicos.
- **Varicela**
  - El diagnóstico se sospecha con base en la anamnesis y la exploración física.
  - Frotis de Tzanck (raspado de la base de la vesícula para realizar tinción con H/E): células gigantes multinucleadas y epiteliales con cuerpos de inclusión intranucleares eosinófilos.
  - El cultivo del líquido de las vesículas puede ser útil, pero es positivo < 40% de los casos.
  - Pruebas serológicas de IFD y reacción en cadena de la polimerasa, y serología para VVZ en busca de evidencia de inmunidad; la prueba de aglutinación del látex es el análisis serológico de uso más frecuente para determinar la inmunidad y la exposición.
- **Sarampión**
  - El diagnóstico se sospecha por la presencia de fiebre alta, manchas de Koplik, conjuntivitis, síntomas de infección de vías respiratorias superiores y el exantema típico.
  - En caso de sospecha, se confirma serológicamente con IgM e IgG antisarampión, aislamiento del virus o identificación del ARN del virus.
  - Se informa inmediatamente al ministerio de salud local o estatal sin esperar los resultados de las pruebas diagnósticas.
- **Rubéola**
  - Se sospecha desde el examen clínico.
  - El diagnóstico se confirma por serología: anticuerpos IgM específicos para rubéola o aumento cuádruple en el título de anticuerpos del suero de fases aguda y convaleciente.
- **Eritema infeccioso**
  - La detección del anticuerpo IgM específico de parvovirus B19 en el suero indica que probablemente hubo infección en los 2-4 meses anteriores.

4-4. Tratamiento

- **Varicela**
  - Existe una vacuna disponible aprobada por la Food and Drug Administration (FDA) de Estados Unidos en 1995 con fines profilácticos en niños y adultos sanos: una dosis para niños de 12-18 meses y dos dosis en un intervalo de 4-8 semanas en los mayores de 13 años.[36]
  - El tratamiento en los niños sanos es de sostén, mientras que en los adultos o personas inmunocomprometidas suele requerir tratamiento sistémico.[37]
  - **Tratamiento de sostén en los niños sanos (< 12 años)**
    - Paracetamol para la fiebre.
    - No se debe administrar ácido acetilsalicílico porque puede causar síndrome de Reye (fallo multiorgánico letal, específicamente del cerebro y el hígado).
    - Loción de calamina para aliviar el prurito.
    - Tratamiento antiviral (aciclovir) en los casos graves.
    - Baños fríos con avena.
    - Descanso e hidratación.
    - Mantener las uñas cortas para evitar el rascado excesivo, que puede producir cicatrices y superinfecciones bacterianas.
  - Complicaciones asociadas con la infección por VVZ: infección bacteriana secundaria, neumonía, encefalitis, ataxia cerebelosa, mielitis transversa y síndrome de Reye.
  - El virus permanece latente en los nervios y puede reactivarse como herpes zóster.

- *Tratamiento de los adultos inmunocompetentes*
    - Como los individuos mayores de 12 años son más propensos a presentar reacciones más graves, el aciclovir oral 800 mg cinco veces al día por 1 semana ha mostrado reducir la duración de las lesiones si se aplica en las 24 h desde el inicio de los síntomas.
- *Tratamiento de los individuos inmunocomprometidos*
    - Está indicado el tratamiento con aciclovir i.v. en estos pacientes debido a las complicaciones potencialmente mortales.
    - Se puede utilizar foscarnet en las personas con VVZ resistente a aciclovir.
- **Sarampión**
    - El sarampión no complicado es autolimitado y tienen una duración de 10-12 días.
    - En la mayoría de los casos, el tratamiento es de sostén.
    - La desnutrición, la inmunosupresión y la falta de tratamiento de sostén pueden empeorar el pronóstico.
    - Los suplementos de vitamina A han mostrado beneficios en casos de sarampión.
- **Rubéola**
    - Todos los casos sospechosos deben informarse al ministerio de salud local.
    - Se deben tomar precauciones frente a las gotitas de Flügge y evitar el contacto (sobre todo en escuelas/guarderías) durante 1 semana DESPUÉS del inicio del exantema.
- **Eritema infeccioso**
    - No hay un tratamiento específico para los casos no complicados de infección por parvovirus B19; se dan cuidados de sostén para fatiga, malestar general, prurito y artralgias.
    - Suele resolverse en 5-10 días, pero puede durar meses según la exposición ambiental.

5. EXANTEMAS POR MEDICAMENTOS

- Las reacciones adversas a los fármacos con frecuencia se presentan con manifestaciones cutáneas; determinar la causa del exantema por medicamentos depende de la cronicidad del agente agresor y de las manifestaciones clínicas. A continuación se presenta una lista con los exantemas medicamentosos más frecuentes:
    - Erupción exantemática
    - Urticaria, angioedema, anafilaxia
    - Fotosensibilidad
    - Exantema fijo medicamentoso
    - Pustulosis exantemática generalizada aguda (PEGA)
    - Síndrome de hipersensibilidad inducida por fármacos (SHIF), también conocido como *reacción farmacológica con eosinofilia y síntomas sistémicos* (DRESS, *drug reaction with eosinophilia and systemic symptoms*)
    - Necrosis cutánea inducida por anticoagulantes
    - Reacciones a la quimioterapia
    - Síndrome de Stevens-Johnson (SSJ)
    - Necrólisis epidérmica tóxica (NET)
- SHIF, PEGA, SSJ y NET son algunas de las reacciones farmacológicas más graves. Aunque son raras, se asocian con el mayor morbilidad y mortalidad.

5-1. Antecedentes

- La piel es una de las víctimas más frecuentes de las reacciones adversas por fármacos; se informa que los antibióticos y los anticonvulsivos producen eventos adversos en el 1-5% de los pacientes.
- Las mujeres, ancianos y pacientes inmunodeprimidos por virus de la inmunodeficiencia humana tienen mayor riesgo de desarrollar reacciones adversas a los medicamentos.
- Las personas con CD4$^+$ < 200 tienen una probabilidad 10-50 veces mayor de desarrollar un exantema en comparación con la población general.

5-2. Presentación clínica

- **Erupción exantemática o erupciones morbiliformes por fármacos**
  - Se trata de la reacción adversa a fármacos que afecta la piel con mayor frecuencia; es muy habitual en los pacientes hospitalizados.
  - De forma clásica, comienza 7-14 días después del inicio de un nuevo medicamento, pero puede presentarse antes o incluso posterior a suspender su administración.
  - Comienza como máculas eritematosas que evolucionan a pápulas confluentes sobre el tronco y los miembros superiores; no suele afectar cara, palmas, plantas y membranas mucosas. La erupción se resuelve sin dejar secuelas en 1-2 semanas.
  - Fármacos frecuentemente asociados: aminopenicilinas, sulfonamidas, cefalosporinas y anticonvulsivos.
- **Urticaria y angioedema**
  - La urticaria se presenta con placas transitorias, pruriginosas, edematosas y eritematosas. Las lesiones pueden aparecer en cualquier parte del cuerpo y suelen durar horas, a diferencia de la vasculitis urticariana, que dura más de 24 h y puede dejar hiperpigmentación en el sitio de lesión.
  - Los fármacos son responsables de menos del 10% de los casos.
  - Los medicamentos pueden causar urticaria de origen inmunitario, sobre todo los antibióticos (con mayor frecuencia penicilinas o cefalosporinas) y los anticuerpos monoclonales utilizados para tratar enfermedades neoplásicas o inflamatorias.
  - El *angioedema* es un edema transitorio del tejido subcutáneo profundo y submucoso, y alrededor del 50% de los casos se asocian con urticaria. Los usuarios que recién empiezan a tomar inhibidores de la enzima convertidora de angiotensina (IECA) pueden padecer angioedema a una tasa de 1-2 por cada 1 000.
  - El angioedema se presenta con hinchazón subcutánea aguda de la cara (párpados, labios, orejas, nariz), que también puede afectar la mucosa bucal y la lengua. El edema de la laringe, la epiglotis y el tejido circundante puede afectar la deglución y obstruir las vías respiratorias superiores.
  - Fármacos implicados en el angioedema: penicilinas, IECA, AINE, medios de contraste radiográfico y anticuerpos monoclonales.
  - Cerca de 1 de cada 5 000 exposiciones a la penicilina pueden causar anafilaxia.
- **Fotosensibilidad**
  - Las combinaciones de luz y fármacos pueden llevar a varias formas de inflamación cutánea. La fotosensibilidad suele clasificarse en dos tipos principales: fototóxica (la más frecuente) y fotoalérgica.
  - Las erupciones fototóxicas por fármacos se presentan como una quemadura solar exagerada después de una exposición breve. El área puede sanar con hiperpigmentación.
  - Algunos agentes causales habituales incluyen tetraciclinas (doxiciclina), AINE y fluoroquinolonas. Asimismo, la amiodarona, psoralenos y fenotiazinas pueden causar erupciones fototóxicas.
  - Las erupciones fotoalérgicas por fármacos son más crónicas y pruriginosas que las fototóxicas. Clínicamente, las lesiones se parecen a la dermatitis o al liquen plano. El agente debe retirarse de forma inmediata para evitar las secuelas a largo plazo.
  - Los fármacos más frecuentes incluyen diuréticos tiazídicos, sulfonamidas y sulfonilureas. Además, otros causantes de reacciones fotoalérgicas comprenden la quinina, quinidina, antidepresivos tricíclicos y antipalúdicos.
- **Exantema fijo medicamentoso (fig. 5-7)**
  - Las erupciones aparecen 1-2 semanas después de la primera exposición y a las 24 h de las exposiciones subsecuentes.
  - Desde el punto de vista clínico, se presentan como unas cuantas placas eritematosas y edematosas bien delimitadas de tonalidad violácea, color oscuro, ampolla central y epidermis desprendida.

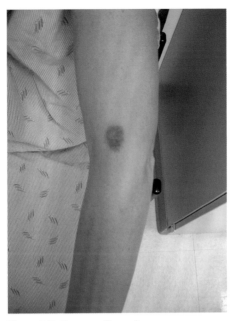

Figura 5-7. Exantema fijo medicamentoso.

- Las erupciones muestran preferencia por los labios, manos, pies y genitales, pero pueden presentarse en cualquier sitio, y la reexposición al agente causal lleva a la *recurrencia de las lesiones exactamente en el mismo lugar afectado con anterioridad,* y de ahí el nombre de "fijo". Posteriormente pueden aparecer en otros sitios.
- Fármacos asociados con mayor frecuencia: sulfonamidas, AINE, barbitúricos, tetraciclinas y carbamazepinas.
- **Pustulosis exantemática generalizada aguda (PEGA, fig. 5-8)**
  - Se caracteriza por la presencia de múltiples pústulas estériles no foliculares menores de 5 mm de diámetro, que yacen sobre áreas de eritema edematoso.

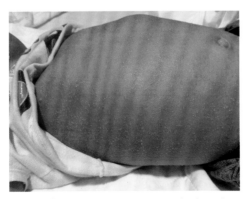

Figura 5-8. Pustulosis exantemática generalizada aguda.

- El paciente presenta fiebre alta que suele comenzar el mismo día de la erupción pustulosa, aunque también puede aparecer algunos días antes. El exantema comienza en cara, axilas e ingles y después se disemina con el paso de las horas.
- La erupción también puede desarrollarse con edema en cara y manos, vesículas, ampollas y púrpura, y puede afectar las membranas mucosas.
- El principal diagnóstico diferencial de la PEGA es la psoriasis pustulosa. Ambas entidades se distinguen durante la anamnesis, por el inicio agudo del exantema y el uso de fármacos causales en la PEGA. Además, los hallazgos de la biopsia de piel tienen mayores probabilidades de mostrar edema dérmico, necrosis de queratinocitos y exocitosis eosinofílica en la PEGA en comparación con la acantosis de la psoriasis pustulosa.
- El lapso entre la administración del medicamento y la aparición del exantema es breve, por lo general menor de 2 días, y dura 1-2 semanas.
- Los antibióticos más relacionados en los casos de PEGA son sobre todo los β-lactámicos (penicilinas, aminopenicilinas, cefalosporinas) y macrólidos. Otros causantes son los antagonistas del calcio (diltiazem) y los antipalúdicos. Aunque con menos frecuecia, también se ha implicado a otros fármacos.
- **Reacción farmacológica con eosinofilia y síntomas sistémicos**
- **También denominado *síndrome de hipersensibilidad inducida por fármacos*.**
- Se desarrolla 2-6 semanas después de la exposición al medicamento.
- La afección cutánea comienza como una erupción morbiliforme que luego se vuelve edematosa con acentuación folicular.
- Los síntomas se mantienen incluso después de la suspensión del fármaco, por lo general hasta por 2 semanas.
- Los síntomas sistémicos incluyen fiebre mayor de 38 °C, eosinofilia absoluta mayor de 1 500, afección multiorgánica, activación linfocítica (linfocitosis, linfocitos atípicos, linfadenopatía) y reactivación vírica (sobre todo VHH-6, pero también citomegalovirus, virus de Epstein-Barr y VHH-7).
- Un hallazgo característico es el edema que afecta la cara o los miembros superiores.
- Linfadenopatías y artralgias.
- Puede haber daño hepático grave, hallazgo que se asocia con el 10% de las muertes por SHIF/DRESS.[38]
- Las posibles complicaciones viscerales agudas incluyen colitis, encefalitis, meningitis aséptica, nefritis intersticial, neumonitis intersticial, sialadenitis y miocarditis.
- Las posibles complicaciones retardadas incluyen síndrome de secreción inadecuada de hormona antidiurética (SIADH, *syndrome of inappropriate secretion of antidiurectic hormone*), tiroiditis, diabetes mellitus, miocarditis y, rara vez, lupus sistémico. Tras la suspensión del agente agresor, se debe dar seguimiento a las secuelas durante meses.
- Los fármacos responsables con mayor frecuencia son los anticonvulsivos aromáticos (fenobarbital, carbamazepina y fenitoína), la lamotrigina (sobre todo si se coadministra con valproato) y las sulfonamidas.[40,41]
- Otros fármacos que pueden causar SHIF/DRESS son minociclina, alopurinol (sobre todo en casos de insuficiencia renal y HLA-5801), sales de oro, dapsona y abacavir.
- Se han observado defectos en el metabolismo de los fármacos (como en la desintoxicación de anticonvulsivos y sulfonamidas) en los pacientes con SHIF. También se han implicado mecanismos inmunitarios y el papel de la reactivación vírica (VHH-6 y VHH-7).
- **Necrosis cutánea inducida por anticoagulantes**
  - La necrosis por warfarina comienza 2-5 días después del tratamiento y coincide con un declive esperado de la función de la proteína C.
  - Se presenta con placas eritematosas y dolorosas que se convierten en ampollas hemorrágicas y úlceras necróticas debido a la formación de trombos oclusivos en la piel y el tejido subcutáneo.

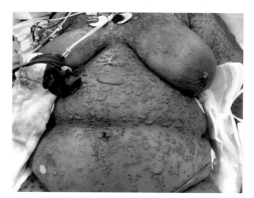

Figura 5-9. Necrólisis epidérmica tóxica (cortesía de Amy Musiek, MD).

- Las áreas afectadas con mayor frecuencia incluyen las mamas, muslos y nalgas.
- Los pacientes con deficiencia de proteína C tienen un mayor riesgo de desarrollar necrosis por warfarina.
- La necrosis cutánea inducida por heparina se debe a anticuerpos que se unen a los complejos de heparina y al factor plaquetario 4, causando agregación y consumo de plaquetas que originan trombosis y necrosis cutánea en el sitio de inyección y sitios distantes.
- **Síndrome de Stevens-Johnson (SSJ)/necrólisis epidérmica tóxica (NET) (fig. 5-9)**
  - Enfermedades mucocutáneas agudas raras y potencialmente mortales.
  - La muerte celular de los queratinocitos da lugar a la separación de áreas considerables de piel en la unión dermoepidérmica (denudación) y también afecta las membranas mucosas.
  - SSJ: el desprendimiento de la piel corresponde a menos del 10% de la superficie corporal (SC); en el SSJ/NET, al 10-30% ; y en la NET a más del 30%.
  - Los síntomas iniciales pueden incluir fiebre, ardor en los ojos y dolor al deglutir que se presentan 1-3 días antes del inicio de los hallazgos cutáneos.
  - Las manifestaciones de la piel se presentan al inicio en el tronco, antes de diseminarse a cuello, cara y extremidades; hay afección de palmas y plantas, aunque la parte distal de los brazos queda intacta. En la mayoría de los pacientes hay afección bucal, ocular y genital, y en el 25% de aquellos con NET hay compromiso de las vías respiratorias.
  - Las lesiones cutáneas suelen ser hipersensibles y las erosiones mucosas resultan dolorosas. Al principio, las lesiones cutáneas se observan como máculas eritematosas, oscuras, rojas o purpúricas de tamaño y forma irregular. Si además se desarrolla afección de las mucosas e hipersensibilidad, sugiere progresión de SSJ a NET.
  - Signo de Nikolsky: aplicación de presión mecánica tangencial con un dedo sobre una zona de eritema, que lleva al desprendimiento de la epidermis y confirma el diagnóstico.
  - Signo de Asboe-Hansen: la aplicación de presión junto a la ampolla la extiende de forma lateral. La denudación o pérdida de la capa epidérmica deja una erosión húmeda y roja brillante.
  - Los hallazgos patológicos muestran similitudes entre el eritema multiforme y el SSJ/NET; las características clínicas permiten distinguirlos.
  - Medicamentos asociados con mayor frecuencia con SSJ/NET: alopurinol, aminopenicilinas, antirretrovirales, barbitúricos, carbamazepina, clormezanona, fenitoína, antiepilépticos, lamotrigina, fenilbutazona, piroxicam, sulfadiacina, sulfasalazina y trimetoprima-sulfametoxazol (tabla 5-2).[42,43]

• Se presenta 7-21 días después de la primera exposición al agente causal, pero puede ocurrir 2 días después de una reexposición.

5-3. Valoración

• Se comienza obteniendo una lista de todos los medicamentos que toma el paciente: de prescripción, de venta libre y medicina alternativa. Se deben registrar las fechas de la administración de los fármacos y las dosis.
• Medir el lapso entre el inicio del medicamento y el de la erupción (*véase* la tabla 5-2) (la PEGA tiene un período más corto hasta el inicio en comparación con el SHIF).
• La escala SCORTEN es un sistema de gradación de la gravedad de la NET que puede ayudar a predecir su mortalidad.[44]
  • SCORTEN: edad > 40 años, ritmo cardíaco > 120 lpm, malignidad, SC afectada el primer día mayor del 10%, concentraciones séricas de urea (> 10 mmol/L), bicarbonato (< 20 mmol/L) y glucosa (> 14 mmol/L). Cada factor pronóstico equivale a un punto: una puntuación de 0-1 implica una tasa de mortalidad del 3.2%, mientras que una ≥ 5 corresponde a una mortalidad del 90%.

Tabla 5-2	Exantemas por fármacos	
Nombre del exantema	**Inicio desde la exposición al fármaco**	**Fármacos responsables**
Erupción exantemática	4-14 días	Aminopenicilinas Sulfonamidas Cefalosporinas Anticonvulsivos Alopurinol
Urticaria Anafilaxia	Minutos a horas	Penicilinas Cefalosporinas AINE Anticuerpos monoclonales Medios de contraste
Exantema fijo medicamentoso	Primera exposición: 1-2 semanas Reexposición: < 48 h, por lo general 24 h	Trimetoprima-sulfametoxazol AINE Tetraciclinas Seudoefedrina
Pustulosis exantemática generalizada aguda (PEGA)	< 4 días	Antibióticos β-lactámicos Macrólidos Antagonistas del calcio
Síndrome de hipersensibilidad inducida por fármacos (SHIF)	15-40 días	Anticonvulsivos Sulfonamidas Alopurinol Minociclina Lamotrigina
Síndrome de Stevens-Johnson (SSJ) Necrólisis epidérmica tóxica (NET)	7-21 días	Sulfonamidas Anticonvulsivos AINE Alopurinol

5-4. Tratamiento

- Depende de la gravedad de la erupción.
  - Suspensión del medicamento causal en los casos graves: PEGA, SHIF, SSJ y NET.
  - SHIF: se requieren esteroides sistémicos y el paciente debe evitar los medicamentos que formen reacciones cruzadas. Lo anterior resulta particularmente importante en el caso de los anticonvulsivos aromáticos (fenitoína, carbamazepina, fenobarbital).
  - PEGA: esteroides tópicos o sistémicos.
  - SSJ/NET: atención de las heridas, mantenimiento del equilibrio electrolítico, esteroides e inmunoglobulinas i.v.
  - Erupciones por fotosensibilización: continuar con el tratamiento en las erupciones fototóxicas, pero evitar la exposición a la radiación UV; alentar la fotoprotección.

REFERENCIAS

1. Deguchi E, Imafuku S, Nakayama J. Ulcerating stasis dermatitis of the forearm due to arterio-venous fistula: a case report and review of the published work. *J Dermatol* 2010;37(6):550–553.
2. Beebe-Dimmer JL, Pfeifer JR, Engle JS, et al. The epidemiology of chronic venous insufficiency and varicose veins. *Ann Epidemiol* 2005;15(3):175–184.
3. Barron GS, Jacob SE, Kirsner RS. Dermatologic complications of chronic venous disease: medical management and beyond. *Ann Vasc Surg* 2007;21(5):652–662.
4. Keller EC, Tomecki KJ, Alraies MC. Distinguishing cellulitis from its mimics. *Cleve Clin J Med* 2012;79(8):547–552.
5. David CV, Chira S, Eells SJ, et al. Diagnostic accuracy in patients admitted to hospitals with cellulitis. *Dermatol Online J* 2011;17(3):1.
6. Partsch H. Compression therapy: clinical and experimental evidence. *Ann Vasc Dis* 2012;5(4):416–422.
7. Word R. Medical and surgical therapy for advanced chronic venous insufficiency. *Surg Clin North Am* 2010;90(6):1195–1214.
8. Gonzalez-Gay MA, Garcia-Porrua C, Pujol RM. Clinical approach to cutaneous vasculitis. *Curr Opin Rheumatol* 2005;17(1):56–61.
9. Jennette JC, Falk RJ. The role of pathology in the diagnosis of systemic vasculitis. *Clin Exp Rheumatol* 2007;25(1 suppl 44):S52–S56.
10. Jennette JC, Falk RJ, Bacon PA, et al. 2012 revised International Chapel Hill Consensus Conference Nomenclature of Vasculitides. *Arthritis Rheum* 2013;65(1):1–11.
11. Carlson JA, Ng BT, Chen K-R. Cutaneous vasculitis update: diagnostic criteria, classification, epidemiology, etiology, pathogenesis, evaluation and prognosis. *Am J Dermatopathol* 2005;27(6):504–528.
12. Xu LY, Esparza EM, Anadkat MJ, et al. Cutaneous manifestations of vasculitis. *Semin Arthritis Rheum* 2009;38(5):348–360.
13. Chen K-R, Carlson JA. Clinical approach to cutaneous vasculitis. *Am J Clin Dermatol* 2008;9(2):71–92.
14. Chung C, Tumeh PC, Birnbaum R, et al. Characteristic purpura of the ears, vasculitis, and neutropenia—a potential public health epidemic associated with levamisole-adulterated cocaine. *J Am Acad Dermatol* 2011;65(4):722–725.
15. Hoffman GS, Calabrese LH. Vasculitis: determinants of disease patterns. *Nat Rev Rheumatol* 2014;10(8):454–462.
16. Marzano AV, Vezzoli P, Berti E. Skin involvement in cutaneous and systemic vasculitis. *Autoimmun Rev* 2013;12(4):467–476.
17. Beltrani VS. Urticaria and angioedema. *Dermatol Clin* 1996;14(1):171–198.
18. Williams KW, Sharma HP. Anaphylaxis and urticaria. *Immunol Allergy Clin North Am* 2015;35(1):199–219.
19. Kaplan AP, Greaves M. Pathogenesis of chronic urticaria. *Clin Exp Allergy* 2009;39(6):777–787.

20. Sackesen C, Sekerel BE, Orhan F, et al. The etiology of different forms of urticaria in childhood. *Pediatr Dermatol* 2004;21(2):102–108.

21. Federman DG, Kirsner RS, Moriarty JP, et al. The effect of antibiotic therapy for patients infected with *Helicobacter pylori* who have chronic urticaria. *J Am Acad Dermatol* 2003;49(5):861–864.

22. Zuberbier T. A Summary of the New International EAACI/GA2LEN/EDF/WAO Guidelines in Urticaria. *World Allergy Organ J* 2012;5(suppl 1):S1–S5.

23. Joint Task Force on Practice Parameters. The diagnosis and management of urticaria: a practice parameter part I: acute urticaria/angioedema part II: chronic urticaria/angioedema. Joint Task Force on Practice Parameters. *Ann Allergy Asthma Immunol* 2000;85(6 Pt 2): 521–544.

24. Zuberbier T, Asero R, Bindslev-Jensen C, et al. EAACI/GA(2)LEN/EDF/WAO guideline: management of urticaria. *Allergy* 2009;64(10):1427–1443.

25. Fedorowicz Z, van Zuuren EJ, Hu N. Histamine H2-receptor antagonists for urticaria. *Cochrane Database Syst Rev* 2012;(3):CD008596.

26. Romano C, Sellitto A, De Fanis U, et al. Maintenance of remission with low-dose omalizumab in long-lasting, refractory chronic urticaria. *Ann Allergy Asthma Immunol* 2010;104(1):95–97.

27. Kaplan A, Ledford D, Ashby M, et al. Omalizumab in patients with symptomatic chronic idiopathic/spontaneous urticaria despite standard combination therapy. *J Allergy Clin Immunol* 2013;132(1):101–109.

28. Biesbroeck L, Sidbury R. Viral exanthems: an update. *Dermatol Ther* 2013;26(6):433–438.

29. Magel GD, Mendoza N, Digiorgio CM, et al. Vaccines in dermatological diseases. *G Ital Dermatol Venereol* 2011;146(3):225–233.

30. Heininger U, Seward JF. Varicella. *Lancet* 2006;368(9544):1365–1376.

31. Stone RC, Micali GA, Schwartz RA. Roseola infantum and its causal human herpesviruses. *Int J Dermatol* 2014;53(4):397–403.

32. Yamanishi K, Okuno T, Shiraki K, et al. Identification of human herpesvirus-6 as a causal agent for exanthem subitum. *Lancet* 1988;1(8594):1065–1067.

33. Drago F, Broccolo F, Javor S, et al. Evidence of human herpesvirus-6 and –7 reactivation in miscarrying women with pityriasis rosea. *J Am Acad Dermatol* 2014;71(1):198–199.

34. Drago F, Broccolo F, Rebora A. Pityriasis rosea: an update with a critical appraisal of its possible herpesviral etiology. *J Am Acad Dermatol* 2009;61(2):303–318.

35. Wolz MM, Sciallis GF, Pittelkow MR. Human herpesviruses 6, 7, and 8 from a dermatologic perspective. *Mayo Clin Proc* 2012;87(10):1004–1014.

36. Andrei G, Snoeck R. Advances in the treatment of varicella-zoster virus infections. *Adv Pharmacol* 2013;67:107–168.

37. Gershon AA, Gershon MD. Pathogenesis and current approaches to control of varicella-zoster virus infections. *Clin Microbiol Rev* 2013;26(4):728–743.

38. Lee T, Lee YS, Yoon S-Y, et al. Characteristics of liver injury in drug-induced systemic hypersensitivity reactions. *J Am Acad Dermatol* 2013;69(3):407–415.

39. Ushigome Y, Kano Y, Ishida T, et al. Short- and long-term outcomes of 34 patients with drug-induced hypersensitivity syndrome in a single institution. *J Am Acad Dermatol* 2013;68(5):721–728.

40. Husain Z, Reddy BY, Schwartz RA. DRESS syndrome: part I. Clinical perspectives. *J Am Acad Dermatol* 2013;68(5):693.e1–693.e14; quiz 706–708.

41. Husain Z, Reddy BY, Schwartz RA. DRESS syndrome: part II. Management and therapeutics. *J Am Acad Dermatol.* 2013;68(5):709.e1–709.e9; quiz 718–720.

42. Schwartz RA, McDonough PH, Lee BW. Toxic epidermal necrolysis: part I. Introduction, history, classification, clinical features, systemic manifestations, etiology, and immunopathogenesis. *J Am Acad Dermatol* 2013;69(2):173.e1–173.e13; quiz 185–186.

43. Schwartz RA, McDonough PH, Lee BW. Toxic epidermal necrolysis: part II. Prognosis, sequelae, diagnosis, differential diagnosis, prevention, and treatment. *J Am Acad Dermatol* 2013;69(2):187.e1–187.e16; quiz 203–204.

44. Bastuji-Garin S, Fouchard N, Bertocchi M, et al. SCORTEN: a severity-of-illness score for toxic epidermal necrolysis. *J Invest Dermatol* 2000;115(2):149–153.

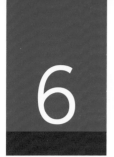

6 Alteraciones de la pigmentación

Shaanan Shetty, MD, y Caroline Mann, MD

Las alteraciones de la pigmentación pueden manifestarse como áreas claras u oscuras de la piel o como hiperpigmentación o despigmentación de toda la superficie cutánea. Aunque no suelen ser dañinos, estos cambios pueden tener consecuencias psicosociales importantes en los pacientes afectados.

1. VITILIGO

- El *vitiligo* es una enfermedad adquirida caracterizada por áreas de despigmentación debidas a la pérdida de melanocitos.

1-1. Antecedentes
- Epidemiología
  - Puede aparecer a cualquier edad, pero es más frecuente durante la segunda y tercera década de la vida.
  - La prevalencia general estimada es del 0.5-2%, en la misma proporción en ambos sexos.[1,2]
- Patogenia
  - Probablemente existan numerosos mecanismos patogénicos que lleven a la pérdida de melanocitos. La destrucción autoinmunitaria de los melanocitos es el mecanismo que tiene el mayor sustento empírico.
  - Otras hipótesis incluyen defectos en la adherencia de los melanocitos, deficiencias de los factores necesarios para su supervivencia y defectos en la supervivencia de los melanocitos ante el estrés oxidativo.

1-2. Presentación clínica
- Características clínicas
  - Máculas o manchas totalmente despigmentados con bordes convexos bien definidos (fig. 6-1).
  - Puede ser sutil en individuos de piel clara y acentuarse por primera vez con el bronceado.
  - Con frecuencia se presenta en áreas de traumatismo (fenómeno de Koebner).
  - Las localizaciones más habituales incluyen la piel peribucal y periocular, codos, rodillas, dedos y superficie flexora de las muñecas.
  - También puede observarse pérdida de pigmento en el cabello de las áreas con vitiligo (leucotriquia).
- Clasificación
  - Tres tipos principales: localizado, generalizado y universal.
  - El tipo más frecuente es el generalizado, y el subtipo más habitual es el vulgar.
    - Localizado
      - Focalizado: una sola área afectada sin distribución segmentaria.
      - Segmentario: unilateral, afecta a uno de los segmentos del cuerpo. A menudo con una delimitación abrupta por la línea media. Se observa con mayor frecuencia en el dermatoma trigémino.
      - De la mucosa.

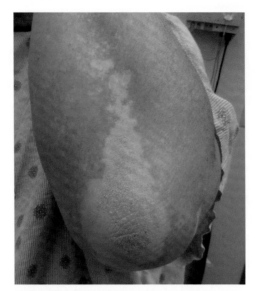

Figura 6-1. Mancha despigmentada del codo.

- º Generalizado
  - – Vulgar: manchas dispersas y de distribución amplia.
  - – Acrofacial: afecta la parte distal de las extremidades y la cara.
  - – Mixto: combinaciones de los subtipos segmentario, acrofacial y vulgar.
  - º Universal: afección de más del 80% de la superficie corporal.
- Variantes
  - Vitiligo azul: se desarrolla en las áreas de hiperpigmentación postinflamatoria. La presencia de melanina dérmica da a las lesiones un aspecto azul grisáceo.
  - Vitiligo inflamatorio: lesiones con bordes eritematosos elevados.
  - Vitiligo tricrómico: zona de hipopigmentación intermedia presente entre la piel normal y la piel despigmentada.
  - Vitiligo puntuado: pequeñas máculas discretas que pueden presentarse en la piel normal o hiperpigmentada.
- Evolución
  - La evolución varía de manera significativa entre individuos; lo más frecuente es una progresión lenta.
  - Sin tratamiento rara vez vuelve a haber repigmentación completa. Se puede observar cierto grado de repigmentación espontánea o después de la exposición al sol.

1-3. Valoración

- Diagnóstico
  - Por lo general, puede establecerse sólo con la exploración física y la anamnesis.
  - Una lámpara de Wood puede ser útil para evaluar la extensión del daño.
  - La biopsia puede ayudar en los casos más dudosos.
- Alteraciones asociadas
  - Se asocian con mayor frecuencia otras enfermedades autoinmunitarias, por lo general tiroiditis autoinmunitaria (sobre todo la de Hashimoto).[3]

1-4. Tratamiento

- Los pacientes más jóvenes y aquellos de piel oscura son los más propensos a responder al tratamiento.
- La cara, el cuello y el tronco suelen ser las áreas de mayor respuesta, mientras que los miembros distales y labios son los que menos responden.
- La repigmentación tiende a diseminarse del folículo piloso o la periferia de las lesiones.
- Corticoesteroides
  - Con frecuencia se utilizan corticoesteroides tópicos como tratamiento de primera línea.
  - Resultan más útiles para las áreas localizadas de daño.
  - Los efectos adversos pueden reducirse al mínimo si no se utilizan de forma continua.
  - Son más eficaces cuando se combinan con fototerapia.
  - Los esteroides sistémicos pueden detener de manera rápida la diseminación del vitiligo e inducir la repigmentación. Su papel en el tratamiento no queda del todo claro por sus efectos colaterales.
- Inhibidores de la calcineurina tópicos
  - Eficacia similar o ligeramente menor que la de los corticoesteroides.
  - Son más eficaces cuando se combinan con fototerapia.
- Fototerapia
  - Por lo general, es útil para los casos con lesión más extendida. Se administran 2-3 veces por semana y el tratamiento puede durar de 6 meses a 2 años.
  - Luz ultravioleta (UV) B de banda estrecha (UVB BE)
    - Con frecuencia es el tratamiento de primera línea para el vitiligo generalizado.
    - En comparación con los psoralenos con UVA (PUVA), los tiempos de tratamiento son menores, no producen efectos secundarios digestivos ni reacciones fototóxicas y no es necesaria la fotoprotección postratamiento.
  - Terapia con psoralenos y luz ultravioleta A (PUVA)
    - Mayor riesgo de melanoma y cánceres no melanoma. Esta terapia debe limitarse a 1000 J/cm^2 o 200-300 tratamientos en total.
  - Láser o luz excimer
    - La longitud de onda es similar a la de la UBV BE.
    - Permite el tratamiento dirigido de las áreas afectadas.
    - Puede ser más eficaz que la UVB BE.[4]
- Tratamiento quirúrgico
  - Debe considerarse en pacientes con lesiones estables que no hayan respondido a otros tratamientos.
  - Sin embargo, si el vitiligo se presenta en áreas traumatizadas (fenómeno de Koebner), la cirugía puede empeorarlo.
  - El injerto con ampollas y el injerto con sacabocados son técnicas en las que el tejido del propio paciente se transfiere desde la zonas sanas hasta otras lesionadas.
  - El autotrasplante en suspensión de melanocitos representa una técnica en la que se cosechan melanocitos con o sin queratinocitos a partir de sitios sanos y se transfieren a los sitios afectados.
- Despigmentación
  - El monobencil éter de hidroquinona (MBEH) al 20% puede ser útil para los pacientes con daño diseminado y algunos sitios no afectados.
  - La pérdida de pigmentación puede presentarse en sitios distintos al que se trata.
  - La despigmentación suele ser permanente, aunque en ocasiones puede haber repigmentation con la exposición al sol.
- Camuflaje
  - Puede resultar de ayuda para proporcionar alivio temporal o de largo plazo.
  - Las opciones incluyen maquillaje, agentes de autobronceado y tatuajes.

2. MELASMA

• El melasma se caracteriza por máculas hiperpigmentadas con bordes irregulares, con mayor frecuencia en la cara.
• Afecta sobre todo a mujeres jóvenes y de edad mediana con tipos de piel más oscuros.
• Los factores exacerbantes incluyen embarazo, uso de anticonceptivos orales y luz solar.

2-1. Antecedentes

• Epidemiología
  • Se observa con mayor frecuencia en pieles más oscuras, como las de personas de ascendencia africana, asiática o hispana.
  • Es más habitual en mujeres que en hombres.
• Patogenia
  • Los factores desencadenantes incluyen luz solar, embarazo y anticonceptivos orales, que llevan a una mayor producción de melanina a través de mecanismos desconocidos.

2-2. Presentación clínica

• El melasma se caracteriza por la aparición de máculas color marrón claro a oscuro o marrón grisáceo de bordes irregulares (fig. 6-2).
• La cara es el sitio afectado con más frecuencia y puede mostrar los siguientes patrones:
  • Centrofacial (el más frecuente): frente, mejillas, nariz, labio superior, mentón.
  • Malar: mejillas/nariz.
  • Mandibular: a lo largo de la mandíbula.
• Algunos sitios menos frecuentes de afección incluyen la superficie extensora de los antebrazos y la parte superior central del pecho.
• A menudo aparece o se observa por primera vez después de una exposición significativa a la luz UV o en el embarazo.

2-3. Tratamiento

• La protección frente al sol, incluyendo ropa, protectores de espectro amplio y evitación del sol, pueden prevenir el melasma. Lo anterior es fundamental para que funcione cualquier otro tratamiento.

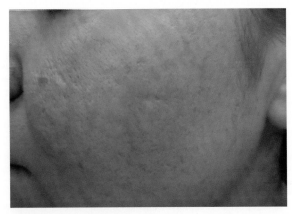

Figura 6-2. Mácula café claro sobre la mejilla.

- Se puede utilizar una lámpara de Wood para valorar si la melanina está presente en la epidermis o dermis. La pigmentación epidérmica se hace más notoria con la exposición a la lámpara de Wood y puede responder menos al tratamiento.
- Hidroquinona
  - La hidroquinona inhibe la tirosinasa y se encuentra disponible en concentraciones del 2 y 4%. Su uso prolongado puede producir hiperpigmentación (ocronosis exógena).
- Productos combinados
  - Existen diversos productos combinados y muchos de ellos incluyen la hidroquinona.
  - La combinación de tretinoína al 0.05%, hidroquinona al 4% y acetónido de fluocinolona al 0.01% parece ser más eficaz que la combinación de sólo dos de estos fármacos.
- Retinoides tópicos
  - Se considera que los mecanismos de acción incluyen una mayor rotación de queratinocitos, una menor transferencia de melanosomas y facilitar la penetración de otros agentes al estrato córneo.[6]
  - Puede tomar más de 2 años en verse una mejoría.
- Ácido azelaico
  - Inhibe la tirosinasa.
- Quimioabrasión (*peeling*)
  - Puede ser útil para los pacientes que no responden a los fármacos aclarantes de la piel.
  - Puede causar irritación que lleva a hiperpigmentación postinflamatoria. Con frecuencia se utiliza de forma concomitante con fármacos que aclaran la piel para disminuir este riesgo.
- Terapias lumínicas/láser
  - Se deben utilizar en los casos resistentes al tratamiento, teniendo cuidado en las pieles más oscuras, porque pueden causar hiperpigmentación postinflamatoria.
  - Se han evaluado varios tipos de láser, con resultados diversos.

3. ALBINISMO OCULOCUTÁNEO

- El albinismo oculocutáneo (AOC) se caracteriza por la carencia o ausencia de melanina, aunque se cuente con un número normal de melanocitos en la piel, cabello y ojos, que aparece desde el nacimiento.
- El AOC se debe a defectos en la vía de la síntesis de melanina que llevan a una reducción de esta sustancia.
- Las formas bien descritas muestran herencia autosómica recesiva.
- En el mundo, 1 de cada 20 000 personas está afectada.
- Los hallazgos oculares pueden incluir menor agudeza visual, fotofobia, estrabismo y nistagmo.
- Los pacientes son sensibles a la luz del sol y tienen mayor riesgo de padecer cáncer de piel, sobre todo aquellos con pigmentación escasa o nula.
- Se debe enfatizar la necesidad de contar con protección solar.

3-1. Subtipos

- Los subtipos se pueden diferenciar con base en el cuadro clínico y las pruebas genéticas.
- Los tipos 1 y 2 son los más frecuentes a escala mundial.
- El AOC de tipo 1A es la forma más grave y se debe a la pérdida total de la actividad de la tirosinasa. Se caracteriza por la ausencia de pigmento en la piel y el cabello, y tener ojos azules desde el nacimiento. La pigmentación no aumenta con la edad.
- El AOC de tipo 1B se debe a un descenso en las concentraciones de tirosinasa. Suele caracterizarse por la falta de pigmento en la piel y el cabello, con ojos azules al nacer. Con el tiempo puede aumentar la pigmentación de la piel, el cabello y los ojos.

- El AOC de tipo 2 se debe a mutaciones en el gen *OCA2*. Tiene un fenotipo clínico variable: puede ir de una pigmentación casi normal a la ausencia casi total de ésta. La pigmentación tiende a aumentar con la edad.
- El AOC de tipo 3 se debe a mutaciones en el gen de la proteína relacionada con la tirosinasa 1 (*TYRP1*). El fenotipo más conocido se denomina *rufous* y se caracteriza por la presencia de cabello rojizo y piel marrón rojiza.
- El AOC de tipo 4 se debe a la mutación del gen *SLC45A2* con fenotipo clínico variable.

4. MELANOCITOSIS DÉRMICA

4.1. Melanocitosis dérmica congénita (mancha mongólica)

- La melanocitosis dérmica congénita se caracteriza por una o varias manchas de color azul o gris azulado de varios centímetros de diámetro.
- Las localizaciones más frecuentes incluyen la región lumbosacra, las nalgas y la espalda.
- Suele presentarse al nacer o poco después.
- Se debe a la mayor presencia de melanocitos dendríticos en la dermis profunda.
- Es más habitual en personas de piel más oscura, como los de ascendencia asiática o africana.
- Suele desvanecerse durante la niñez.

4-2. Nevo de Ota

- Se caracteriza por la presencia de máculas pardas o azul grisáceo en la distribución V1 o V2 de la cara. Suele ser unilateral pero puede ser bilateral.
- Afecta sobre todo a sujetos de piel más pigmentada (p. ej., de ascendencia asiática o africana).
- Las edades más habituales de inicio son la infancia y la pubertad.
- La mayoría de los casos informados se presentaron en mujeres.
- Se caracteriza histológicamente por la presencia de melanocitos dendríticos en la dermis superior.
- Las lesiones cutáneas consisten en máculas y parches pardos, grises o azules.
- La mayoría de los pacientes también presentan afección homolateral de la esclerótica.
- Las lesiones tienden a ser persistentes.
- Rara vez se desarrolla melanoma en estas lesiones, con mayor frecuencia en la coroides. La presentación más frecuente de melanoma cutáneo es el nódulo subcutáneo.[7]
- Se han utilizado láseres *Q-switched* para tratar estas lesiones.
- Los nevos adquiridos con máculas de tipo Ota (nevos de Hori) se caracterizan por la presencia de máculas marrones o grises adquiridas que se observan principalmente en la región maxilar de forma bilateral.[8]

4-3. Nevo de Ito

- El nevo de Ito tiene un aspecto clínico e histología similares a los del nevo de Ota, pero con otra distribución.
- Las lesiones muestran una distribución que sigue los nervios braquial cutáneo lateral y supraclavicular posterior, y afecta las regiones supraclavicular, escapular, deltoidea y lateral del cuello.

5. PIGMENTACIÓN INDUCIDA POR MEDICAMENTOS

- Numerosos medicamentos y metales pesados pueden causar cambios en la pigmentación.
- La pigmentación puede deberse a una combinación de aumento de la melanina, depósito de complejos farmacológicos o depósito de metales pesados.

- El daño puede ser localizado o diseminado y afectar sitios extracutáneos, como uñas, mucosa y escleróticas.
- En algunos casos, la resolución se consigue suspendiendo el fármaco.

5-1. Fármacos/metales implicados de manera frecuente

- Quimioterápicos: bleomicina, busulfán, ciclofosfamida, dactinomicina, daunorrubicina, 5-fluorouracilo, hidroxiurea, metotrexato.
- Metales pesados: arsénico, bismuto, oro, hierro, plomo, plata.
- Antipalúdicos: cloroquina, hidroxicloroquina y quinacrina.
- Antidepresivos tricíclicos/fenotiazinas: amitriptilina, clorpromacina, clomipramina, desipramina, imipramina, tioridazina.
- Otros: amiodarona, clofazimina, diltiazem, hidroquinona, imatinib, minociclina, zidovudina.

5-2. Fármacos/metales destacados y su patrón de daño

- Antipalúdicos: pigmentación de gris a negro azulado que afecta con mayor frecuencia a las espinillas. También puede dañar la cara, la mucosa oral y las áreas subungueales. La quinacrina puede provocar un cambio de coloración de amarillo a amarillo pardo de la piel y las escleróticas.
- Amiodarona: fotosensibilidad que lleva a hiperpigmentación gris a violácea en las zonas expuestas al sol.
- Hidroquinona: la aplicación tópica continua puede conducir a hiperpigmentación paradójica (ocronosis exógena).
- Minociclina: se describen tres patrones clásicos. Tipo I: decoloración azul negruzca en las áreas de cicatrización e inflamación, incluyendo las cicatrices por acné. Tipo II: se caracteriza por la pigmentación azul grisácea de las espinillas. Tipo III: se describe como una decoloración "café lodoso" que empeora en las regiones expuestas al sol.
- Análogos de prostaglandinas: soluciones oftálmicas utilizadas para tratar el glaucoma que pueden llevar a hiperpigmentación periocular.
- Plata (argiria): ocasiona una pigmentación grisácea difusa que se acentúa en las áreas expuestas al sol.
- Zidovudina (AZT): hiperpigmentación que se observa con mayor frecuencia en las uñas. También puede haber hiperpigmentación difusa. Afecta de manera más frecuente la piel oscura.

6. ERITEMA DISCRÓMICO PERSISTENTE

- El eritema discrómico persistente se caracteriza por la aparición lentamente progresiva de máculas ovaladas color marrón grisáceo de distribución simétrica sobre el tronco, cuello y miembros proximales.
- Las lesiones suelen medir varios centímetros de diámetro.
- Durante la aparición inicial de las lesiones, éstas pueden presentar un pequeño borde de eritema alzado en la periferia.
- Afecta con mayor frecuencia a niños y adultos jóvenes, y es más prevalente en los pacientes latinoamericanos con piel de tipo III y IV.
- Con el paso de los meses o años, las lesiones pueden desaparecer; ello se observa con mayor frecuencia en los niños que en los adultos.[9]
- El tratamiento suele ser ineficaz, aunque puede ser más útil en la fase inflamatoria temprana. Los tratamientos informados incluyen clofazimina y dapsona.

7. HIPOMELANOSIS GUTTATA IDIOPÁTICA

- La *hipomelanosis guttata idiopática* es una enfermedad frecuente caracterizada por la aparición de pequeñas máculas hipopigmentadas bien delimitadas que suelen observarse en las espinillas y antebrazos.
- Las lesiones suelen medir menos de 5 mm y son más prominentes en la piel oscura.
- Es más frecuente en las personas de más de 40 años, y la prevalencia aumenta con la edad.
- Se considera que la exposición a los rayos UV desempeña un papel en su patogenia.
- No hay repigmentación.

8. PITIRIASIS ALBA

- La pitiriasis alba se caracteriza por la presencia de máculas hipopigmentadas ligeramente escamosas mal delimitadas.
- Se localizan con mayor frecuencia en las mejillas, pero también pueden aparecer en el cuello, el tronco y la parte superior de los brazos.
- Se presenta en los niños y adolescentes, sobre todo en aquellos con diátesis atópica.
- Tiende a ser más pronunciada en los pacientes de piel oscura.
- Se considera que se debe a una hipopigmentación postinflamatoria.
- Con frecuencia se trata mediante emolientes y esteroides tópicos.

9. ALTERACIONES POSTINFLAMATORIAS DE LA PIGMENTACIÓN

9.1. Hiperpigmentación postinflamatoria

- Esta alteración se caracteriza por la presencia de máculas hiperpigmentadas.
- Es más probable que el pigmento de la epidermis se presente en tonalidades de marrón. La pigmentación dérmica tiene frecuentemente un aspecto azul o gris, aunque puede ser marrón cuando la melanina se encuentra en la dermis superficial.
- Pueden causarla diversas alteraciones inflamatorias de la piel (p. ej., acné, picaduras de insectos, dermatitis de contacto, dermatitis atópica, psoriasis, liquen simple crónico, liquen plano, erupción fija por fármacos, lupus discoide).
- Histopatológicamente, la melanina se deposita en la epidermis, la dermis o ambas.
- Es más habitual en pacientes de piel oscura, sobre todo de los tipos IV y V.
- La alteración primaria que conduce a la hiperpigmentación puede o no ser evidente. El tamaño, forma y distribución de la hiperpigmentación puede ayudar con frecuencia a determinar la causa primaria.
- Tratamiento
  - El tratamiento debe dirigirse al manejo de la causa subyacente.
  - El exceso de melanina epidérmica tiene mayores probabilidades de resolverse, mientras que la melanina dérmica puede permanecer durante años.
  - La melanina epidérmica puede responder a la hidroquinona junto con otros fármacos aclarantes de la piel, incluido el ácido azelaico y las combinaciones de hidroquinona con corticoesteroides y retinoides.
  - La pigmentación dérmica no suele responder a los tratamientos tópicos.
  - La fotoprotección puede reducir al mínimo cualquier hiperpigmentación futura.

9-2. Hipopigmentación postinflamatoria

- Se presenta con máculas hipopigmentadas; el tamaño, forma y distribución de la lesión con frecuencia refleja la etiología subyacente.

• Es menos frecuente que la hiperpigmentación postinflamatoria.
• Las causas más frecuentes incluyen psoriasis, dermatitis seborreica, dermatitis atópica, lupus discoide y liquen escleroso y atrófico.
• Puede presentarse al mismo tiempo o después de la aparición de la causa subyacente.
• Es más evidente en los pacientes de piel más oscura.
• El tratamiento debe intentar abordar la causa subyacente de inicio.
• La fototerapia con UVB o la exposición al sol también pueden resultar útiles.

REFERENCIAS

1. Krüger C, Schallreuter KU. A review of the worldwide prevalence of vitiligo in children/adolescents and adults. *Int J Dermatol* 2012;51(10):1206–1212.
2. Kyriakis KP, Palamaras I, Tsele E, et al. Case detection rates of vitiligo by gender and age. *Int J Dermatol* 2009;48(3):328–329.
3. Alkhateeb A, Fain PR, Thody A, et al. Epidemiology of vitiligo and associated autoimmune diseases in Caucasian probands and their families. *Pigment Cell Res* 2003;16(3):208–214.
4. Casacci M, Thomas P, Pacifico A, et al. Comparison between 308-nm monochromatic excimer light and narrowband UVB phototherapy (311–313 nm) in the treatment of vitiligo—a multicentre controlled study. *J Eur Acad Dermatol Venereol* 2007;21(7):956–963.
5. Taylor SC, Torok H, Jones T, et al. Efficacy and safety of a new triple-combination agent for the treatment of facial melasma. *Cutis* 2003;72(1):67–72.
6. Ortonne JP. Retinoid therapy of pigmentary disorders. *Dermatol Ther* 2006;19(5):280–288.
7. Patel BC, Egan CA, Lucius RW, et al. Cutaneous malignant melanoma and oculodermal melanocytosis (nevus of Ota): report of a case and review of the literature. *J Am Acad Dermatol* 1998;38(5 Pt 2):862–865.
8. Ee HL, Wong HC, Goh CL, et al. Characteristics of Hori naevus: a prospective analysis. *Br J Dermatol* 2006;154(1):50–53.
9. Silverberg NB, Herz J, Wagner A, et al. Erythema dyschromicum perstans in prepubertal children. *Pediatr Dermatol* 2003;20(5):398–403.

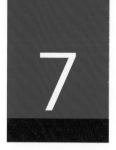

7 Lesiones cutáneas benignas

Shayna Gordon, MD, y M. Laurin Council, MD

Las lesiones cutáneas benignas son hallazgos frecuentes durante la exploración dermatológica. Aunque su extirpación no suele ser necesaria, puede estar indicada para el tratamiento de las lesiones sintomáticas. Además, si se sospecha atipia o malignidad, está indicado realizar una biopsia para determinar el diagnóstico definitivo.

1. NEVOS

1-1. Antecedentes

- Los *nevos melanocíticos* son proliferaciones congénitas o adquiridas de células pigmentadas (melanocitos). Los nevos melanocíticos adquiridos, con frecuencia conocidos como *lunares*, son lesiones cutáneas benignas que presentan varios subtipos, incluyendo los de la unión, compuestos, intradérmicos, azules, con halo y de Spitz.

1-2. Presentación clínica

- **Nevos de la unión**
  - Los *nevos de la unión* son máculas uniformes de color café o bronce con bordes lisos regulares. Suelen medir menos de 6 mm de diámetro. El término "de la unión" o "juntural" se refiere a la localización histológica de las lesiones melanocíticas a lo largo de la unión dermoepidérmica (fig. 7-1A).
- **Nevos compuestos**
  - Los *nevos compuestos* son pápulas elevadas de color marrón o bronce. Histológicamente, los melanocitos se encuentran tanto en la dermis como en la epidermis, por ello el término "compuesto" (fig. 7-1B).
- **Nevos intradérmicos**
  - Los *nevos intradérmicos* suelen ser pápulas del color de la piel, de color bronce o café claro, bien delimitadas y con forma de cúpula. Los melanocitos de estos nevos se encuentran en su totalidad en la dermis (fig. 7-1C).
- **Nevos azules**
  - Clínicamente, los *nevos azules* aparecen como pápulas solitarias de color negro azulado (fig. 7-1D). Existen dos variantes histológicas: la azul común y la azul celular. El nevo azul común se presenta de forma típica en la cabeza y el cuello, mientras que el nevo azul celular suele aparecer en el cuello y las extremidades. Los nevos azules celulares atípicos pueden ser difíciles de distinguir histológicamente del melanoma.
- **Nevo con halo**
  - Los *nevos con halo* se presentan como máculas o pápulas con un halo circundante de despigmentación, la cual es resultado de una respuesta inmunitaria a los melanocitos de la región. Desde el punto de vista histológico, se puede observar un infiltrado linfocítico alrededor del nevo. En ocasiones estos nevos muestran regresión total.

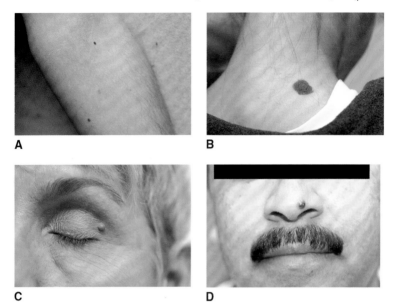

Figura 7-1. Espectro de los nevos benignos. **A.** Nevo de la unión. **B.** Nevo compuesto. **C.** Nevo intradérmico. **D.** Nevo azul (**C**, cortesía de Eva Hurst, MD).

- **Nevos de Spitz**
  - Los *nevos de Spitz* son pápulas rosadas que suelen aparecer en la cara o el cuero cabelludo de niños y adolescentes. Histológicamente, se caracterizan por una variante distintiva de melanocitos: la célula de Spitz. Los nevos de Spitz atípicos pueden ser difíciles de distinguir del melanoma por histología. Como los nevos de Spitz son raros en la edad adulta, algunos recomiendan la extirpación total de estas lesiones.

1-3. Valoración

- La mayoría de los nevos son benignos y sólo requieren observación. Las lesiones asimétricas, con bordes irregulares, variaciones en el color, un diámetro mayor de 6 mm o lesiones que muestran evolución deben someterse a biopsia para descartar atipia o malignidad.
- Cualquier nevo diferente al resto de los que presenta el paciente se conoce como "signo del patito feo" y puede requerir biopsia para descartar atipia o malignidad.

1-4. Tratamiento

- En general, cualquier lesión que parezca sospechosa debe extirparse mediante afeitado profundo o biopsia excisional, y examinarse por histología para descartar malignidad.
- También pueden extirparse las lesiones benignas con fines estéticos.

2. QUERATOSIS SEBORREICAS

2-1. Antecedentes

- Las *queratosis seborreicas* son lesiones epidérmicas benignas adquiridas muy frecuentes.

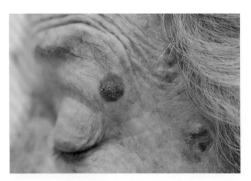

Figura 7-2. Queratosis seborreica (cortesía de Eva Hurst, MD).

2-2. Presentación clínica

- Estas lesiones clásicas suelen exhibir una superficie verrucosa o cérea con aspecto de estar "pegadas" (fig. 7-2). Las lesiones pueden ser del color de la piel, bronceadas o marrones y aparecer en cualquier parte del cuerpo salvo las palmas y plantas. Por lo general, aparecen después de la tercera década de vida y su número aumenta con la edad.
- Existen pocas variantes de queratosis seborreica desde el punto de vista histológico y clínico.
  - La *dermatosis papulosa negra* es una forma de queratosis seborreica que se presenta en individuos con pigmentación más oscura como pequeñas pápulas café oscuro o negras en la cara y el cuello. Esta alteración tiende a ser familiar.[2]
  - La estucoqueratosis se observa como pápulas rugosas y blancas que son fáciles de raspar y suelen ubicarse en los miembros inferiores.
  - Rara vez, la aparición repentina de múltiples queratosis seborreicas puede ser una manifestación paraneoplásica de una lesión maligna interna, conocida como *signo de Leser-Trelat*.[3]

2-3. Valoración

- El diagnóstico suele ser clínico, pero se debe realizar una biopsia para confirmar las lesiones clínicamente sospechosas.

2-4. Tratamiento

- No se requiere tratamiento para las queratosis seborreicas; sin embargo, se puede solicitar su extirpación con fines estéticos, para reducir la irritación o descartar una malignidad. La crioterapia con nitrógeno líquido resulta eficaz para la mayoría de las queratosis seborreicas, salvo en las lesiones muy gruesas. Puede ser necesario repetir el tratamiento. Las lesiones también pueden retirarse mediante curetaje con o sin electrocauterio.

3. ACROCORDONES

3-1. Antecedentes

- Los *acrocordones* o *papilomas cutáneos* son pápulas fibrosas pedunculadas que suelen presentarse en los pliegues cutáneos (fig. 7-3).

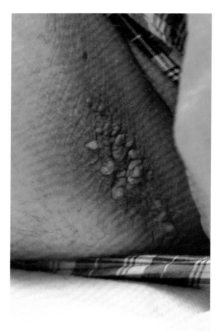

Figura 7-3. Placa de acrocordones.

3-2. Presentación clínica

• Desde el punto de vista clínico, los acrocordones se presentan como pápulas pedunculadas del color de la piel o bronceadas de 1-5 mm. Suelen aparecer en los puntos de fricción. Su localización más habitual es la axila, pero pueden ubicarse en cuello, párpados y pliegues inguinales e inframamarios. Con frecuencia, la obesidad es un factor predisponente.[4] Por lo general, las lesiones son asintomáticas, pero pueden irritarse y volverse dolorosas en caso de traumatismo por fricción, joyas o ropa.[5]

3-3. Valoración

• El diagnóstico puede ser clínico, pero debe realizarse una biopsia para confirmar las lesiones clínicamente sospechosas.

3-4. Tratamiento

• Las lesiones asintomáticas no requieren tratamiento. Si las lesiones se irritan o se necesita su extirpación por fines estéticos, es posible extirpar los acrocordones por corte con tijeras iris curvas. También se puede recurrir a electrocirugía o crioterapia.

4. ANGIOMAS

4-1. Antecedentes

• Los *angiomas en cereza* son proliferaciones capilares maduras.

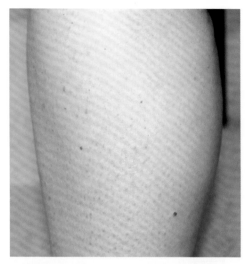

Figura 7-4. Angiomas.

4-2. Presentación clínica

• Son máculas o pápulas de color rojo brillante a granate de 0.5-5 mm; su ubicación más frecuente es el tronco o los extremos proximales de los miembros (fig. 7-4). Suelen ser asintomáticas, pero pueden sangrar con los traumatismos. En general, se desarrollan después de la tercera década de la vida y la cantidad de lesiones aumenta con la edad.

4-3. Valoración

• El diagnóstico es clínico, pero se requiere biopsia para las lesiones clínicamente sospechosas.

4-4. Tratamiento

• Los pacientes pueden solicitar la extirpación de los angiomas con fines estéticos o si presentan traumatismos crónicos. El retiro puede realizarse por afeitado, electrodesecación o ablación con láser de colorante pulsado.[6]

5. DERMATOFIBROMAS

5-1. Antecedentes

• Los *dermatofibromas* son áreas de fibrosis dérmica localizada. Es controvertido si las lesiones son neoplasias benignas espontáneas o hiperplasias fibrosas reactivas debidas a una lesión o picadura de artrópodo.[7]

5-2. Presentación clínica

• Clínicamente, se observan como nódulos firmes, discretos y asintomáticos que miden 3-10 mm de diámetro (fig. 7-5). Pueden variar de color, de rosa a marrón, por lo general con un anillo de hiperpigmentación. Aparecen con mayor frecuencia en la parte baja de las piernas y suelen ser asintomáticos, y en ocasiones son dolorosos.

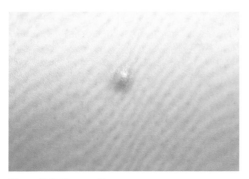

Figura 7-5. Dermatofibroma.

• Una prueba diagnóstica útil es el "signo del hoyuelo", en el que se forma un hoyuelo en la lesión al aplicar presión lateral.

5-3. Valoración

• El diagnóstico puede ser clínico, pero debe realizarse una biopsia si se presenta una lesión atípica o clínicamente sospechosa.

5-4. Tratamiento

• No se requiere tratamiento, a menos que la lesión presente cambios o síntomas.

6. LENTIGOS

6-1. Antecedentes

• Los *lentigos* son máculas hiperpigmentadas benignas causadas por la proliferación de melanocitos en la unión dermoepidérmica (fig. 7-6).

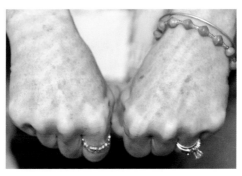

Figura 7-6. Lentigos.

6-2. Presentación clínica

• Los lentigos son máculas de color marrón o bronce que se encuentran ubicadas en las áreas expuestas al sol, como los dorsos de las manos, los antebrazos, la parte superior del pecho y los hombros.[8]

6-3. Valoración

• El diagnóstico puede ser clínico, pero en caso de ambigüedad, debe realizarse una biopsia para descartar un lentigo maligno o melanoma *in situ*.

6-4. Tratamiento

• Si no hay preocupación por una posible malignidad, se puede considerar la extirpación opcional con fines estéticos. El tratamiento tópico con hidroquinona al 2-4%, solo o en combinación con un retinoide y esteroide, puede ayudar a aliviar las lesiones. La eliminación por láser, quimioabrasión y congelamiento leve con nitrógeno líquido también resultan eficaces. Se requiere una fotoprotección estricta y emplear un agente con un alto factor de protección solar y de espectro amplio a fin de prevenir el oscurecimiento de los lentigos existentes y la aparición de nuevas lesiones.

7. HIPERPLASIA SEBÁCEA

7-1. Antecedentes

• La *hiperplasia sebácea* es una proliferación benigna y muy frecuente de las glándulas sebáceas.

7-2. Presentación clínica

• La hiperplasia sebácea se presenta como una lesión única o como múltiples pápulas blandas de color blanco amarillo con umbilicación central (fig. 7-7). La mayoría de las lesiones miden 2-4 mm de diámetro y se presentan en la frente, mejillas y nariz de personas en la mediana edad y ancianos.[9]

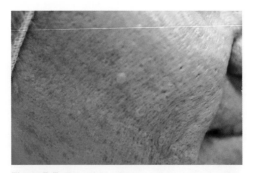

Figura 7-7. Hiperplasia sebácea.

7-3. Valoración

- El diagnóstico puede ser clínico, pero debe realizarse una biopsia para confirmar las lesiones clínicamente sospechosas. En ocasiones, la hiperplasia sebácea puede confundirse clínicamente con el carcinoma espinocelular.

7-4. Tratamiento

- No se requiere tratamiento, pero en ocasiones puede solicitarse con fines estéticos. La extirpación opcional puede lograrse mediante electrodesecación, ablación láser, criocirugía y extirpación por afeitado con curetaje.[10]

8. QUELOIDES

8-1. Antecedentes

- Los *queloides* son cicatrices hipertróficas que representan un exceso en la respuesta de cicatrización de heridas después de una lesión cutánea (fig. 7-8).
- La distinción entre estas dos entidades es clínica: las cicatrices hipertróficas permanecen confinadas dentro de los límites de la lesión original, mientras que los queloides se extienden más allá de los márgenes de la lesión inicial.

8-2. Presentación clínica

- Los queloides se observan como nódulos o placas firmes, elevados, de color rosado o café oscuro. Las localizaciones más frecuentes son los lóbulos de las orejas, la parte superior del pecho, los hombros y la espalda. Los queloides suelen encontrarse en individuos de piel más oscura.[11] Por lo general, las lesiones son asintomáticas, pero pueden ser dolorosas y pruriginosas.

8-3. Valoración

- El diagnóstico puede ser clínico, pero debe realizarse una biopsia si hay una lesión clínicamente sospechosa.

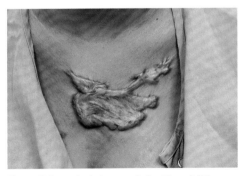

Figura 7-8. Queloide (cortesía de Eva Hurst, MD).

8-4. Tratamiento

- Los esteroides intralesionales pueden ayudar a aplanar y suavizar las cicatrices hipertróficas y los queloides, así como a reducir el prurito asociado. El sobretratamiento con esteroides intralesionales puede producir hipopigmentación y atrofia.[12] Los queloides pueden tratarse mediante extirpación, retiro por afeitado o ablación láser, seguidos por una serie de inyecciones intralesionales para prevenir las recidivas.[13]

9. QUISTES

9-1. Antecedentes

- Los tipos más frecuentes de quistes subcutáneos son los de inclusión epidérmica (fig. 7-9), los tricolémicos o pilares, y los miliares.

9-2. Presentación clínica

- **Quiste de inclusión epidérmica**
  - Los *quistes de inclusión epidérmica* son lesiones subcutáneas habituales que miden de varios milímetros a varios centímetros de diámetro. Una clave diagnóstica útil es el punto central que presentan y que puede drenar una sustancia caseosa fétida. Cuando se inflaman, los quistes de inclusión epidérmica pueden ser muy dolorosos, aumentar de tamaño de forma drástica y desarrollar eritema suprayacente. En ocasiones pueden presentar una infección secundaria.
- **Quistes miliares**
  - Los *quistes miliares* son quistes de inclusión epidérmica superficiales que consisten en pápulas blancas que miden 1-2 mm y suelen aparecer en la cara de los adultos.
- **Quistes tricolémicos o pilares**
  - Los *quistes tricolémicos* o *pilares* son nódulos firmes móviles que se presentan con frecuencia en el cuero cabelludo. Suelen verse en las mujeres de mediana edad y es habitual que aparezcan lesiones múltiples.

9-3. Valoración

- El diagnóstico puede ser clínico, pero se indica la extirpación quirúrgica en caso de haber lesiones grandes, en crecimiento, sintomáticas o clínicamente atípicas.

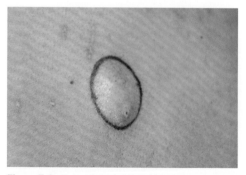

Figura 7-9. Quiste de inclusión epidérmica.

9-4. Tratamiento

- **Quistes de inclusión epidérmica**
  - Los quistes de inclusión epidérmica inflamados pueden tratarse con esteroides intralesionales para reducir la inclusión y el dolor. Las lesiones muy inflamadas también pueden tratarse con antibióticos.[14] La extirpación quirúrgica se reserva para las lesiones no inflamadas por el mayor riesgo de complicaciones en los quistes con inflamación aguda. Si se sospecha una infección activa, se puede hacer una incisión y drenaje con cultivo.
- **Quistes miliares**
  - El milio puede retirarse con fines estéticos por punción de la piel con una hoja de bisturí del No. 11 o aguja calibre 19, y aplicando una ligera presión con un extractor de comedones. Las lesiones más pequeñas pueden responder al tratamiento tópico con retinoides.
- **Quistes tricolémicos o pilares**
  - Los quistes tricolémicos son fáciles de retirar por extirpación simple. Al igual que los quistes de inclusión epidérmica, la cirugía se reserva para las lesiones no inflamadas.

10. LIPOMAS

10-1. Antecedentes

- Son tumores subcutáneos benignos formados por adipocitos maduros (fig. 7-10).

10-2. Presentación clínica

- Clínicamente, los lipomas se presentan como nódulos subcutáneos indoloros, redondos, blandos y móviles, habitualmente con consistencia de masa. Son de lento crecimiento y en general miden 1-3 cm de diámetro, aunque pueden crecer hasta más de 10 cm. Son más frecuentes en la mediana edad y suelen ubicarse en hombros, cuello, tronco y brazos.
- Rara vez se puede asociar la presencia de múltiples lipomas con síndromes como la lipomatosis múltiple hereditaria, el síndrome de Banyan-Riley-Ruvalcaba, el síndrome de Gardner, la adiposis dolorosa y la enfermedad de Madelung.[15]

10-3. Valoración

- En general, los lipomas se pueden diagnosticar clínicamente, pero si la lesión muestra síntomas o evoluciona, se debe realizar una biopsia para hacer el diagnóstico histopatológico.

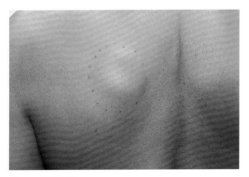

Figura 7-10. Lipoma.

10-4. Tratamiento

• Los lipomas no requieren tratamiento, pero el paciente puede solicitarlo con fines estéticos. Lo más frecuente es que se retiren mediante extirpación quirúrgica simple, pero también se pueden eliminar mediante liposucción.[16-18] Algunas variantes histológicas, como el angiolipoma, pueden ser dolorosas. En estos casos se puede realizar la extirpación quirúrgica.

REFERENCIAS

1. Witt C, Krengel S. Clinical and epidemiological aspects of subtypes of melanocytic nevi (Flat nevi, Miescher nevi, Unna nevi). *Dermatol Online J* 2010;16(1):1.
2. Lupo MP. Dermatosis papulosa nigra: treatment options. *J Drugs Dermatol* 2007;6(1):29–30.
3. Husain Z, Ho JK, Hantash BM. Sign and pseudo-sign of Leser-Trélat: case reports and a review of the literature. *J Drugs Dermatol* 2013;12(5):e79–e87.
4. Jindal A, Patel N, Shah R. Acrochordons as a cutaneous sign of metabolic syndrome: a case–control study. *Ann Med Health Sci Res* 2014;4(2):202.
5. Luba MC, Bangs SA, Mohler AM, et al. Common benign skin tumors. *Am Fam Physician* 2003;67(4):729–738.
6. Pancar GS, Aydin F, Senturk N, et al. Comparison of the 532-nm KTP and 1064-nm Nd:YAG lasers for the treatment of cherry angiomas. *J Cosmet Laser Ther* 2011;20:1–4.
7. Zelger BG, Zelger B. Dermatofibroma (fibrous histiocytoma): an inflammatory or neoplastic disorder? *Histopathology* 2001;38(4):379–381.
8. Praetorius C, Sturm RA, Steingrimsson E. Sun-induced freckling: ephelides and solar lentigines. *Pigment Cell Melanoma Res* 2014;27(3):339–350.
9. Dent CD, Hunter WE, Svirsky JA. Sebaceous gland hyperplasia. *J Oral Maxillofac Surg* 1995;53(8):936–938.
10. No D, McClaren M, Chotzen V, et al. Sebaceous hyperplasia treated with a 1450-nm diode laser. *Dermatol Surg* 2004;30(3):382–384.
11. KöSe O, Waseem A. Keloids and hypertrophic scars: are they two different sides of the same coin? *Dermatol Surg* 2008;34(3):336–346.
12. Abdel-Meguid AM, Weshahy AH, Sayed DS, et al. Intralesional vs. contact cryosurgery in treatment of keloids: a clinical and immunohistochemical study. *Int J Dermatol* 2015;54(4):468–475.
13. Shockman S, Paghdal KV, Cohen G. Medical and surgical management of keloids: a review. *J Drugs Dermatol* 2010;9(10):1249–1257.
14. Poonawalla T, Uchida T, Diven DG. Survey of antibiotic prescription use for inflamed epidermal inclusion cysts. *J Cutan Med Surg* 2006;10(2):79–84.
15. Nguyen T, Zuniga R. Skin conditions: benign nodular skin lesions. *FP Essent* 2013;407:24–30.
16. Rao SS, Davison SP. Gone in 30 seconds: a quick and simple technique for subcutaneous lipoma removal. *Plast Reconstr Surg* 2012;130(1):236e–238e.
17. Amber KT, Ovadia S, Camacho I. Injection therapy for the management of superficial subcutaneous lipomas. *J Clin Aesthet Dermatol* 2014;7(6):46–48.
18. Ramakrishnan K. Techniques and tips for lipoma excision. *Am Fam Physician* 2002;66(8):1405.

8 Lesiones cutáneas malignas

David Y. Chen, MD, PhD, Amy Musiek, MD, y Lynn A. Cornelius, MD

Las lesiones cutáneas malignas se clasifican, por lo general, en los tipos melanoma y no melanoma. Los cánceres de piel no melanoma, sobre todo el basocelular y el espinocelular, son los más frecuentes en los humanos, aunque esta clasificación incluye una variedad de cánceres raros que no se abordan en este capítulo. La identificación correcta del tipo de cáncer es fundamental para determinar el pronóstico del paciente y el tratamiento adecuado.

1. CARCINOMA BASOCELULAR

- El carcinoma basocelular (CBC) es el tipo de cáncer más frecuente en Estados Unidos, con casi 2 millones de casos nuevos al año. Es más habitual en los hombres que en las mujeres y su incidencia se encuentra en aumento en todos los grupos etarios, sobre todo en las mujeres menores de 40 años de edad.[1]

1-1. Antecedentes

- **Factores de riesgo.** La confluencia de factores genéticos y de exposición al ambiente determinan el riesgo de desarrollar CBC. La exposición ambiental a la luz ultravioleta (UV) del sol o de las camas solares confiere un riesgo significativo para desarrollar CBC, aunque ambas fuentes pueden evitarse. Casi 98 000 casos adicionales de CBC en Estados Unidos pueden atribuirse sólo a las camas solares.[2] Además, los antecedentes de inmunosupresión, edad avanzada, exposición a la radiación ionizante o al arsénico y una historia de cáncer de piel no melanoma aumentan el riesgo. La susceptibilidad genética al daño por radiación UV debido a piel clara o enfermedades hereditarias, como la xerodermia pigmentosa (XP), aumenta el riesgo de CBC de forma independiente. En otra enfermedad rara, el síndrome de CBC nevoide (síndrome de Gorlin), los pacientes presentan numerosos CBC de inicio temprano debido a mutaciones en el gen homólogo *PTCH1* (*patched 1*). Los síndromes adicionales de inicio temprano de CBC incluyen el de Bazex-Dupre-Christol y el de Rombo. Por lo tanto, los pacientes con CBC múltiples, de inicio temprano o con antecedentes familiares importantes deben derivarse a valoración dermatológica y, posiblemente, genética.
- **Patogenia.** La vía *hedgehog* se activa de manera aberrante en casi todos los casos de CBC. Alrededor del 90% de los CBC espontáneos presentan mutaciones en *PTCH1*, mientras que un estimado del 10% alberga mutaciones en el gen *SMO* (*smoothened*). Asimismo, el gen de la proteína tumoral P53 (*TP53*) se encuentra frecuentemente mutado y, en el CBC espontáneo, las mutaciones en *PTCH1* y *TP53* parecen inducidas por la radiación UV. El mantenimiento del tumor depende de las señales continuas de la vía *hedgehog*.

1-2. Presentación clínica

- **Cuadro clínico.** De forma típica, el CBC se presenta como pápulas o placas rosadas, translúcidas y aperladas con borde engrosado y telangiectasias arboriformes sobre la piel expuesta al sol (fig. 8-1A). Existe un conjunto de variantes morfológicas comunes,

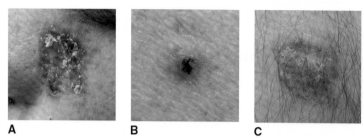

Figura 8-1. A. Carcinoma basocelular con rasgos típicos. **B.** Carcinoma basocelular con telangiectasia arboriforme y pigmento globular oscuro. **C.** Carcinoma basocelular con bordes engrosados o "enrollados" en la periferia.

incluyendo una variante pigmentada que en ocasiones puede confundirse con un melanoma (fig. 8-1B). Además, los CBC pueden tener aspecto de cicatriz y con frecuencia se observan ulcerados. Las formas superficiales pueden presentarse como placas rojas y escamosas parecidas a las lesiones inflamatorias de la psoriasis, aunque el borde engrosado sugiere CBC (fig. 8-1C). Por último, una variante poco habitual y relativamente indolora de CBC, conocida como *fibroepitelioma de Pinkus*, puede mostrar una superficie verrucosa y suele ubicarse en la región lumbar.
* **Antecedentes.** Los pacientes pueden informar una lesión que sangra con facilidad, no cicatriza, crece de manera lenta o es dolorosa. Es frecuente el escenario donde se ignora la lesión durante meses o años, dada su naturaleza relativamente indolora.

1-3. Valoración

* **Se requiere una biopsia para realizar una valoración completa**; sin embargo, en muchos casos, el diagnóstico de CBC tiene un alto índice de sospecha con base en el aspecto clínico, mientras que la biopsia confirma el diagnóstico y proporciona información valiosa al médico tratante. Los rasgos histológicos de carcinomas metatípicos, infiltrativos, morfeaformes, esclerosantes o micronodulares representan un patrón de crecimiento agresivo que afecta las decisiones terapéuticas. Cualquiera de las distintas técnicas de biopsia es aceptable, incluyendo la de afeitado, sacabocados, incisional y excisional. El CBC rara vez produce metástasis, por lo que no suele ser necesario aplicar pruebas más allá de una exploración exhaustiva de la piel.

1-4. Tratamiento

* El tratamiento primario del CBC incluye medidas líticas y quirúrgicas. El curetaje y la electrodesecación ofrecen un método rápido y eficaz para tratar los CBC de histología no agresiva en localizaciones de bajo riesgo, con tasas de curación superiores al 90%. La extirpación quirúrgica del CBC con un margen de 4 mm, en caso de ser adecuada, ofrece una tasa de curación mayor del 95%. Para el CBC superficial, el 5-fluorouracilo tópico puede acabar con más del 90% de los tumores, mientras que el imiquimod ha mostrado eliminar más del 80% de estas lesiones. La terapia fotodinámica (TFD) es eficaz para tratar el CBC superficial, aunque las tasas de recurrencia pueden ser altas. La crioterapia y radioterapia también representan opciones para los pacientes con CBC de bajo riesgo o que son malos candidatos para cirugía.
* **Cirugía micrográfica de Mohs (CMM).** Permite la evaluación intraoperatoria de todo el margen periférico y profundo del tumor extirpado. Se puede utilizar la CMM para tratar los CBC con características histológicas agresivas, tumores grandes (> 2 cm) en

cualquier localización, o cualquier CBC en un lugar de alto riesgo, incluyendo las "áreas enmascaradas" de la cara o los genitales, así como tumores en pacientes inmunocomprometidos y CBC recurrentes. En un estudio controlado y aleatorizado de más de 600 casos de CBC faciales de alto riesgo o recurrentes, se demostró que la CMM es superior a la extirpación quirúrgica para los CBC primarios (4.4% frente a 12.2%) y recurrentes (3.9% frente a 13.5%) con un seguimiento a 10 años.[4]

- **CBC localmente avanzado o metastásico.** Se recomienda ampliamente que la valoración y el tratamiento sean realizados por un equipo multidisciplinario que incluya personal de dermatología, cirugía, oncología y radioncología, debido a las numerosas modalidades terapéuticas disponibles que pueden moldearse a las necesidades de cada paciente. El advenimiento reciente del inhibidor de moléculas pequeñas del homólogo *SMO*, conocido como *vismodegib*, ofrece una alternativa nueva y eficaz para este tipo de CBC. Un estudio clínico multicéntrico de fase II demostró una actividad clínica significativa con tasas objetivas de respuesta del 43% en los casos de enfermedad localmente avanzada y del 30% en la enfermedad metastásica.[5] Hoy en día, está bajo investigación el posible uso de vismodegib como neoadyuvante. A pesar de la tasa de respuesta, los pacientes suelen experimentar alopecia, disgeusia, ageusia, espasmos musculares, fatiga y otros efectos secundarios que, en algunos casos, obligan a interrumpir el tratamiento.

- **Pronóstico.** El pronóstico de los pacientes con CBC es excelente. La mayoría de los pacientes con CBC localizado encuentran la cura entre las modalidades antes mencionadas. Si no se trata, el CBC sigue creciendo y se vuelve localmente destructivo. Las metástasis se presentan en más del 0.1% de los pacientes y suelen ocurrir en los tumores que presentan rasgos histológicos agresivos. Los sitios más frecuentes de metástasis incluyen ganglios linfáticos, pulmones y huesos. Aunque hoy en día esta alteración es curable, los pacientes con CBC metastásico deben considerarse para un tratamiento sistémico con inhibidores de la vía *hedgehog*, como el vismodegib, o inscribirse en un estudio clínico.

- **Seguimiento y prevención.** Los pacientes con antecedentes de CBC tienen una probabilidad del 50% de desarrollar un segundo CBC en los próximos 5 años. Por lo tanto, se recomienda brindar un seguimiento estrecho mediante exploración cutánea completa cada 6-12 meses. Es necesario recalcar a estos pacientes que deben evitar los factores desencadenantes, como la exposición al sol, las camas solares y la radiación ionizante.

2. CARCINOMA ESPINOCELULAR Y QUERATOSIS ACTÍNICA

- El carcinoma espinocelular (CEC) es el segundo tipo de cáncer más frecuente en Estados Unidos, después del CBC. Una abrumadora mayoría de los casos de CEC se presentan en individuos de edad avanzada con exposición crónica al sol. Los hombres tienen dos veces más probabilidades de desarrollar CEC, y su incidencia es 20 veces mayor en aquellos de piel clara que en los de pigmentación más oscura. La incidencia aumenta en las latitudes más cercanas al ecuador, lo cual refleja la importancia de la exposición a los rayos UV para la patogenia del CEC.

2-1. Antecedentes

- **Factores de riesgo.** El factor de riesgo principal para el desarrollo de CEC es la exposición al sol o a la radiación UV. Las fuentes terapéuticas de radiación UV, como los psolarenos con UV A (PUVA), aumentan de manera considerable el riesgo de padecer CEC; lo mismo ocurre con las fuentes cosméticas de rayos UV: las camas solares causan alrededor de 72 000 casos adicionales de CEC cada año.[2] Otros factores de riesgo incluyen la inmunosupresión, sobre todo en un contexto de trasplante de órgano sólido, piel clara, exposición a radiación ionizante, infección por ciertos tipos de papilomavirus,

cicatrices por quemaduras, úlceras no cicatrizantes, edad avanzada y enfermedades hereditarias como XP o epidermólisis distrófica recesiva ampollosa.

* **Patogenia.** Se cree que los CEC cutáneos surgen de queratosis actínicas (QA) premalignas por medio de aberraciones genómicas progresivas inducidas por la radiación UV
y la inestabilidad genómica. Las mutaciones en el gen supresor de tumores *TP53* se
observan con frecuencia, al igual que las mutaciones del oncogén vírico de sarcoma de
rata homólogo (*RAS*), registrado en el 21% de los genes cutáneos. Estas mutaciones, las
redes celulares aberrantes que producen y la interacción entre los factores estrómicos y
el sistema inmunitario son factores que contribuyen al desarrollo y mantenimiento del
CEC cutáneo.[6]

2-2. Presentación clínica

* **Cuadro clínico.** El CEC suele presentarse como una pápula o placa persistente, creciente, eritematosa y escamosa sobre la piel expuesta al sol que puede sangrar y ser dolorosa (fig. 8-2A). También puede presentarse como un nódulo escamoso, con costras o
como una úlcera que no cicatriza bien. Las presentaciones específicas merecen una men-
ción aparte. Los CEC pueden desarrollarse con úlceras crónicas en la parte baja de la
pierna, lo cual se conoce como *úlcera de Marjolin*, y suelen estar avanzados al momento
del diagnóstico. El CEC puede presentarse sobre los genitales externos como nódulos
y placas vegetativos o verrucosos. Se considera que estas manifestaciones que aparecen
sobre la piel expuesta al sol son parte de un continuo que va de las queratosis actínicas
a los CEC *in situ* y después a los CEC invasores. Las queratosis actínicas se caracterizan por pápulas eritematosas bien delimitadas con escamas adherentes (fig. 8-2B). En
algunos casos, pueden presentarse como parches de color rosa pálido o bronce menos
delimitados con escamas ásperas que son más fáciles de sentir que de ver. Lo anterior
puede ser difícil de distinguir del CEC *in situ*, que suele aparecer como una placa roja
aislada bien delimitada con escamas adherentes (fig. 8-2C).

2-3. Valoración

* **Necesidad de la biopsia para realizar una valoración completa.** En la mayoría de
los casos, el diagnóstico clínico de las queratosis actínicas es confiable en manos de un
médico experimentado. Sin embargo, cualquier sospecha de CEC debe llevar a la realización de una biopsia para establecer el diagnóstico definitivo. Diversas técnicas de
biopsia resultan adecuadas, incluyendo afeitado, en sacabocados, incisional o excisional.
Los estudios histopatológicos pueden diferenciar el carcinoma *in situ* del carcinoma
invasor y ofrecer información adicional para orientar el tratamiento mediante el registro

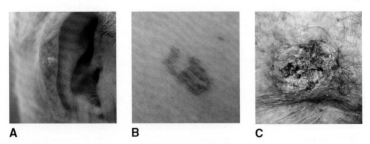

A **B** **C**

Figura 8-2. A. Carcinoma espinocelular. **B.** Pápula hiperqueratósica, queratosis actínica.
C. Placa roja mínimamente escamosa, carcinoma espinocelular *in situ* (**A** y **C**, cortesía de Arthur
Z. Eisen, MD).

de la profundidad de la invasión o los rasgos histológicos agresivos, como en la invasión perineural. Además de la biopsia, se debe realizar una exploración dermatológica completa y palpación de los ganglios linfáticos regionales. En ausencia de tumores grandes con rasgos histológicos agresivos, presentación en un sitio de alto riesgo o evidencia clínica de metástasis, las directrices para el CEC cutáneo de la National Comprehensive Cancer Network (NCCN) no indican estudios adicionales por imagen o laboratorio.

- **Estadificación del carcinoma espinocelular cutáneo.** Se basa en el sistema tumor, nódulo, metástasis (TNM) revisado en la 7.ª edición de las directrices del American Joint Committee on Cancer (AJCC), en la cual se incluyó el grosor del tumor por su posible valor pronóstico. Un estudio prospectivo del CEC en 615 pacientes demostró que no había metástasis en los tumores menores de 2.0 mm de grueso, mientras la tasa aumentaba al 4% en aquellos de 2.1-6.0 mm y al 16% en los mayores de 6.0 mm.[7]

2-4. Tratamiento

- **Queratosis actínica.** Existen diversos métodos de tratamiento para las queratosis actínicas. La forma más frecuente es la lisis mediante crioterapia con nitrógeno líquido, que resulta eficaz y tiene pocos efectos adversos además de dolor temporal, eritema localizado y formación de ampollas asociados con el tratamiento. La lisis por electrodesecación y curetaje puede ser útil para tratar las lesiones hiperqueratósicas. Para las lesiones más numerosas o difusas, se pueden aplicar diversos tratamientos regionales eficaces:
  - **5-fluorouracilo.** Antimetabolito para el tratamiento tópico dirigido a las células de proliferación rápida; está disponible como crema en distintas concentraciones y se entrega al paciente para que la aplique por su cuenta. Suele ser eficaz para tratar queratosis actínicas clínicamente evidentes y para las lesiones sutiles en la región a tratar. Los efectos secundarios van de irritación leve a inflamación grave. Se debe tener cuidado en el manejo de las expectativas del paciente. Un abordaje eficaz consiste en probar en áreas pequeñas antes de empezar una aplicación generalizada.
  - **Terapia fotodinámica.** Los fotosensibilizadores ácido 5-aminolevulínico (ALA, *5-aminolevulinic acid*) y metil aminolevulinato (MAL) causan la acumulación preferencial de protoporfirina IX en el tejido neoplásico, el cual es activado por la luz roja o azul del espectro visible, o por el láser de colorante pulsado para producir una reacción fototóxica mediada por especies reactivas de oxígeno. Las tasas de eliminación de las queratosis actínicas son semejantes a las del 5-fluorouracilo. Los efectos secundarios incluyen molestias durante el tratamiento y la consiguiente irritación leve o inflamación grave.
  - **Otros tratamientos tópicos.** Ofrecen distintos niveles de resultados. Incluyen el imiquimod, un agonista del receptor de tipo *Toll* 7 (TLR7) que causa lisis inflamatoria, gel de diclofenaco y mebutato de ingenol.
- **Carcinoma espinocelular localizado.** Las lesiones *in situ* o de bajo riesgo en sitios lampiños pueden tratarse con curetaje y electrodesecación. La mayoría de las lesiones se retiran quirúrgicamente con márgenes de 0.4 cm para las lesiones menores de 2 cm y con márgenes mayores de 0.6 cm en las que superan los 2 cm o con bordes mal definidos. Estos márgenes ofrecen tasas de curación del 90-95%. Se puede recurrir a la CMM para las lesiones con alto riesgo de recurrencia y metástasis, como el CEC en el centro de la cara, orejas, párpados, labios, tumores recurrentes, CEC mayores de 2 cm, con subtipo histológico agresivo y que aparecen en cicatrices o en pacientes inmunodeprimidos. Otros tratamientos para los CEC incluyen criocirugía, radiación y, en raras ocasiones, quimioterapia o inmunoterapia intralesional. La radioterapia suele reservarse para los pacientes que son malos candidatos a cirugía y puede emplearse como terapia adyuvante en aquellos con enfermedad metastásica o en CEC resecados de alto riesgo, como los que presentan una invasión perineural extensa. Sin embargo, nunca deben tratarse con

radiación a los pacientes con XP y otras enfermedades hereditarias de reparación por escisión de nucleótidos.

- **Carcinoma espinocelular cutáneo metastásico.** La quimioterapia con platino y los antagonistas del receptor de factor de crecimiento epidérmico (EGFR, *epidermal growth factor receptor*) han demostrado pocos beneficios en los casos de CEC metastásico. Se recomienda la derivación a un equipo terapéutico multidisciplinario o un estudio clínico.
- **Pronóstico.** La gran mayoría de los CEC cutáneos pueden curarse mediante cirugía. Sin embargo, la incidencia de recidivas locales es del 1-10%, según la variante histológica y la modalidad quirúrgica, y puede alcanzar el 20% en las lesiones y localizaciones de alto riesgo, como la oreja. En general, la incidencia de metástasis en el CEC cutáneo es del 2-6% y suele afectar el primer ganglio linfático al que drena. Algunos CEC tienen una evolución más agresiva y se clasifican como de alto riesgo, incluyendo las lesiones de los labios y orejas, lesiones mayores de 2 cm o gruesas, CEC sobre cicatrices, recurrentes o con invasión perineural, y CEC en pacientes inmunosuprimidos (por trasplante de órgano o leucemia linfocítica crónica), que tienen un alto riesgo de metástasis.
- **Seguimiento y prevención.** Los pacientes con CEC de bajo riesgo reciben seguimiento mediante una exploración dermatológica completa cada 2-12 meses durante los primeros 2 años, cada 6-12 meses durante los siguiente 3 años y posteriormente cada año. Los pacientes con CEC de riesgo alto son vigilados mediante exploración dermatológica total y de los ganglios linfáticos cada 1-3 meses durante el primer año, cada 2-4 meses en el segundo, cada 2-6 meses durante los tres siguientes años y después cada 6-12 meses a partir de ese momento según las directrices del 2014 NCCN para el CEC cutáneo. Se debe enfatizar la importancia de usar protección solar y evitar el sol. En los individuos de riesgo alto, incluyendo los receptores de trasplante de órganos sólidos o con alguna otra causa de inmunodepresión, las queratosis actínicas precancerosas deben tratarse de forma intensiva y se debe tener un umbral bajo de sospecha para realizar una biopsia.
  - **Quimioprevención.** Los pacientes con riesgo elevado de desarrollar CEC cutáneo, sobre todo si recibieron un trasplante de órgano sólido, pueden verse beneficiados con el uso de imiquimod tópico, retinoides orales o tópicos y 5-fluorouracilo tópico. El tratamiento con retinoides orales puede asociarse con dislipidemias, que pueden constituir un problema en los pacientes de esta población. Además, la interrupción de los retinoides orales puede asociarse con el desarrollo de rebote de otro CEC.[8]

3. MELANOMA

- Los datos del Surveillance, Epidemiology and End Results Program (SEER) muestran un aumento constante en la incidencia del melanoma cutáneo desde 1975, así como un incremento promedio continuo del 1.8% anual entre 2002 y 2011 (http://seer.cancer.gov). La American Cancer Society estima que se diagnosticaron alrededor de 76 100 casos de melanoma en el 2014, y que 9 710 individuos murieron por esta causa. El riesgo de por vida de ser diagnosticado con melanoma en Estados Unidos es de alrededor de 1 por cada 50 para la población blanca, 1 por cada 1 000 para la población negra y 1 por cada 200 para la población hispana. En general, los hombres presentan más casos nuevos de melanoma que las mujeres (27.7 frente a 16.7 casos nuevos por cada 100 000, SEER 18).

3-1. Antecedentes

- **Factores de riesgo.** Existen determinantes genéticos y ambientales muy claros relativos al riesgo de melanoma. Aunque el melanoma familiar es bastante menos frecuente que los casos esporádicos, las mutaciones en el gen supresor de tumores conocido como *inhibidor 2A de cinasa dependiente de ciclina* (*CDKN2A*) se observan con cierta frecuencia en las familias con varios miembros afectados, o en aquellos con numerosos melanomas primarios. Las variantes génicas de baja penetrancia con riesgo alto de causar melanoma incluyen el receptor 1 de melanocortina (*MC1R*: el determinante génico del tipo de pigmentación), tirosinasa (*TYR*), cinasa 4 dependiente de ciclina (*CDK4*), factor de transcripción de microftalmia (*MITF*), proteína 1 asociada con BRCA1 (*BAP1*), entre otros.[9] Se han descrito nuevos determinantes de riesgo genético mediante la aplicación de la secuenciación de siguiente generación, incluido un estudio reciente que identificó polimorfismos no genéticos que afectan la región reguladora de la telomerasa (*TERT*) en una familia de varios miembros con melanoma.[10] A pesar de la identificación de estos factores, no se ha determinado la utilidad de su detección; por lo tanto, las pruebas genéticas no forman parte de la práctica cotidiana en la clínica, pues la exploración física se mantiene como el patrón de referencia en la atención de los pacientes y su familia.

- El factor del entorno que induce con mayor frecuencia el riesgo de padecer melanoma y otros cánceres no melanoma de la piel es la exposición a los rayos UV. De hecho, la Organización Mundial de la Salud clasificó la radiación UV de 100-400 nm como un carcinógeno conocido. La exposición a los rayos UV, junto con factores de riesgo genéticos, como piel clara, cabello rojo (variantes *MC1R*) y síndromes de sensibilidad a los rayos UV, como la XP, aumenta el riesgo de melanoma. Las personas de piel clara que viven en el hemisferio sur, como Nueva Zelanda y Australia, o quienes se exponen voluntariamente a la luz UV mediante dispositivos, como las camas solares, tienen el mayor riesgo. Hasta este momento, tener antecedentes de melanoma implica tener un riesgo 10 veces mayor de padecer un melanoma subsecuente con respecto a la población general, lo que probablemente refleje la confluencia de factores genéticos y ambientales. Otros factores de riesgo incluyen la cantidad de nevos presentes (> 50), antecedentes de más de cinco nevos clínicamente atípicos, presentar nevos congénitos grandes (> 20 cm) e inmunosupresión.

3-2. Presentación clínica

- Los melanomas cutáneos suelen aparecer en ausencia de un precursor clínicamente evidente, aunque, en algunos casos, los nevos benignos se asocian con un melanoma durante las pruebas histológicas. Los pacientes pueden informar la aparición de una nueva lesión cutánea o un cambio en una existente, y en ocasiones perciben síntomas asociados como prurito y sangrado. Las lesiones primarias no pigmentadas o amelanóticas representan alrededor del 5% de los melanomas cutáneos (figs. 8-3A y 8-3D).
- **Características clínicas.** Al evaluar una lesión cutánea pigmentada, resultan útiles los criterios morfológicos del ABCDE, aunque no sean absolutos.
  - *Asimetría:* la mitad de una lesión no se corresponde con la otra.
  - *Bordes irregulares:* la lesión presenta bordes desiguales o con muescas.
  - *Color variado:* la pigmentación exhibe una mezcla de bronce, marrón o negro. Los cambios hacia el rojo, blanco o azul resultan más preocupantes.
  - *Diámetro:* mayores de 6 mm.*
  - *Evolución:* cualquier cambio en las características de la lesión identificado por el paciente o el médico.
- Se debe prestar especial atención a las lesiones que muestren algún cambio, ya sea por el registro clínico (escrito o fotográfico) o por el informe del paciente. En su conjunto, estos criterios se conocen como el ABCDE del melanoma. Las lesiones con uno o más de estos atributos deben informarse al médico, de preferencia un dermatólogo, y evaluarse por la posibilidad de que sean un melanoma (fig. 8-3B). Otras características, como prurito, sangrado y presencia de una úlcera, también requieren una valoración cuidadosa.

---

*Este parámetro sólo sirve a manera de guía; clínicamente, los melanomas pueden presentarse como lesiones más pequeñas.

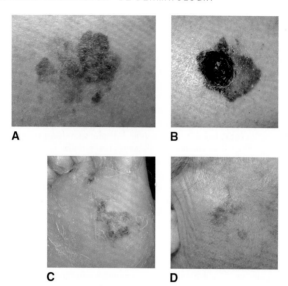

Figura 8-3. A. Parche multifocal, asimétrico, de pigmentación variable con bordes irregulares, que representa un melanoma *in situ* típico. **B.** Melanoma de coloración variada, con bordes irregulares, pigmento excéntrico, velo gris y componente nodular. **C.** Melanoma lentiginoso acral. **D.** Melanoma amelanótico (**B** y **D**, cortesía de Arthur Z. Eisen, MD).

3-3. Valoración

- Resulta fundamental que un dermatólogo realice una exploración exhaustiva de la piel que incluya cuero cabelludo, manos y pies, genitales y cavidad bucal al momento de evaluar y dar seguimiento a los pacientes con nevos atípicos o múltiples, antecedentes de exposición excesiva al sol o un historial de melanoma o cáncer de piel no melanoma.
- **Biopsia adecuada para un diagnóstico y estadificación precisos.** El diagnóstico diferencial de una lesión pigmentada de la piel incluye los nevos atípicos y las proliferaciones benignas, como los nevos melanocíticos, lentigo solar, queratosis seborreica, angioma y, con menor frecuencia, cáncer basocelular y espinocelular. Cuando se sospeche de melanoma u otra lesión maligna, se requiere una biopsia para establecer el diagnóstico, la cual deberá realizarse cuanto antes.
  - **Biopsia excisional.** Consiste en la extirpación del grosor total de la lesión con márgenes de 1-3 mm, tomando en cuenta los patrones de drenaje linfático; resulta óptima para el diagnóstico y la estadificación precisa mediante el espesor de Breslow y, en última instancia, el tratamiento. Evitar los márgenes de mayor tamaño y la interrupción de los canales linfáticos facilita el mapeo (cartografía) preciso de los ganglios centinela si es necesario.
  - **Biopsia incisional.** Para las lesiones grandes y en sitios especiales, como palmas, plantas, cara, orejas o dedos, puede ser adecuada una incisión de grosor completo o una biopsia en sacabocados de la porción clínica más gruesa.
  - **Afeitado profundo (craterización).** Se prefiere una toma de muestra amplia en las lesiones superficiales, como las del lentigo maligno, en las que los melanocitos atípicos pueden extenderse más allá de donde puede observarse clínicamente la lesión. Las biopsias por afeitado superficiales no son recomendables para cualquier lesión bajo sospecha de ser melanoma.
- **Informe y clasificación histológicos.** Los elementos mínimos que debe incluir todo informe sobre una evaluación histológica de melanoma son espesor de Breslow en

milímetros, presencia o ausencia de ulceración histológica, tasa mitótica de la dermis (episodios por milímetro cuadrado) y presencia o ausencia de tumor en los márgenes lateral o profundo. Los informes pueden incluir los elementos adicionales promovidos por la American Academy of Dermatology, como la presencia o ausencia de regresión, microsatelitosis, infiltración linfocítica del tumor, invasión linfovascular, neurotropismo y fase de crecimiento (radial frente a vertical). El patólogo también puede informar los subtipos histológicos, incluyendo el melanoma de extensión superficial, melanoma nodular, lentigo maligno y melanoma lentiginoso acral. El de extensión superficial es el subtipo más frecuente, al constituir el 75% del total, mientras el lentigo maligno representa el 10-15% y se considera que tiene una fase de crecimiento radial extendida. Por definición, los melanomas nodulares se encuentran en una fase de crecimiento vertical (*véase* la fig. 8-3B). El melanoma lentiginoso acral (fig. 8-3C) es el tipo menos frecuente y se caracteriza por su presentación elevada en sitios palmares, plantares y subungueales. Además de los cuatro subtipos dominantes, existen variantes raras que incluyen el melanoma nevoide y el desmoplásico. Aunque se distinguen desde el punto de vista histológico, el subtipo no afecta la estadificación ni influye en el tratamiento o pronóstico, excepto el melanoma desmoplásico puro, en el cual la biopsia del ganglio linfático centinela puede no estar indicada debido a la probabilidad de que este subtipo desarrolle metástasis regionales en lugar de locales.

- **Estadificación.** Para la estadificación se utiliza la 7.ª edición del American Joint Commission for Cancer (AJCC) Staging System, actualizado en el año 2009 (tabla 8-1). Aunque la mayoría de los criterios de estadificación de la edición anterior se conservan, esta edición incorpora la biopsia del ganglio centinela y la detección de micrometástasis. Los factores pronósticos más importantes en la estadificación del melanoma son el espesor de la lesión primaria en milímetros (espesor de Breslow), presencia de ulceración histológica, tasa mitótica mayor que $1/mm^3$ y presencia de afección ganglionar regional.

- **Biopsia de ganglio centinela.** Los melanomas en estadio 0, I y II se localizan en la piel, mientras que los de estadio III tienen metástasis regionales, detectadas por exploración física o biopsia de ganglio centinela. La linfogammagrafía y la biopsia de ganglio centinela se realizan al momento de la resección local amplia y tienen valor pronóstico para los pacientes con melanoma primario > 1.0 mm, o con melanomas más delgados con ulceración o mayor tasa mitótica. Lo anterior se ha sustentado en numerosos estudios y recientemente fue ratificado en el análisis final del *Multicenter Selective Lymphadenectomy Trial-1* (MSLT-1). Por lo general, la biopsia de ganglio centinela puede considerarse para los melanomas primarios de 0.76-1.00 mm con base en las directrices del 2014 NCCN.

- **Estudios por imagen.** No se recomiendan las pruebas por imagen de rutina para las enfermedades en estadios I o II, salvo que se usen para evaluar signos y síntomas clínicos específicos. La única excepción es la ecografía ganglionar, empleada cuando hay una exploración clínica no concluyente de los ganglios y puede ayudar a orientar la aspiración por aguja fina o la biopsia ganglionar. La tomografía por emisión de positrones/tomografía computarizada (PET/TC) no es útil para detectar enfermedad ganglionar micrometastásica. En caso de enfermedad en estadio III por biopsia centinela, ganglios clínicamente positivos o metástasis en tránsito, se recomienda una TC con contraste de referencia, con o sin PET/TC o resonancia magnética (RM) según el contexto clínico. Si hay sospecha de enfermedad de estadio IV, además de una TC de tórax, abdomen y pelvis, se recomienda realizar una RM encefálica con gadolinio para la estadificación inicial, dada su mayor sensibilidad para detectar lesiones pequeñas de la fosa craneal posterior (< 1cm) en comparación con la TC cefálica. La PET/TC también se utiliza para la estadificación inicial, pero no ayuda a determinar la presencia de metástasis cerebrales.

- **Aspiración por aguja fina (AAF).** En caso de sospecha de enfermedad metastásica regional por exploración clínica o por imagen, se debe realizar una valoración histológica mediante aspiración por aguja fina o gruesa. En el contexto adecuado, la

Tabla 8-1	Estadificación y clasificación revisada del melanoma del 2009 American Joint Commission for Cancer (AJCC)

Estadio	Clasificación TNM	Grosor del tumor (mm)	Características	% de supervivencia a 5 años[a]
0	*In situ*	0		
IA	T1a N0 M0	≤ 1.0		97
IB	T1b N0 M0	≤ 1.0	Ulcerado o mitosis ≥ 1/mm²	92
	T2a N0 M0	1.01-2.0		
IIA	T2b N0 M0	1.01-2.0	Ulcerado	81
	T3a N0 M0	2.01-4.0		
IIB	T3b N0 M0	2.01-4.0	Ulcerado	70
	T4a N0 M0	> 4.0		
IIC	T4b N0 M0	> 4.0	Ulcerado	53
IIIA	T1-T4a N1a M0	Cualquiera	Nódulo microscópico positivo	78
	T1-T4a N2a M0			
IIIB	T1-T4b N1a M0		Nódulo microscópico positivo, ulcerado	59
	T1-T4b N2a M0			
	T1-T4a N1b M0		Nódulo macroscópico positivo	
	T1-T4a N2b M0			
	T1-4a N2c M0		Metástasis en tránsito, nódulos negativos	
IIIC	T1-4b N1b M0		Nódulo macroscópico positivo, ulcerado	40
	T1-4b N2b M0			
	T1-4b N2c M0		Metástasis en tránsito, ulcerado	
	Cualquier T N3 M0		Metástasis en tránsito con nódulos positivos	
IV	Cualquier T cualquier N M1		Metástasis distante a piel, nódulo o víscera	15-20

[a] Tasas de supervivencia observadas del 2008, AJCC Melanoma Staging Database.
Datos de Balch CM, et al. Final version of 2009 AJCC melanoma staging and classification. *J Clin Oncol* 2009;27(36):6199–6206.

biopsia por aspiración con aguja fina o gruesa puede llevarse a cabo si hay sospecha de enfermedad de estadio IV, excepto cuando la muestra no esté disponible para realizar pruebas genéticas (mutaciones del homólogo B del oncogén del sarcoma vírico murino: v-raf, o BRAF). En estos casos se prefiere la biopsia abierta sobre la AAF.

• **Lactato deshidrogenasa (LDH).** Las concentraciones séricas altas de LDH son un factor de predicción independiente de resultados desfavorables en la enfermedad en estadio IV. No se recomienda dar seguimiento a las concentraciones de LDH en los pacientes con enfermedad locorregional.

3-4. Tratamiento

- **Extirpación local extensa.** En los estadios 0, I y II, la extirpación local extensa de la lesión primaria con márgenes clínicos adecuados da la mayor probabilidad de lograr control local. Las recomendaciones sobre los márgenes de extirpación vienen de estudios aleatorizados que compararon márgenes conservadores frente a agresivos.[11] Los márgenes de 0.5-1 cm son recomendables para el melanoma *in situ*; los de 1 cm, para los melanomas primarios con espesor de Breslow de 1 mm o menor; y aquellos entre 1.01 y 2 mm de espesor requieren un margen de 1-2 cm. Todo melanoma con un espesor de Breslow mayor de 2 mm requiere un margen clínico de 2 cm. Los márgenes más agresivos no han demostrado mejorar la supervivencia; por el contrario, a veces es necesario sacrificar los márgenes en las áreas sensibles para conservar la función, por ejemplo, en el melanoma periocular.

- **Tratamiento no quirúrgico.** Aunque la extirpación quirúrgica es el estándar en la atención del melanoma *in situ*, el imiquimod tópico puede ser útil, sobre todo para el melanoma *in situ* (MIS) y el lentigo maligno (MIS sobre piel expuesta de forma crónica a los rayos UV, como en la cara) si el tratamiento quirúrgico no es viable.

- **Melanoma avanzado.** El campo del tratamiento del melanoma está en rápida evolución gracias a descubrimientos fundamentales en las vías de señalización del melanoma y los avances en la inmunoterapia; por lo tanto, los pacientes con melanoma de riesgo moderado-alto (estadios IIB-IIIC) o metastásico pueden beneficiarse si se derivan a un equipo de tratamiento multidisciplinario. Algunas alternativas para los melanomas de riesgo moderado-alto resecados incluyen la terapia adyuvante con interferón o algunos fármacos nuevos que se encuentran bajo investigación. Casi el 50% de los melanomas albergan mutaciones activas en BRAF^{V600}, lo cual los convierte en tumores muy sensibles a los inhibidores de la cinasa mutante vemurafenib y dabrafenib. La combinación de estos fármacos con los inhibidores de la proteína cinasa activada por mitógenos en dirección descendente (MEK) mostraron mayor supervivencia con respecto a la monoterapia.[12] Las terapias inmunomoduladoras, como el antagonista de CTLA-4 ipilimumab y los antagonistas de PD-1 pembrolizumab y nivolumab, han mostrado resultados prometedores; además, se encuentra en estudio la combinación de los antagonistas de la proteína 4 asociada con linfocitos T citotóxicos (CTLA-4) y antagonistas de la muerte celular programada (PD-1).[13]

- **Seguimiento.** Los pacientes con antecedentes de melanoma deben recibir seguimiento estrecho mediante exploraciones exhaustivas de la piel y los ganglios linfáticos, y recibir instrucción sobre cómo autoexplorarse, ya que se encuentran en riesgo de presentar un segundo melanoma primario, así como enfermedad recurrente. Además, estos pacientes deben asesorarse sobre el uso diario de un protector solar de amplio espectro que bloquee rayos tanto UVA como UVB. También se debe enseñar cómo evitar el sol con estrategias como no exponerse durante el mediodía (10 a.m.-4 p.m.) y utilizar ropa protectora. Los pacientes diagnosticados con melanoma en cualquier estadio no son candidatos a donar sangre, tejidos u órganos sólidos.

  - Los pacientes con melanoma en estadio 0 deben recibir exploraciones dérmicas periódicas de por vida. Las recomendaciones actuales para quienes tuvieron melanoma en estadios IA-IIA sin evidencia de enfermedad incluyen una anamnesis y exploración física cada 6-12 meses durante los primeros 5 años, y después cada año de por vida. No se recomiendan las pruebas por imagen de rutina y sólo deben considerarse según el escenario clínico. Los pacientes con melanoma en estadio IIB o mayores sin evidencia actual de enfermedad requieren una exploración física cada 3-6 meses durante los primeros 2 años después del diagnóstico, luego cada 3-12 meses por 3 años y después cada año. Según las directrices de la NCCN, se puede considerar la radiografía, TC o PET/TC de tórax cada 4-12 meses, así como una RM cerebral cada 12 meses, a fin de evaluar la presencia de enfermedad metastásica o recurrente. Las pruebas radiológicas de rutina en los estadios IIB o mayores no son recomendables si no hay evidencia de enfermedad después de 5 años, a menos que los síntomas exijan la obtención de una imagen.

4. LINFOMA CUTÁNEO DE LINFOCITOS T

• El *linfoma cutáneo de linfocitos T* (LCLT) es un grupo heterogéneo de linfomas no hodgkinianos que afectan principalmente a la piel, aunque también pueden resultar comprometidas la sangre y las vísceras. Las dos variantes que se comentan a detalle en esta sección son los subtipos clínicos encontrados con mayor frecuencia por el médico general: en conjunto, la micosis fungoide (MF) y el síndrome de Sézary (SS) representan alrededor del 53% de los casos de LCLT.[14]

4-1. Antecedentes

• La edad promedio para el diagnóstico de la MF es entre los 55 y 60 años, con una proporción hombre a mujer de 2:1. Se desconoce la etiología pero puede deberse a la estimulación antigénica crónica que produce la expansión de los linfocitos T cooperadores.[14,15]

4-2. Presentación clínica

• La MF y el SS pueden parecerse a enfermedades benignas, como eccema, psoriasis, vitiligo, foliculitis y otras. Los tumores fungiformes de la MF tardía fueron descritos por primera vez por Alibert en 1806.[15] A pesar de su nombre, la MF clínica predominante es una enfermedad temprana con parches y placas (fig. 8-4A). La progresión a estado de tumor suele tomar meses o años y, en muchos casos, nunca se desarrolla la enfermedad avanzada (fig. 8-4B). Como alternativa, la MF puede progresar a eritrodermia o enrojecimiento generalizado de la piel, que es señal de enfermedad avanzada y representa uno de los criterios diagnósticos del SS (fig. 8-4C). Se considera que la MF y el SS son entidades distintas y que, en la mayoría de los casos, el SS se presenta sin que le preceda la MF clásica. La estadificación clínica de la MF se valora mediante la presencia de:
  • **Parches.** Áreas no induradas de eritema, hiperpigmentación o hipopigmentación que pueden desarrollar escamas y afectar regiones más grandes, aunque discretas, del cuerpo.
  • **Placas.** Áreas induradas de eritema, hiperpigmentación o hipopigmentación. El estadio de placas tiende a mostrar una distribución más generalizada que el de parches.
  • **Tumores.** Proliferaciones nodulares o exofíticas mayores de 1 cm.
  • **Eritrodermia.** Enrojecimiento generalizado de la piel. Puede presentarse de forma concomitante con placas o tumores, y a menudo se asocia con prurito intenso.
• **Características clínicas secundarias.** Aunque no son específicas de la MF, algunos rasgos pueden sugerir el diagnóstico, incluyendo alopecia, pápulas de centro folicular y poiquilodermia (hiperpigmentación e hipopigmentación con telangiectasias y atrofia asociada). El eritema generalizado con ectropión o hiperqueratosis palmoplantar se relaciona con mayor frecuencia con el SS.

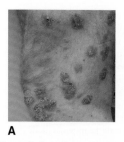 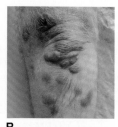 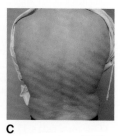

A   **B**   **C**

Figura 8-4. A. Placas eritematosas escamosas (estadio de placas de la MF). **B.** Nódulos eritematosos, algunos ulcerados (estadio de tumor de la MF). **C.** Eritrodermia en paciente con SS.

4-3. Valoración

- El escenario más frecuente de presentación inicial de la MF es el paciente con dermatitis pruriginosa inespecífica de larga duración en las regiones protegidas frente al sol, que por lo general se vuelve cérea y luego mengua, aunque no se resuelve por completo, a pesar de los cursos reiterados de tratamiento tópico. Es necesario un fuerte grado de sospecha clínica y correlación clinicopatológica para establecer el diagnóstico de MF, que con frecuencia requiere la integración de exploraciones clínicas longitudinales, biopsias cutáneas en los períodos sin tratamiento tópico y pruebas de laboratorio. En caso de sospecha clínica de LCLT, se recomienda ampliamente la derivación a un dermatólogo con experiencia en la valoración y tratamiento de esta enfermedad.

- **Exploración física.** Se requiere una exploración de toda la piel y ganglios linfáticos para lograr una valoración y estadificación precisos de la enfermedad. Determinar la superficie corporal (SC) comprometida con los rasgos antes mencionados ayuda a la estadificación.

- **Biopsia y pruebas analíticas.** En la MF temprana o eritrodérmica son frecuentes las biopsias negativas. Puede ser útil obtener biopsias de las distintas morfologías concurrentes de la erupción, así como de diferentes sitios anatómicos. Si se realiza una sola biopsia, debe ser del área más indurada. Está indicado realizar varias biopsias con el paso del tiempo si el LCLT sigue siendo el diagnóstico más probable, a pesar de las biopsias negativas. La evaluación histopatológica es el pilar del diagnóstico, mientras que la inmunofenotipificación y la valoración de la clonalidad de los linfocitos T tienen una función de soporte.

- **Histopatología.** Algunos linfocitos atípicos más grandes con núcleos cerebriformes infiltran la dermis superior y pueden marcar la unión dermoepidérmica o incluso agregarse en la epidermis (microabscesos de Pautrier).

- **Inmunofenotipificación.** Las células malignas suelen expresar grupos (*clusters*) de diferenciación 3 (CD3) y CD4, mientras que algunas células se tiñen para CD8 y CD30. Se pueden perder los antígenos de superficie de los linfocitos T CD2 y CD5. Además, es posible observar la pérdida de CD7, un marcador de linfocitos T maduros, lo cual puede ayudar a distinguir entre la MF y un infiltrado linfocítico reactivo.

- **Estudios de rearreglo génico de receptores de linfocitos T.** Es posible realizar un análisis de reacción en cadena de la polimerasa (PCR, *polymerase chain reaction*) para evaluar la clonalidad de la población de linfocitos T en las muestras de biopsia. Se recomienda tener cuidado, porque algunas afecciones no malignas pueden mostrar poblaciones clonales de linfocitos T y, de manera inversa, no todos los LCLT cuentan con clonalidad demostrable, sobre todo la MF de estadio temprano.

- **Estadificación.** La International Society for Cutaneous Lymphomas y la European Organization of Research and Treatment of Cancer (ISCL/EORTC) establecieron directrices para estadificar los LCLT de tipo MF y SS en el año 2007, en función del tumor, los nódulos, las metástasis viscerales y la sangre (TNMB).[16] Estadificación según T: parches o placas < 10% de la SC (T1) o > 10% de la SC (T2), tumores (T3) o eritrodermia (T4). Una carga tumoral sanguínea con población clonal y células de Sézary a una concentración de 1000 células/μL o más (o su equivalente; *véase* la referencia 16) define la etapa B2. La eritrodermia y el daño leucémico de las células de Sézary (T4B2) definen el SS. La estadificación refleja el pronóstico: la población con MF en estadio IA alcanza una esperanza de vida similar a la de la población general, mientras que la supervivencia a 5 años del SS (estadio IV) es del 24%.[14]

4-4. Tratamiento

- El linfoma cutáneo de linfocitos T es una enfermedad tratable, mas no curable. La MF de etapa temprana (estadios I-IIA) suele responder bien a los tratamientos dirigidos a la piel, incluyendo los medicamentos tópicos, fototerapia o radioterapia con haz de electrones cutánea total en caso de enfermedad extensa o resistente.

- **Tratamiento tópico.** Los esteroides de potencia intermedia o superpotentes, mostazas nitrogenadas (p. ej., gel de mecloretamina) y retinoides tópicos, como el bexaroteno, son eficaces como monoterapia en la enfermedad de bajo grado, o como coadyuvantes en la de alto grado.
- **Fototerapia.** La luz ultravioleta B de banda estrecha (UVB BE) y los psoralenos con UVA (PUVA) pueden dar una respuesta a largo plazo en caso de enfermedad en estadio de parche (UVB BE, PUVA) o placa (PUVA). Ambos tratamientos suelen administrarse varias veces por semana y se reducen de forma lenta según la respuesta clínica.
- **Radioterapia.** La radioterapia de haz externo (RHE) es eficaz, pero está limitada por la toxicidad sistémica que causa, incluyendo supresión de médula ósea, y es más adecuada para el estadio de tumor localizado. La terapia con haz de electrones cutánea total (THECT) ofrece una respuesta completa en el 56-96% de los casos con enfermedad IA-IIA, aunque con una tasa de recurrencias elevada (*véase* la referencia 15). La THECT también puede emplearse para la enfermedad en estadio de tumor generalizado.
- Existe una amplia gama de opciones terapéuticas para la MF y el SS avanzados (estadios IIB a IVB), aunque no se dispone de algoritmos terapéuticos con suficiente sustento en la evidencia.[17] Los tratamientos van desde los retinoides orales hasta la fotoféresis extracorpórea, los inhibidores de la histona deacetilasa, interferones, quimioterapia sola o en combinación, trasplante de células madre hematopoyéticas y terapias bajo investigación. Los riesgos y beneficios de cada abordaje terapéutico se comprenden mejor en el contexto de un grupo multidisciplinario que incluya personal de dermatología, oncología y radiooncología.
  - **Retinoides.** El bexaroteno oral en dosis de 300 mg/m^2 puede administrarse como monoterapia en caso de MF resistente o avanzada (estadios IIB-IVB). El hipotiroidismo central, la hipercolesterolemia y la hipertrigliceridemia son efectos secundarios frecuentes que requieren tratamiento concomitante.
  - **Inhibidores de histona deacetilasa.** Incluyen el vorinostat oral y la romidepsina intravenosa, que se administran ya sea como monoterapia o combinadas para el LCLT resistente. Los efectos secundarios más frecuentes incluyen las molestias gastrointestinales. Se sabe que la romidepsina también causa prolongación del intervalo QT.

REFERENCIAS

1. Christenson L, Borrowman T, Vachon C, et al. Incidence of basal cell and squamous cell carcinomas in a population younger than 40 years. *JAMA* 2005;294(6):681–690.
2. Wehner M, Shive M, Chren M, et al. Indoor tanning and non-melanoma skin cancer: systematic review and meta-analysis. *BMJ* 2012;345:e5909.
3. Epstein E. Basal cell carcinomas: attack of the hedgehog. *Nat Rev Cancer* 2008;8(10):743–754.
4. Loo E, Mosterd K, Krekels G, et al. Surgical excision versus Mohs' micrographic surgery for basal cell carcinoma of the face: a randomised clinical trial with 10 year follow-up. *Eur J Cancer* 2014;50(17):3011–3020.
5. Sekulic A, Migden M, Oro A, et al. Efficacy and safety of vismodegib in advanced basal-cell carcinoma. *N Engl J Med* 2012;366(23):2171–2179.
6. Ratushny V, Gober M, Hick R, et al. From keratinocyte to cancer: the pathogenesis and modeling of cutaneous squamous cell carcinoma. *J Clin Invest* 2012;122(2):464–472.
7. Brantsch KD, Meisner C, Schönfisch B, et al. Analysis of risk factors determining prognosis of cutaneous squamous-cell carcinoma: a prospective study. *Lancet Oncol* 2008;9(8):713–720.
8. Harwood CA, Leedham-Green M, Leigh IM, et al. Low-dose retinoids in the prevention of cutaneous squamous cell carcinomas in organ transplant recipients: a 16-year retrospective study. *Arch Dermatol* 2005;141(4):456–464.
9. Bishop DT, Demenais F, Iles MM, et al. Genome-wide association study identifies three loci associated with melanoma risk. *Nat Genet* 2009;41(8):920–925.

10. Horn S, Figl A, Rachakonda PS, et al. TERT promoter mutations in familial and sporadic melanoma. *Science* 2013;339(6122):959–961.
11. Eggermont A. Randomized trials in melanoma: an update. *Surg Oncol Clin N Am* 2006;15(2):439–451.
12. Robert C, Karaszewska B, Schachter J, et al. Improved overall survival in melanoma with combined dabrafenib and trametinib. *N Engl J Med* 2015;372(1):30–39.
13. Wolchok J, Kluger H, Callahan M, et al. Nivolumab plus ipilimumab in advanced melanoma. *N Engl J Med* 2013;369(2):122–133.
14. Jawed S, Myskowski P, Horwitz S, et al. Primary cutaneous T-cell lymphoma (mycosis fungoides and Sézary syndrome): part I. Diagnosis: clinical and histopathologic features and new molecular and biologic markers. *J Am Acad Dermatol* 2014;70(2):205.e1205.e16.
15. Siegel RS, Pandolfino T, Guitart J, et al. Primary cutaneous T-cell lymphoma: review and current concepts. *J Clin Oncol* 2000;18(15):2908–2925.
16. Olsen E, Vonderheid E, Pimpinelli N, et al. Revisions to the staging and classification of mycosis fungoides and Sezary syndrome: a proposal of the International Society for Cutaneous Lymphomas (ISCL) and the cutaneous lymphoma task force of the European Organization of Research and Treatment of Cancer (EORTC). *Blood* 2007;110(6):1713–1722.
17. Jawed S, Myskowski P, Horwitz S, et al. Primary cutaneous T-cell lymphoma (mycosis fungoides and Sézary syndrome): part II. Prognosis, management, and future directions. *J Am Acad Dermatol* 2014;70(2):223.e1223.e17.

9 Enfermedades del pelo y las uñas

Katherine M. Moritz, MD, y Ann G. Martin, MD

Las enfermedades del pelo y las uñas son problemas frecuentes, sobre todo en las mujeres. Aunque algunas de estas alteraciones son idiopáticas, otras pueden ser reflejo de una enfermedad sistémica subyacente.

1. ALOPECIA ANDROGENÉTICA

- Forma de pérdida de cabello progresiva y dependiente de andrógenos con patrones distintivos en hombres y mujeres (fig. 9-1).

1-1. Antecedentes

- La patogenia implica la conversión de los pelos terminales en vellos o "pelos miniatura".
- La 5-α reductasa es una enzima ubicada en los folículos pilosos que convierte la testosterona en dihidrotestosterona (DHT) y forma parte de la fisiopatología de la alopecia androgenética.
- Las concentraciones de 5-α reductasa y DHT se encuentran elevadas en el pelo del cuero cabelludo de los hombres con alopecia androgenética.[1]

1-2. Presentación clínica

- El patrón de "tipo masculino" suele implicar el adelgazamiento del cabello en el vértice y la región frontotemporal.
- El patrón de "tipo femenino" a menudo conserva la línea anterior de cabello y presenta un adelgazamiento difuso en la corona, con frecuencia en un patrón de "árbol de Navidad".
- No se observa inflamación.

1-3. Valoración

- El diagnóstico se logra mediante la anamnesis y la exploración física.
  - No suelen requerirse estudios histopatológicos, excepto en las mujeres con un patrón atípico.
- La anamnesis suele incluir antecedentes familiares positivos, aunque una historia negativa no descarta el diagnóstico.
- Algunas enfermedades concomitantes asociadas incluyen el trastorno metabólico y la hipertrofia prostática benigna. La asociación con enfermedades cardiovasculares es todavía materia de controversia.[2]

1-4. Tratamiento

- El tratamiento de la alopecia androgenética busca mantener la densidad capilar actual y no logra recuperar la densidad normal ni revertir las áreas de alopecia.

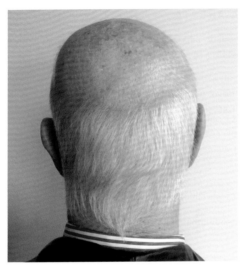

Figura 9-1. Alopecia androgenética (cortesía de M. Laurin Council, MD).

- La interrupción del tratamiento eficaz causa la progresión de la alopecia al nivel que tendría sin tratamiento.
- Los dos tratamientos aprobados por la Food and Drug Administration (FDA) de Estados Unidos en los hombres son el minoxidil al 5% tópico, 1-2 veces al día, y la finasterida oral, 1 mg al día.
- Para la alopecia de patrón femenino, los tratamientos con aprobación de la FDA incluyen la solución de minoxidil al 2 y 5% tópica, aplicada 1-2 veces al día. Sin embargo, la concentración de 5% demostró una eficacia significativamente superior a la de 2% en un estudio doble ciego controlado por placebo de 381 mujeres con alopecia androgenética.[3] La hipertricosis facial es un efecto secundario más frecuente en las mujeres.
- En la tabla 9-1 se presenta una lista de los tratamientos de uso más habitual.

Tabla 9-1	Tratamiento de la pérdida de cabello de patrón masculino y femenino
Hombres	**Mujeres**
Minoxidil tópico al 5%[a]	Minoxidil tópico al 2 o 5%[a]
Finasterida 1 mg al día[a]	Finasterida 1 mg al día (en mujeres
Dutasterida	posmenopáusicas)
Tratamiento quirúrgico	Dutasterida 0.5-2.5 mg al día
Ketoconazol tópico	Espironolactona 200 mg al día
Pelucas, camuflajes	Ketoconazol tópico
	Tratamiento quirúrgico
	Pelucas, camuflajes

[a]Indica aprobación de la FDA para alopecia androgenética.

2. ALOPECIA AREATA

- Forma no cicatricial de alopecia autoinmunitaria mediada por linfocitos T (fig. 9-2).
- La alopecia areata tiene una prevalencia de por vida de casi el 1.7%.[4]

2-1. Presentación clínica

- Se presenta con mayor frecuencia como parches no cicatriciales redondos a ovalados de alopecia, por lo general, sobre cuero cabelludo > barba > cejas > extremidades.
  - De evolución variable, alrededor del 50% de los pacientes se recuperan en 1 año sin tratamiento; sin embargo, las recidivas son habituales.
  - Asintomática.
- La *alopecia total* es la pérdida de todo el pelo del cuero cabelludo; la *alopecia universal* es la pérdida de todo el pelo del cuero cabelludo y el cuerpo.
  - El patrón de ofiasis constituye una alopecia a manera de banda en la región parietooccipital del cuero cabelludo y es particularmente resistente al tratamiento.
- Se puede asociar con lesiones punteadas difusas de la uña y con enfermedad atópica y otras alteraciones autoinmunitarias.

2-2. Valoración

- El diagnóstico suele basarse en la clínica.
- Las biopsias en sacabocados de las áreas con afección aguda muestran infiltrados celulares mononucleares peribulbares.

2-3. Tratamiento

- Los corticoesteroides tópicos e intralesionales son adecuados en el caso de los parches.
  - Se puede inyectar acetónido de triamcinolona intralesional, 3-5 mg/mL cada 4-8 semanas.
- Los irritantes tópicos (p. ej., la crema de antralina al 1% y las inmunoterapias tópicas, como el éster dibutílico del ácido escuárico) pueden ser las opciones de primera línea para tratar el daño extenso del cuero cabelludo.
- En la tabla 9-2 se presenta una lista más extensa de tratamientos.

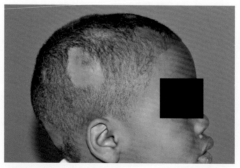

Figura 9-2. Alopecia areata (cortesía de Susan J. Bayliss, MD).

Tabla 9-2	Tratamientos para la alopecia areata

Corticoesteroides tópicos e intralesionales
Irritantes tópicos (antralina al 1%)
Inmunoterapia tópica (éster dibutílico del ácido escuárico y difenciprona)
Minoxidil tópico (al 2 y 5%)
Psoraleno con luz ultravioleta A (PUVA) (oral o tópico)
Terapia fotodinámica
Corticoesteroides pulsados
Ciclosporina sistémica
Inmunomoduladores específicos ("biológicos")

3. EFLUVIO TELÓGENO

- Desprendimiento excesivo de los pelos del cuero cabelludo debido a un acontecimiento precipitante.

3-1. Antecedentes

- La pérdida del cabello suele presentarse de forma asincrónica a fin de mantener una densidad capilar estable en el cuero cabelludo.
- En el efluvio telógeno, un acontecimiento precipitante lleva a una cantidad inusualmente grande de cabellos en la fase anágena (de crecimiento) hacia la fase telógena (de reposo), causando un desprendimiento sincrónico.
  - Las causas más frecuentes incluyen estrés, cirugía, fiebre, parto, infecciones, medicamentos y cambios en la dieta.
- En la tabla 9-3 se exponen las causas más frecuentes de efluvio telógeno.

3-2. Presentación clínica

- La pérdida difusa de cabello suele comenzar alrededor de 3 meses después de un factor de estrés específico y por lo general dura 3-6 meses.

Tabla 9-3	Causas más frecuentes y pruebas básicas de laboratorio para el efluvio telógeno

Causas frecuentes	Pruebas de laboratorio
Estrés	Hemograma completo, ferritina
Carencia de hierro	Velocidad de sedimentación
Enfermedad febril	globular (VSG)
Puerperio	Tirotropina (TSH)
Cirugía mayor	
Hipotiroidismo	
Desnutrición o dietas rápidas	
Medicamentos (incluye inicio, cese o cambio de dosis):	
• Anticonceptivos orales	
• Anticoagulantes	
• Retinoides sistémicos	
• Anticonvulsivos	
• Litio	

• Existe una forma crónica de efluvio telógeno que puede afectar a las mujeres, generalmente entre los 30 y 70 años de edad, en la que puede haber desprendimiento del cabello durante años.
  • Puede deberse a varias causas; sin embargo, estas pacientes suelen tener un buen pronóstico sin progresar a la calvicie.

3-3. Valoración

• Si la causa no resulta del todo clara, los estudios básicos incluyen la carencia de hierro y el hipotiroidismo.

3-4. Tratamiento

• El tratamiento incluye la tranquilización del paciente y la eliminación de cualquier causa subyacente.
• Se puede esperar que el cabello vuelva a crecer con el tiempo.

4. EFLUVIO ANÁGENO

• Pérdida difusa del cabello en fase anágena (de crecimiento) debido a la interrupción repentina de la actividad mitótica, con mayor frecuencia como efecto directo de la toxicidad de los fármacos antineoplásicos, la radiación o las toxinas del entorno, sobre todo la ingesta de metales pesados.[4]
• Como el 90% de los pelos del cuero cabelludo se encuentran en fase anágena en cualquier momento dado, se pierde una gran cantidad de cabello de forma rápida, por lo general después de pocas semanas de exposición al agente nocivo.
• El tratamiento consiste en la tranquilización y el retiro de la toxina, si es posible.

5. TRICOTILOMANÍA

• Trastorno del control de impulsos que implica la manipulación autoinducida repetitiva del pelo del cuero cabelludo, cejas, pestañas, barba u otras regiones del cuerpo (fig. 9-3).
• Los pacientes se arrancan o enrollan el pelo.
• Puede ser un trastorno aislado o formar parte del trastorno obsesivo-compulsivo.
• Más frecuente en las mujeres.

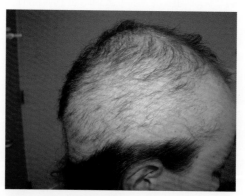

Figura 9-3. Tricotilomanía (cortesía de Susan J. Bayliss, MD).

5-1. Hallazgos clínicos

- Parches únicos o múltiples de alopecia, bien delimitados, frecuentemente con un patrón geométrico.
- Presenta cabellos rotos de distintas longitudes.

5-2. Valoración

- El diagnóstico se logra mediante la anamnesis y la exploración física.
- La biopsia en sacabocados puede mostrar cilindros pilosos, hemorragia perifolicular y predominio de cabellos catágenos.

5-3. Tratamiento

- El tratamiento es difícil, implica una terapia especializada de modificación de la conducta.
- Los inhibidores selectivos de recaptación de serotonina (ISRS) han tenido éxito parcial.[6]

6. ALOPECIA CICATRICIAL CENTRÍFUGA CENTRAL

- Se trata de la forma más frecuente de alopecia cicatricial entre los pacientes de ascendencia africana (fig. 9-4).

6-1. Antecedentes

- La patogenia implica una predisposición a la descamación prematura de la raíz interna folicular en el tallo.[7]
- El daño al folículo piloso, de por sí anómalo, se ve exacerbado por el uso de relajantes térmicos o químicos, y por alisadores.

6-2. Presentación clínica

- Alopecia cicatricial de la corona y el vértice que avanza en dirección centrífuga desde el centro del cuero cabelludo.
  - Se observa inflamación activa en un perímetro casi circular que rodea el parche central de alopecia.
- Aunque con frecuencia es asintomática, puede asociarse con ardor y prurito.
- La pérdida del ostium folicular es un marcador de la naturaleza cicatricial de la enfermedad, y a menudo se observan pelos dispersos en un mechón dentro del área alopécica.
- La enfermedad suele avanzar de forma lenta a pesar de los cuidados intensivos del cabello.

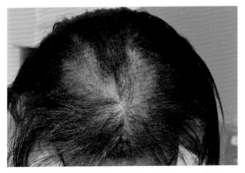

Figura 9-4. Alopecia cicatricial centrífuga central (cortesía de Susan J. Bayliss, MD).

6-3. Valoración

- El diagnóstico se logra mediante la anamnesis y la exploración física.
- Se debe obtener una biopsia en sacabocados en la periferia de la placa alopécica creciente donde se encuentre la inflamación activa.

6-4. Tratamiento

- Los esteroides tópicos de alta potencia pueden ser la primera línea de tratamiento, como la solución de propionato de clobetasol al 0.05% o la de fluocinonida al 0.05% aplicadas dos veces al día en las áreas activas.
- Las inyecciones mensuales de acetónido de triamcinolona, 3-5 mg/mL en las áreas con cabello alrededor del parche central de alopecia, ayudan a detener la inflamación activa.
- Suelen administrarse corticoesteroides tópicos o intralesionales junto con alguna tetraciclina, como doxiciclina 50-100 mg cada 12 h durante varios meses.
- Los casos altamente inflamatorios o purulentos pueden deberse a una superinfección bacteriana y requerir tratamiento antiestafilocócico.

7. LUPUS ERITEMATOSO DISCOIDE (*VÉASE* EL CAPÍTULO 10)

- Forma de lupus eritematoso cutáneo crónico que con frecuencia causa alopecia cicatricial.
  - La mayoría de los pacientes no presentan daño sistémico; sin embargo, alrededor del 10% de los casos desarrollan enfermedad sistémica.

7-1. Antecedentes

- La patogenia del lupus eritematoso discoide (LED) es desconocida, pero implica inflamación linfocítica perivascular y perianexial, y puede tratarse de una reacción inmunitaria a un desencadenante antigénico desconocido.

7-2. Presentación clínica

- Los pacientes presentan placas alopécicas eritematosas con taponamiento folicular y, en ocasiones, escamas en cuero cabelludo, cara, orejas, cuello y otras áreas expuestas al sol.
  - Progresa a placas atróficas y despigmentadas con cicatrices.
- Con frecuencia, las lesiones son pruriginosas y dolorosas.

7-3. Valoración

- El diagnóstico requiere confirmación histológica y no puede basarse sólo en la clínica.
  - Debe realizarse una biopsia en sacabocados en el área de eritema activo, evitando las regiones despigmentadas o con cicatrices.
- Durante la valoración inicial debe verificarse el hemograma, creatinina, análisis de orina, anticuerpos antinucleares y antígenos nucleares extraíbles.

7-4. Tratamiento

- Se pueden utilizar esteroides tópicos de alta potencia e intralesionales como tratamiento de primera línea.
- Los antipalúdicos, como la hidroxicloroquina y cloroquina, suelen emplearse en conjunto con los corticoesteroides tópicos.
- Evitar de forma estricta la exposición al sol y dejar de fumar son imprescindibles para que el tratamiento resulte exitoso.
  - En la tabla 9-4 se presenta una lista de los tratamientos disponibles.

Tabla 9-4	Tratamientos del lupus eritematoso discoide

Corticoesteroides tópicos de alta potencia
• Propionato de clobetasol al 0.05%, solución o ungüento, c/12 h
• Fluocinonida al 0.05%, solución, c/12 h

Acetónido de triamcinolona 3-5 mg/cm³, inyección cada 4-6 semanas
Antipalúdicos
• Hidroxicloroquina 200 mg, c/12 h (6.5 mg/kg/día)
• Cloroquina (4.5 mg/kg/día)
• Quinacrina 100 mg al día

Otros:
Retinoides, como acitretina
Dapsona
Talidomida
Metotrexato
Micofenolato de mofetilo

8. LIQUEN PLANOPILAR

• Variante folicular del liquen plano que resulta de la alopecia cicatricial (fig. 9-5).

8-1. Antecedentes

• Es más frecuente en las mujeres que en los hombres.
• Se observa más en personas caucásicas.

8-2. Presentación clínica

• En las etapas tempranas del liquen planopilar (LPP) clásico, los pacientes acuden a consulta por un aumento en la pérdida del cabello y prurito y dolor en el cuero cabelludo.
• La forma más frecuente es la alopecia en parches de la región frontal y el vértice del cuero cabelludo con eritema perifolicular e hiperqueratosis folicular, que con el tiempo avanza a placas cicatriciales con inflamación activa circundante.
• Hasta el 50% de los pacientes presentan lesiones de tipo liquen plano en otras partes de la piel durante alguna etapa del proceso patológico.
• La variante fibrosante frontal presenta las características clínicas antes descritas, pero se limita a las líneas capilares anterior y temporal, y es más frecuente en las mujeres caucásicas posmenopáusicas.
  • La pérdida de las cejas es habitual.

8-3. Valoración

• El diagnóstico requiere confirmación histológica.
  • Debe realizarse una biopsia en sacabocados en el borde de la placa alopécica donde predomine la inflamación.

8-4. Tratamiento

• El tratamiento del LPP puede resultar difícil, con progresión sutil de la enfermedad en ausencia de signos clínicos de inflamación.[8]
• En la tabla 9-5 se presentan las opciones de tratamiento.

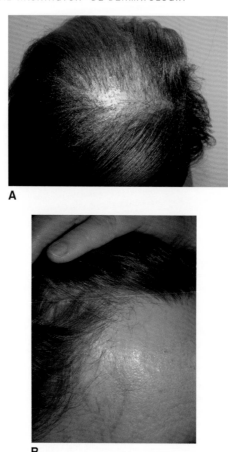

Figura 9-5. A. Liquen planopilar clásico. **B.** Liquen planopilar, variante fibrosante frontal (**A**, cortesía de Susan J. Bayliss, MD; **B**, cortesía de Susan J. Bayliss, MD).

Tabla 9-5	Tratamiento del liquen planopilar y de la alopecia fibrosante frontal

Corticoesteroides tópicos de alta potencia:
- Propionato de clobetasol al 0.05%, solución o ungüento, c/12 h
- Fluocinonida al 0.05%, solución, c/12 h

Acetónido de triamcinolona 3-5 mg/mL, inyección cada 4-6 semanas
Hidroxicloroquina 200 mg, c/12 h (6.5 mg/kg/día)
Minociclina 100 mg, c/12 h
Minoxidil tópico al 2-5%, c/ 12 h
Clorhidrato de pioglitazona
Acitretina

9. CELULITIS DISECANTE

- Enfermedad supurativa crónica y recurrente del cuero cabelludo (fig. 9-6).
  - Evoluciona a alopecia cicatricial.
- Suele presentarse en hombres jóvenes negros de entre 20 y 40 años de edad.

9-1. Antecedentes

- La patogenia implica una hiperqueratosis folicular con retención de queratina, lo cual predispone a una superinfección bacteriana y rotura folicular. Los detritos de queratina en la dermis conducen a una reacción de tipo cuerpo extraño y con el tiempo a la formación de cicatrices.
- La celulitis disecante se considera parte de la "tétrada de oclusión folicular" junto con la hidradenitis supurativa, el acné conglobata y los quistes pilonidales.[4]

9-2. Presentación clínica

- Nódulos y placas fluctuantes con canales sinusales supurantes que conducen a la formación de cicatrices y a la pérdida del cabello.
- Pueden ser dolorosos o asintomáticos.

9-3. Valoración

- El diagnóstico se basa en la anamnesis y la exploración física.

9-4. Tratamiento

- La primera línea de tratamiento es la isotretinoína oral, 1 mg/kg por día, por 6-12 meses.[8]
  - Se puede utilizar junto con inyecciones intralesionales de acetónido de triamcinolona (10-40 mg/mL).
- Otros tratamientos: antibióticos orales, como doxiciclina 100 mg, c/12 h.

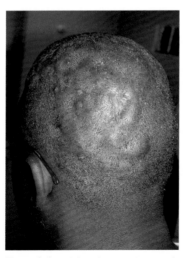

Figura 9-6. Celulitis disecante (cortesía de Susan J. Bayliss, MD).

10. FOLICULITIS DECALVANTE

- Forma muy inflamatoria de alopecia cicatricial, vista con mayor frecuencia en adultos jóvenes y de edad mediana.

10-1. Antecedentes

- Se considera que la presencia de *Staphylococcus aureus* y una respuesta inmunitaria anómala del hospedero constituyen los factores que desencadenan la patogenia de esta enfermedad.[9]

10-2. Presentación clínica

- Comienza como una foliculitis dolorosa y purulenta más prominente en el vértice o la región occipital que avanza a placas costrosas y con cicatrices de alopecia.
  - Pueden observarse mechones de pelo dentro de las cicatrices, así como costras y erosiones sangrantes.

10-3. Valoración

- Se recomienda tomar un cultivo bacteriano del cuero cabelludo o una pústula intacta para descartar una infección por estafilococos.
- Las biopsias en sacabocados de la periferia con cabello muestran un área activa de infiltrados inflamatorios neutrofílicos.

10-4. Tratamiento

- El tratamiento busca erradicar la infección por *S. aureus* y controlar la inflamación.
  - Se ha informado que el esquema de rifampicina, 300 mg cada 12 h, junto con clindamicina, 300 mg cada 12 h durante 10-12 semanas, resulta exitoso.
  - La doxiciclina a largo plazo (100 mg cada 12 h) puede ser necesaria para terminar con la actividad patológica.
  - Los antibióticos orales pueden emplearse en conjunto con los corticoesteroides tópicos de clase I o II, como la solución de clobetasol al 0.05% cada 12 h o las inyecciones intralesionales de acetónido de triamcinolona 10 mg/mL cada 4-6 semanas.

11. ALOPECIAS CICATRICIALES SECUNDARIAS

- Quemaduras profundas
- Dermatitis por radiación
- Sarcoidosis cutánea
- Neoplasias cutáneas, tanto primarias como metastásicas
- Infecciones, incluyendo bacterias y hongos

12. HIPERTRICOSIS

- Crecimiento excesivo de vello que puede ser generalizado o local. También puede ser heredada o adquirida. El exceso puede tratarse de lanugo, vello o pelo terminal. El pelo del lanugo es fino, aterciopelado y no pigmentado, y suele desprenderse en el útero o durante el período neonatal.

Tabla 9-6	Causas frecuentes de hipertricosis

Formas congénitas:

Porfirias (pueden ser adquiridas como en la seudoporfiia)
- Áreas expuestas al sol

Hipertricosis universal
- Enfermedad autosómica dominante rara

Hipertricosis lanuginosa congénita
- Enfermedad autosómica dominante rara

Nevo de Becker
- Hamartoma congénito del tronco superior, generalmente en hombres
- Parche hiperpigmentado que desarrolla hipertricosis después de la pubertad

Formas adquiridas:

Hipertricosis lanuginosa adquirida
- Alteración paraneoplásica asociada con cáncer de pulmón, colon y mama
- Puede estar acompañada de fisuras en la lengua

Inducida por fármacos:
- Fenitoína
- Ciclosporina
- Minoxidil
- Diazóxido
- Estreptomicina
- Glucocorticoesteroides
- Psoralenos
- Interferón α
- Inhibidores del receptor del factor de crecimiento epidérmico (EGFR, *epidermal growth factor receptor*)

Desnutrición (anorexia nerviosa)

Fricción, traumatismos o inflamación repetidos (p. ej., en un yeso o escayola)

Lesión cerebral postraumática

- Las formas congénitas de hipertricosis son muy raras. Las variantes adquiridas se observan con mayor frecuencia, habitualmente como efectos secundarios de fármacos (tabla 9-6).

13. HIRSUTISMO

- Crecimiento excesivo de pelo terminal de patrón masculino en las mujeres.
- Indica un exceso de andrógenos y afecta a alrededor del 5% de las mujeres en edad fértil.[10]

13-1. Antecedentes

- La fuente del exceso de andrógenos con mayor frecuencia son los ovarios o las glándulas suprarrenales; sin embargo, las mujeres pueden presentar hirsutismo en ausencia de un desequilibrio hormonal de importancia, conocido como *hirsutismo constitucional*.
- El síndrome SAHA (seborrea, acné, hirsutismo, alopecia) puede tratarse de un hallazgo clínico aislado.
- En la tabla 9-7 se presenta una lista con las causas del hirsutismo.

13-2. Presentación clínica

- El hirsutismo puede estar acompañado por otros signos de virilización, como acné, alopecia androgenética de patrón masculino, oligomenorrea o amenorrea, y un aumento en la masa muscular.

Tabla 9-7	Causas de hirsutismo

Causas ováricas:
- Síndrome de ovario poliquístico
- Tumores ováricos
- Hipertecosis ovárica

Causas suprarrenales:
- Hiperplasia suprarrenal congénita
- Tumores suprarrenales
- Hipercortisolismo (síndrome de Cushing)

Causas iatrógenas:
- Esteroides anabolizantes (danazol)
- Glucocorticoides
- Anticonceptivos con progesterona

Hiperprolactinemia
Acromegalia
Resistencia grave a la insulina

- Deben considerarse las causas suprarrenales de hirsutismo en toda mujer que se presente con crecimiento de pelo terminal de distribución central: de la cara anterior del cuello a la parte superior del pubis.
- Las causas ováricas de hirsutismo suelen aparecer con una distribución lateral de crecimiento capilar (costados de la cara, cuello y mamas), y pueden estar acompañadas por anomalías en la menstruación y obesidad.

13-3. Valoración

- Es necesario llevar a cabo una anamnesis exhaustiva que considere la edad, la etnia, los medicamentos, los antecedentes familiares de hirsutismo y los ciclos menstruales de la paciente.
- Durante la exploración física deben buscarse signos de virilización, hiperandrogenismo periférico y resistencia a la insulina.
- Las pruebas básicas de laboratorio deben incluir testosterona libre y total, así como sulfato de dehidroepiandrosterona (DHEA-S), prolactina y Δ-4-androstenediona.
  - El DHEA-S representa un marcador de que los andrógenos provienen de las glándulas suprarrenales.
  - La Δ-4-androstenediona sugiere que la fuente de los andrógenos son los ovarios.
- Si se identifican anomalías de importancia, debe derivarse a la paciente con un endocrinólogo o ginecólogo.

14. ENFERMEDADES DE LAS UÑAS

- Con frecuencia, las uñas ofrecen numerosas claves diagnósticas sobre el estado de salud subyacente del paciente, incluyendo la presencia de enfermedades inflamatorias, traumáticas, de origen ambiental, neoplásicas, inducidas por fármacos y psiquiátricas (tabla 9-8).[11,12]
- La afección de todas o casi todas las uñas de las manos y los pies indica una causa sistémica de distrofia, mientras que el compromiso de una o dos uñas sugiere, por lo general, una fuente exógena de lesión, neoplasias o infecciones locales.

Tabla 9-8	Signos frecuentes de las uñas		

Enfermedades de las uñas	Hallazgos físicos	Causas/enfermedades asociadas	Imagen
Líneas de Beau	Depresión transversal de la placa ungueal por disminución transitoria de la mitosis en la matriz de la uña	*Varias uñas:* puede deberse a enfermedad sistémica grave, fármacos, fiebre alta e infección vírica. *Una uña:* traumatismo de la matriz o paroniquia.	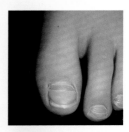
Onicomadesis	Descamación proximal de la uña	*Varias uñas:* suele deberse a enfermedad sistémica, fiebre alta. *Una uña:* con mayor frecuencia por traumatismo o paroniquia.	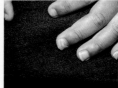
Lesiones punteadas de la uña	Numerosas depresiones puntiformes en la placa ungueal	Psoriasis: patrón irregular de lesiones punteadas frecuentemente asociado con manchas de aceite y onicólisis. Estas lesiones también pueden verse en la alopecia areata.	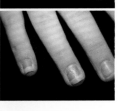
Onicorrexis	Uñas quebradizas y frágiles en sentido longitudinal	Puede deberse a sequedad ungueal grave y con frecuencia se observa en pacientes de edad avanzada. Puede verse en el liquen plano.	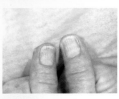
Leuconiquia	Decoloración blanca de la uña por anomalías del lecho ungueal *(leuconiquia evidente)* o de la placa ungueal *(leuconiquia verdadera)*	*Uñas de Terry:* leuconiquia evidente de los 2/3 proximales de la uña asociada con cirrosis hepática. *Uñas mitad y mitad:* la mitad proximal de la uña es blanca; frecuente en los pacientes en hemodiálisis. *Líneas de Muehrcke:* bandas blancas transversas; frecuentes en la cirrosis o por quimioterapia.	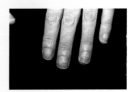

Continúa en la página siguiente

Enfermedades de las uñas	Hallazgos físicos	Causas/enfermedades asociadas	Imagen
Traquioniquia (distrofia de las 20 uñas)	Aspecto áspero, como lija, en las 20 uñas	Con mayor frecuencia se asocia con la alopecia areata, pero también se observa en casos de liquen plano, psoriasis o eccema.	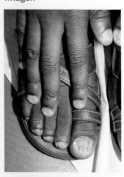
Onicólisis	Desprendimiento de la placa ungueal distal	Traumatismo, psoriasis, onicomicosis, tumores (sólo una uña afectada) o inducida por fármacos: • Tetraciclinas (con frecuencia después de exposición a luz UV) • Fluoroquinolonas • Psoralenos • AINE	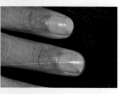
Hiperqueratosis subungueal	Acumulación de detritos de queratina bajo la uña que causa el desprendimiento y engrosamiento de la uña	Onicomicosis, psoriasis, traumatismos.	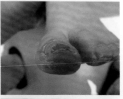
Paroniquia	Eritema, hinchazón y dolor en los pliegues ungueales; por lo general, ausencia de cutícula	Paroniquia aguda: con frecuencia se ve afectada una sola uña por una infección bacteriana. Paroniquia crónica: afección de una o más uñas por irritación crónica debido a manicura, exposición al agua, frecuentemente con colonización por levaduras. Otras causas: inhibidores del EGFR, retinoides, indinavir.	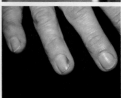

Enfermedades de las uñas	Hallazgos físicos	Causas/enfermedades asociadas	Imagen
Síndrome de la uña verde	Coloración verde marrón de la uña por la presencia del pigmento piocianina producido por la infección por *Pseudomonas aeruginosa* Frecuentemente con onicólisis y paroniquia	Los factores predisponentes incluyen la exposición prolongada al agua, traumatismos y trabajar en el sector salud. El tratamiento incluye yoduro de timol al 4% en alcohol absoluto aplicado a la uña c/12 h y remojos en ácido acético diluido.	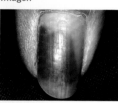
Melanoniquia longitudinal	Líneas marrón negro sobre la uña, frecuentes en los pacientes de piel oscura	*Líneas múltiples:* pueden deberse a medicamentos o enfermedades sistémicas. *Una sola línea:* puede deberse a un nevo subungueal o hiperplasia melanocítica; se debe descartar un melanoma subungueal.	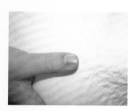
Melanoma maligno subungueal	Puede presentarse como una línea negra marrón longitudinal, con frecuencia irregular, o como una úlcera pigmentada subungueal, o una lesión amelanótica parecida a un granuloma piógeno	*Signo de Hutchinson:* extensión de pigmento a la piel periungueal, que sugiere un melanoma cuando se observa con melanoniquia longitudinal.	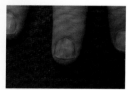

Imagen de onicorrexis de Mohr WK. *Psychiatric-mental health nursing.* 8th ed. Philadelphia, PA: Wolters Kluwer Health; 2013; imagen del síndrome de una verde de: Goodheart HP, Gonzalez ME. *Goodheart's photoguide to common pediatric and adult skin disorders.* 4th ed. Philadelphia, PA: Wolters Kluwer Health; 2016.
Imágenes cortesía de David Sheinbein, MD, Susan Bayliss, MD, y M. Laurin Council, MD.

REFERENCIAS

1. Sawaya ME, Price VH. Different levels of 5alpha-reductase type I and II, aromatase, and androgen receptor in hair follicles of women and men with androgenetic alopecia. *J Invest Dermatol* 1997;109:296–300.

2. Arias-Santiago S, et al. Male androgenetic alopecia. In: Preedy VR, ed. *Handbook of hair in health and disease*. The Netherlands: Wageningen Academic Publishers; 2012:98–116.

3. Lucky AW, Piacquadio DJ, Ditre CM, et al. A randomized, placebo-controlled trial of 5% and 2% topical minoxidil solutions in the treatment of female pattern hair loss. *J Am Acad Dermatol* 2004;50(4):541–553.

4. Sperling LC, Sinclair RD, El Shabrawi-Caelen L. Alopecias. In: Bolognia J, et al., eds. *Dermatology*. 3rd ed. Philadelphia, PA: Elsevier Saunders; 2012:1093–1109.

5. Trueb RM. Diffuse hair loss. In: Blume-Peytavi U, et al. *Hair growth and disorders*. Leipzig, Germany: Springer; 2008:259–272.

6. Ravindran AV, da Silva TL, Ravindran LN, et al. Obsessive-compulsive spectrum disorders: a reviewed of the evidence-based treatments. *Can J Psychiatry* 2009;54:331–343.

7. Gathers RC, Lim HW. Central centrifugal cicatricial alopecia: past, present, and future. *J Am Acad Dermatol* 2009;60(4):660–668.

8. Harries MJ, Sinclair RD, et al. Management of primary cicatricial alopecias: options for treatment. *Br J Dermatol* 2008;159(1):1–22.

9. Otberg N, Kang H, Alzolibani AA, Shapiro J. Folliculitis decalvans. *Dermatol Ther* 2008;21:238–244.

10. Camacho-Martinez FM. Hypertrichosis and hirsutism. In: Bolognia J, et al., eds. *Dermatology*. 3rd ed. Philadelphia, PA: Elsevier Saunders; 2012:1115–1127.

11. Piraccini BM. *Nail disorders: a practical guide to diagnosis and management*. Italy: Springer; 2014.

12. Tosti A, Piraccini BM. Nail disorders. In: Bolognia J, et al., eds. *Dermatology*. 3rd ed. Philadelphia, PA: Elsevier Saunders; 2012:1129–1144.

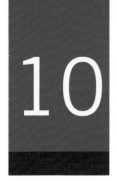

10 Manifestaciones de enfermedades sistémicas en la piel

Urvi Patel, MD, y Amy Musiek, MD

Es importante no pensar en la piel como un órgano aislado. Numerosas enfermedades sistémicas presentan una afección de la piel asociada, incluyendo enfermedades autoinmunitarias, del tejido conjuntivo y la sarcoidosis, en las cuales los signos cutáneos ayudan al diagnóstico. También existen alteraciones cutáneas primarias con compromiso sistémico secundario, como la enfermedad ampollosa autoinmunitaria. En este capítulo se comentan ejemplos de estas enfermedades, así como su valoración y tratamiento.

1. LUPUS

1-1. Antecedentes[1,2]

- Enfermedad autoinmunitaria multisistémica caracterizada por la presencia de múltiples anticuerpos.
- Se observan afecciones cutáneas hasta en el 85% de los pacientes con lupus; los signos cutáneos constituyen cuatro de los criterios mayores para el diagnóstico de lupus eritematoso sistémico (LES).
- El lupus cutáneo puede subdividirse en tres categorías: agudo, subagudo y crónico. El lupus cutáneo crónico incluye varios subtipos, como el lupus discoide, que presenta diferentes manifestaciones clínicas.

1-2. Presentación clínica

- Lupus eritematoso cutáneo agudo (LECA)
  - Eritema malar bilateral que, de forma clásica, deja intactos los pliegues nasolabiales después de la exposición al sol.
  - También puede presentarse como una erupción fotosensible generalizada que con frecuencia afecta la superficie extensora de los antebrazos y el dorso de las manos.
  - Se trata de una manifestación del LES.
- Lupus eritematoso cutáneo subagudo (LECS) (fig. 10-1)
  - Placas escamosas rosadas anulares, por lo general, fotodistribuidas en la parte superior del tórax y la espalda.
  - Variante inducida por fármacos: algunos desencadenantes farmacológicos conocidos incluyen hidroclorotiazida, terbinafina, antagonistas del calcio, antiinflamatorios no esteroideos (p. ej., naproxeno), griseofulvina y antihistamínicos.
  - El *lupus neonatal* es una forma de LECS que se presenta en recién nacidos de madres con anticuerpos anti-SSA. La erupción es similar a la del LECS, con predilección por el cuero cabelludo y las áreas periorbitarias. El daño de órganos internos incluye bloqueo cardíaco congénito (con mortalidad del 20% si no se trata), enfermedad hepatobiliar y trombocitopenia.

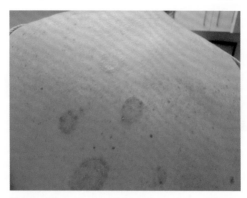

Figura 10-1. Lupus eritematoso cutáneo subagudo. Placas eritematosas, escamosas, anulares, sin cicatrices sobre la espalda.

- Lupus eritematoso crónico
  - Lupus eritematoso discoide (LED) (fig. 10-2): pápulas y placas delgadas, induradas y eritematosas con escamas adherentes presentes en cara, cuero cabelludo u orejas. Las lesiones forman cicatrices y el 25% de los pacientes muestran afección bucal. Existe un riesgo incrementado de desarrollar carcinoma espinocelular en las cicatrices o en las lesiones con inflamación crónica.

1-3. Valoración

- Las biopsias cutáneas pueden ayudar a diferenciar entre el lupus cutáneo y otras enfermedades de la piel.
- Cada subtipo de lupus tiene distintos riesgos de desarrollar lupus sistémico.
- Análisis de sangre
  - Lupus eritematoso agudo
    - Anticuerpos antinucleares (ANA, *antinuclear antibodies*), ADN bicatenario, antígenos A y B relacionados con el síndrome de Sjögren (SS-A y SS-B), anticuerpo de Smith, ribonucleoproteína nuclear pequeña U1, anticuerpos contra histona,

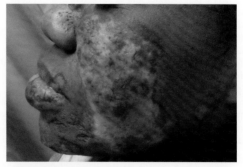

Figura 10-2. Lupus eritematoso discoide. Placas eritematosas a hiperpigmentadas con atrofia y cicatrices centrales.

hemograma completo, química sanguínea con electrólitos séricos y gasometría, análisis de orina y concentraciones de complemento.
- Lupus eritematoso cutáneo subagudo
  - ANA, SS-A y SS-B.
  - El 18-50% de los pacientes presentan los criterios para diagnosticar LES.[3]
- Lupus eritematoso discoide
  - Los ANA con frecuencia son negativos.
  - Hay un 5-15% de riesgo de desarrollar LES.

1-4. Tratamiento[4]

- Estilo de vida: fotoprotección estricta y dejar de fumar.
- Fármacos de primera línea: esteroides tópicos o intralesionales; se requieren con frecuencia esteroides de clase 1.
- Los antipalúdicos consisten en el estándar de atención si es necesario un tratamiento sistémico.
  - Primera línea: hidroxicloroquina 200 mg cada 12 h en la mayoría de los casos.
  - Alternativa: cloroquina.
  - Se puede añadir quinacrina a cualquiera de los medicamentos antes mencionados.
- Lupus resistente a antipalúdicos
  - Metotrexato
  - Talidomida
  - Micofenolato de mofetilo
  - Dapsona

2. DERMATOMIOSITIS

2-1. Antecedentes[5]

- Miopatía inflamatoria autoinmunitaria con hallazgos cutáneos y compromiso sistémico; en la actualidad se desconoce la patogenia.
- Las manifestaciones cutáneas y los autoanticuerpos patógenos pueden ayudar a diferenciar la dermatomiositis de otras enfermedades autoinmunitarias, así como distintos subtipos de dermatomiositis.

2-2. Presentación clínica

- Dermatomiositis clásica (fig. 10-3)
  - Pápulas de Gottron: pápulas violáceas que yacen sobre la cara dorsal de las articulaciones interfalángicas o metacarpofalángicas, codos o rodillas.
  - Eritema lineal de las superficies extensoras: eritema que discurre por los tendones de las superficies extensoras de las manos.
  - Erupción heliótropa: eritema violáceo y edema que afecta la región periorbitaria y los párpados.
  - Signo del chal: poiquilodermia rosada a lo largo de la parte superior de la espalda.
  - Eritema distribuido en "V": parches rosados eritematosos y fotodistribuidos que van de la parte media a la superior del pecho.
  - Signo de la funda pistolera: parches eritematosos en las caderas.
  - Manos de mecánico: pápulas y placas hiperqueratósicas, escamosas y eritematosas sobre las palmas y las superficies laterales que presentan fisuras.
  - Telangiectasias periungueales y cutículas irregulares.
  - Calcinosis cutánea.

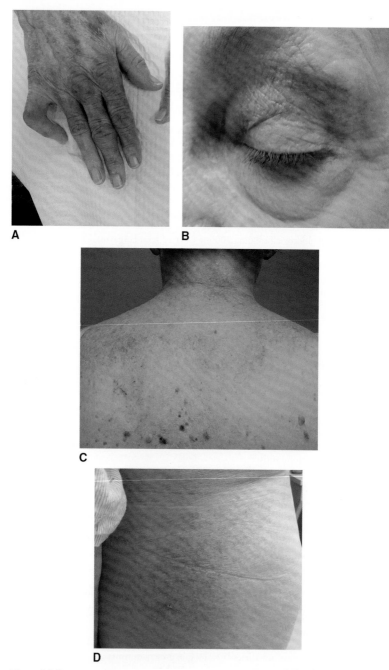

Figura 10-3. Dermatomiositis. **A.** Eritema lineal en región extensora. **B.** Exantema heliotrópico. **C.** Signo del chal. **D.** Signo de la funda pistolera.

- Síndrome antisintetasa[6]
  - Manos de mecánico: es el hallazgo más característico del síndrome antisintetasa.
  - Otros hallazgos cutáneos: pápulas de Gottron y fenómeno de Raynaud.
  - Hallazgos extracutáneos: enfermedad pulmonar intersticial, artritis, miositis y fiebre.
  - Anticuerpos asociados: contra sintetasas del aminoacil-ácido ribonucleico de transferencia (ARNt), incluyendo Jo-1, OJ, KJ, PL-7 y PL-12.
- Dermatomiositis amiopática
  - Hallazgos cutáneos típicos, como se mencionan arriba, pero sin daño muscular a 6 meses del inicio de los signos dérmicos.
  - Anticuerpos asociados: contra el factor intermediario transcripcional 1-γ (TIFI-γ; 80% de los pacientes) y contra dermatomiositis amiopática clínica-140 (CADM140) (10-15% de los pacientes). Los individuos con anticuerpos anti-CADM140 tienen riesgo de padecer enfermedad pulmonar intersticial progresiva grave que puede llevar a la muerte por insuficiencia respiratoria.
- Dermatomiositis y malignidad[7,8]
  - En los adultos, existe un mayor riesgo (5-7%) de desarrollar malignidad.
  - Neoplasias más frecuentes: carcinomas ováricos, pulmonares, pancreáticos, gástricos y colorrectales.
  - Puede presentarse desde los 2 años anteriores hasta los 3 años posteriores a la presentación de la dermatomiositis.
  - Los factores de peor pronóstico incluyen edad avanzada, sexo masculino, ulceración cutánea y disfagia.
  - Anticuerpos asociados: TIF1-γ (antes conocido como p-155).
- Daño extracutáneo
  - Musculoesquelético: simétrico; al inicio, debilidad de los músculos proximales, pero puede avanzar a todos los grupos musculares.
  - Pulmonar: enfermedad pulmonar intersticial, hipertensión pulmonar y neumotórax.
  - Gastrointestinal: disfagia secundaria al daño de los músculos faríngeos, reflujo esofágico y dismotilidad.
  - Cardíaco: arritmias y defectos de la conducción.
- Inducida por fármacos[9]
  - La hidroxiurea y las estatinas son los causantes más frecuentes.

2-3. Valoración[5]

- La biopsia cutánea puede ayudar a orientar hacia el diagnóstico de dermatomiositis.
- Daño muscular: creatinina cinasa y aldolasa séricas, electromiografía (EMG), resonancia magnética (RM) y biopsia muscular.
- Pruebas serológicas
  - ANA positivo < 10% de las veces.
  - Otros anticuerpos contra miositis (arriba) pueden ser de utilidad, pero no siempre están disponibles.
- Derivar a pruebas de función pulmonar en busca de enfermedad pulmonar intersticial.
- Exploración física y anamnesis, pruebas de detección precoz de cáncer adecuadas para la edad y tomografía computarizada (TC) de tórax, abdomen y pelvis en el paciente con riesgo de presentar neoplasias.

2-4. Tratamiento[5]

- Las miopatías responden mejor al tratamiento que las enfermedades cutáneas.
- Tratamiento inicial (agudo): corticoesteroides.

• Alternativas a los esteroides
  • Primera línea: hidroxicloroquina, la cual resulta útil para las enfermedades cutáneas, no así para las musculares.
  • Segunda línea: metotrexato, azatioprina, micofenolato de mofetilo, inmunoglobulina intravenosa, rituximab.

3. SARCOIDOSIS

3-1. Antecedentes[10]

• Enfermedad multisistémica granulomatosa crónica de etiología no del todo conocida.
• Se observa afección cutánea en al menos el 20% de los pacientes, y en un tercio de ellos es el signo de presentación.
• El 90-95% de los pacientes con enfermedad cutánea también desarrollan daño pulmonar.
• Las manifestaciones cutáneas pueden variar de manera amplia.

3-2. Presentación clínica

• Pápulas y placas induradas clásicas de coloración rojo marrón a violácea (fig. 10-4).
• Lupus pernio
  • Pápulas y placas violáceas con predilección por nariz, orejas y mejillas. La presentación clásica es un aspecto de cuentas alrededor del borde nasal.
  • Se asocia con sarcoidosis crónica pulmonar (~75% de los pacientes) y de las vías aéreas superiores (~50% de los casos).
  • Puede formar cicatrices.
• Sarcoidosis papulosa
  • Pápulas del color de la piel que suelen presentarse en la cara, especialmente en los párpados y pliegues nasolabiales, sin dejar cicatrices.
  • Tiene un pronóstico favorable.
• Sarcoidosis subcutánea de Darier-Roussy
  • Nódulos subcutáneos móviles, firmes, del color de la piel, presentes en las extremidades; suelen ser indoloros (a diferencia del eritema nodoso).

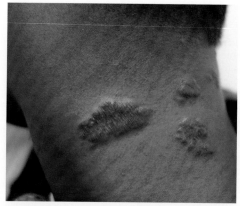

Figura 10-4. Sarcoide. Placas dérmicas hiperpigmentadas.

- Síndrome de Lofgren
  - Forma aguda de sarcoidosis que incluye eritema nodoso, poliartralgias y linfadenopatía hiliar bilateral.
- Sarcoidosis cicatricial
  - Infiltración de granulomas sarcoidales en sitios de cirugías previas, tatuajes, perforaciones y otros sitios de traumatismo.
- Se presenta una mayor incidencia en mujeres y personas de ascendencia africana.
- La enfermedad es más grave en personas de ascendencia africana.
- Los pacientes japoneses son más propensos a presentar daño cardíaco y ocular.

3-3. Valoración

- La biopsia cutánea debe mostrar granulomas no caseosos y con escasa o ninguna inflamación circundante.
- Pruebas analíticas: hemograma completo con electrólitos y gasometría, calcio sérico, 1,25 dihidroxivitamina D y concentraciones de enzima convertidora de angiotensina (puede bajar con el tratamiento, pero no tiene valor pronóstico).
- Radiografía o TC de alta resolución del tórax en busca de afección ganglionar y parenquimatosa.
- Pruebas de función pulmonar y de capacidad de difusión de monóxido de carbono.
- Electrocardiograma en busca de afección cardíaca.

3-4. Tratamiento

- Esteroides tópicos e intralesionales en caso de daño cutáneo limitado.
- Esteroides sistémicos para la enfermedad diseminada o desfigurante.
- Hidroxicloroquina, metotrexato, tetraciclinas e inhibidores del factor de necrosis tumoral α para el mantenimiento.

4. ESCLERODERMIA Y ENFERMEDADES RELACIONADAS

4-1. Antecedentes

- La *esclerodermia* es una fibrosis de la dermis y el tejido subcutáneo. Se puede clasificar como enfermedad cutánea localizada o cutánea con enfermedad sistémica.
- La morfea también se conoce como *esclerodermia localizada*. En general, es autolimitada y suele aparecer como placas solitarias y lineales.[11]
- La esclerosis sistémica incluye tanto la esclerodermia limitada (CREST) como la esclerosis sistémica progresiva.[12]
- El *liquen escleroso y atrófico* (LEA) es otra enfermedad inflamatoria de la piel que afecta la dermis superficial y la mucosa, y produce cicatrización atrófica.[13]

4-2. Presentación clínica

- Morfea[11]
  - Comienza como placas eritematosas a violáceas que evolucionan a placas escleróticas blancas y se resuelven como placas atróficas hiperpigmentadas.
- Esclerodermia[12]
  - Esclerodermia limitada (CREST)
    - **C**alcinosis cutánea, fenómeno de **R**aynaud, dismotilidad **e**sofágica, **e**sclerodactilia, **t**elangiectasia.
  - Esclerosis sistémica progresiva
    - Los rasgos distintivos son la esclerodactilia y las cicatrices punteadas en los dedos.

- ○ Otros hallazgos incluyen piel tensa y cérea, calcinosis cutánea, cambios capilares en los pliegues ungueales, telangiectasia en tapete, fenómeno de Raynaud y despigmentación en sal y pimienta.
- ○ La morbilidad y mortalidad son resultado del daño pulmonar, renal, cardíaco y gastrointestinal.
- El médico debe distinguir entre la morfea y la esclerosis sistémica. En la morfea no se observa daño sistémico, cambios en los pliegues ungueales ni fenómeno de Raynaud, a diferencia de lo que ocurre en la esclerosis sistémica.
- Liquen escleroso y atrófico [13]
  - Parches eritematosos que se convierten en placas blancas atróficas. Las lesiones se localizan con mayor frecuencia en la región anogenital y pueden producir prurito intenso.
  - Puede verse complicado por la aparición de fisuras, fusión de los labios menores con los mayores, estrechamiento del introito, fimosis, dispareunia y disuria.
  - Aumenta el riesgo de desarrollar carcinoma espinocelular en las lesiones anogenitales.
  - Las mujeres con LEA genital deben tener exploraciones alternadas de dermatología y ginecología.

4-3. Valoración

- Son diagnósticos clínicos en los que la biopsia puede resultar de apoyo, pero no establece el diagnóstico en este grupo de enfermedades.
- En caso de LEA o morfea, no se requieren pruebas posteriores.
- Esclerosis sistémica [12]
  - ANA y anticuerpos anticentrómeros (CREST) y antitopoisomerasa I (Scl-70).
  - Daño pulmonar: radiografía de tórax, pruebas de función pulmonar y TC de alta resolución.
  - Daño gastrointestinal: esofagograma, esofagoduodenoscopia y estudios de tránsito de intestino delgado.

4-4. Tratamiento

- Morfea [14]
  - Primera línea: esteroides tópicos e inhibidores de calcineurina tópicos.
  - Enfermedad refractaria: fototerapia y metotrexato.
  - Terapia física en caso de contracturas.
- Esclerodermia [12]
  - Ningún fármaco logra revertir el proceso. Los fármacos modificadores de la enfermedad y que han tenido resultados mixtos incluyen el metotrexato y la ciclofosfamida. En los casos más graves también se ha recurrido al trasplante de células madre en estudios clínicos, pero en la actualidad no representa el patrón de referencia.
  - Se utilizan inhibidores de la bomba de protones o bloqueadores H_2 para tratar los síntomas de la enfermedad por reflujo gastroesofágico. Las estenosis esofágicas pueden requerir dilatación. La metoclopramida y la eritromicina pueden promover la motilidad gastrointestinal superior. El octreótido es útil para la motilidad intestinal inferior.
  - Se emplean inhibidores de la enzima convertidora de angiotensina para prevenir las crisis renales por esclerodermia.
  - Se han utilizado análogos de la prostaciclina, bosentán y sildenafilo para la hipertensión pulmonar.
  - El tratamiento de las úlceras digitales incluye el cuidado apropiado de las heridas y el manejo de las superinfecciones bacterianas.
- Liquen escleroso y atrófico [13]
  - Primera línea: esteroides tópicos e inhibidores de calcineurina tópicos.
  - Segunda línea: fototerapia.

5. ENFERMEDADES AMPOLLOSAS

5-1. Antecedentes

- Son un grupo heterogéneo de enfermedades adquiridas que presentan hallazgos ampollosos en la piel secundarios a la acción de autoanticuerpos contra antígenos en la epidermis y la membrana basal.
- Pénfigo vulgar (PV) y pénfigo foliáceo (PF)[15]
  - Se debe a la acción de autoanticuerpos IgG contra proteínas importantes en la adhesión intercelular.
  PF: desmogleína 1.
  PV: desmogleína 3.
- Penfigoide ampolloso (PA)[16]
  - Enfermedad inmunoampollosa más frecuente; suele afectar a los ancianos (fig. 10-5).
  - Autoanticuerpos contra los antígenos 230 (BPAg1) y 180 (BPAg2) del pénfigo ampolloso localizados en la membrana basal.

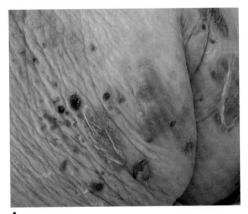

A

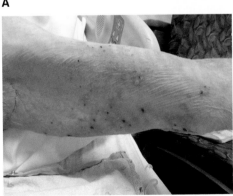

B

Figura 10-5. Penfigoide ampolloso. **A.** Placa urticariana eritematosa con vesículas tensas. **B.** Ampollas tensas sobre fondo eritematoso.

- Dermatitis herpetiforme (DH)[17]
  - Enfermedad autoinmunitaria debida a la acción de anticuerpos IgA contra la transglutaminasa epidérmica (también conocida como *transglutaminasa tisular 3*).

5-2. Presentación clínica

- Pénfigo vulgar y foliáceo[15]
  - Los hallazgos cutáneos consisten en ampollas flácidas y erosiones en las dos variantes.
  - El daño a las mucosas sólo se observa en el PV y se presenta como erosiones dolorosas.
- Penfigoide ampolloso[16]
  - Vesículas y ampollas tensas sobre placas eritematosas, urticarianas o eccematosas.
  - Asociación con enfermedades neurológicas, sobre todo enfermedad de Parkinson, demencia, trastornos psiquiátricos, ictus y esclerosis múltiple.
- Dermatitis herpetiforme[17]
  - Pápulas eritematosas y vesículas agrupadas, con frecuencia de forma bilateral, sobre las superficies extensoras, el cuero cabelludo y las nalgas. Las lesiones son muy pruriginosas y evolucionan a erosiones y excoriaciones. Estas erosiones pueden ser la presentación inicial.
  - Todos los pacientes con dermatitis herpetiforme tienen enfermedad celíaca, que puede ser subclínica.
  - Las enfermedades asociadas incluyen diabetes mellitus de tipo 1 y tiroiditis de Hashimoto.
  - Los pacientes tienen mayor riesgo de presentar linfoma no hodgkiniano, sobre todo el linfoma de linfocitos T asociado con enteropatía.

5-3. Valoración

- Biopsia cutánea para tinción con hematoxilina y eosina e inmunofluorescencia directa.
- La biopsia para inmunofluorescencia directa debe ser perilesional (debe incluir piel sana).
- Pénfigo vulgar y foliáceo[15]
  - Inmunoanálisis de adsorción enzimática (ELISA) en busca de desmogleína 1 y 3.
- Penfigoide ampolloso[16]
  - Inmunofluorescencia indirecta
  - ELISA para BP180 y BP230
- Dermatitis herpetiforme[17]
  - Concentración de IgA totales.
  - Transglutaminasa antitisular (tTG2), IgA e IgG.
  - Transglutaminasa antiepidérmica (tTG3), IgA e IgG.
  - IgA e IgG antiendomisiales.
  - Buscar enfermedades asociadas mediante pruebas de función tiroidea, tolerancia a la glucosa en sangre y hemograma.

5-4. Tratamiento

- Pénfigo vulgar y foliáceo[18]
  - Primera línea: rituximab y corticoesteroides orales.
  - Segunda línea: inmunoglobulina i.v., azatioprina y micofenolato de mofetilo.
- Penfigoide ampolloso[16]
  - Primera línea: esteroides tópicos y orales.
  - Segunda línea: micofenolato de mofetilo, azatioprina y metotrexato.

• Dermatitis herpetiforme[19]
  • Primera línea: dieta libre de gluten y dapsona.

6. CARENCIAS NUTRICIONALES[20]

• La mayoría de las carencias nutricionales tienen manifestaciones cutáneas, y algunas son patognomónicas de insuficiencias específicas (tabla 10-1).

Tabla 10-1	Carencias nutricionales		
Carencia	**Manifestación clínica**	**Tratamiento**	**Comentario**
Vitamina A	Conocida también como *frinodermia*; pápulas foliculares queratósicas típicas de las extremidades y las nalgas	Vitamina A, 50000-200000 UI/día según la edad y la gravedad clínica	Puede haber ceguera nocturna, queratomalacia y crecimiento atrofiado.
Vitamina K	Púrpura y equimosis	Fitomenadiona Recién nacido: 0.5-1.0 mg Niños: 2 mg Adultos: 5-10 mg Plasma fresco congelado en caso de que se presente una hemorragia aguda	Presenta tiempo de protrombina y cociente internacional normalizado (INR, *international normalized ratio*) elevados.
Vitamina B_1 (tiamina)	También conocido como *beriberi*; glositis y rotura de la piel	Tiamina 100 mg i.v. cada 8 h por varios días, después cambiar a 100 mg/día	
Vitamina B_2 (riboflavina)	También conocido como *síndrome oral-ocular-genital*; estomatitis angular (pápulas maceradas y fisuradas en las comisuras de la boca), queilitis (eritema y labios fisurados), glositis, parches y placas costrosos y eritematosos en los pliegues inguinales que se extienden a la vulva/escroto y la cara interna de los muslos, fotofobia y conjuntivitis	Riboflavina Lactantes y niños: 1.0-2.0 mg/día Adultos: 10-20 mg/día	

Continúa en la página siguiente

Carencia	Manifestación clínica	Tratamiento	Comentario
Vitamina B_3 (niacina o ácido nicotínico)	También conocida como *pelagra*; placas hiperpigmentadas y eritematosas fotodistribuidas en cara, tórax, cuello y dorso de las manos	Nicotinamida (también conocida como *ácido nicotínico*) 500 mg diarios durante varias semanas	Tétrada clásica: dermatitis, diarrea, demencia, muerte.
Vitamina B_6 (piridoxina)	Dermatitis seborreica periorificial que incluye la cara y el perineo, queilitis angular, glositis con úlceras	Piridoxina 100 mg al día	
Vitamina B_{12} (cobalamina)	Glositis con fisuras, hiperpigmentación	Cianocobalamina 1 mg por semana por 1 mes, después cada mes si persiste	
Vitamina C	También conocido como *escorbuto*; equimosis y petequias foliculares e hiperqueratosis; pelos ensortijados (fig. 10-6)	Ácido ascórbico 100-300 mg/día	
Ácido fólico (vitamina B_9)	Queilitis, glositis con erosiones de la mucosa e hiperpigmentación	Ácido fólico 1-5 mg al día	
Biotina (vitamina B_7)	Eritema y formación de costras en distribución seborreica y periorificial, alopecia	Biotina 150 μg al día	
Hierro	Palidez, coiloniquia, glositis, queilitis angular, alopecia	Hierro elemental: 100-200 mg de hierro elemental al día	
Cinc	Placas eccematosas que pueden erosionarse y macerarse de forma periorificial, alopecia, diarrea	Cinc elemental: Hereditaria: 3 mg/kg al día Adquirida en niños: 0.5-1 mg/kg/día Adquirida en adultos: 15-30 mg/día	Puede ser una carencia adquirida o hereditaria; en este último caso se conoce como *acrodermatitis enteropática*.
Marasmo	Piel seca, arrugada y suelta; aspecto facial envejecido por pérdida de panículos adiposos bucales, alopecia	Reemplazo lento de proteínas y calorías	Insuficiencia nutricional total.
Kwashiorkor	Descamación y erosiones	Reemplazo nutricional intensivo	Hipoproteinemia.

ˈLas carencias de vitamina D y E no tienen manifestaciones cutáneas.
De Schaefer SM, Hivnor CM. Nutritional diseases. In: Bolognia J, et al., eds. *Dermatology*. 3rd ed. Philadelphia, PA: Elsevier Saunders; 2012:737–751.

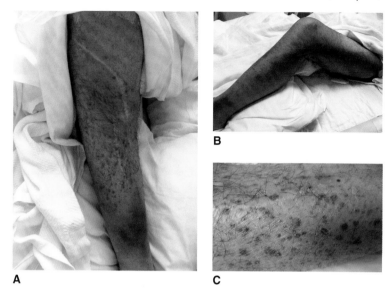

Figura 10-6. Escorbuto. **A.** Petequias. **B.** Equimosis extensas. **C.** Petequias perifoliculares con pelos ensortijados.

REFERENCIAS

1. Rothfield N, Sontheimer RD, Bernstein M. Lupus erythematosus: systemic and cutaneous manifestations. *Clin Dermatol* 2006;24(5):348–362.
2. Lee LA, Werth BP. Lupus Erythematosus. In: Bolognia JL, ed. *Dermatology*. 3rd ed. China: Elserview Saunders; 2012:615–629.
3. Grönhagen CM, Fored CM, Granath F, et al. Cutaneous lupus erythematosus and the association with systemic lupus erythematosus: a population-based cohort of 1088 patients in Sweden. *Br J Dermatol* 2011;164(6):1335–1341.
4. Kuhn A, Ruland V, Bonsmann G. Cutaneous lupus erythematosus: update of therapeutic options part I. *J Am Acad Dermatol* 2011;65(6):e179–e193.
5. Kovacs SO, Kovacs SC. Dermatomyositis. *J Am Acad Dermatol* 1998;39:899–920.
6. Katzap E, Barilla-LaBarca ML, Marder G. Antisynthetase syndrome. *Curr Rheumatol Rep* 2011;13(3):175–181.
7. Hill CL, Zhang Y, Sigurgeirsson B, et al. Frequency of specific cancer types in dermatomyositis and polymyositis: a population-based study. *Lancet* 2001;357(9250):96–100.
8. Wang J, Guo G, Chen G, et al. Meta-analysis of the association of dermatomyositis and polymyositis with cancer. *Br J Dermatol* 2013;169(4):838–847.
9. Seidler AM, Gottlieb AB. Dermatomyositis induced by drug therapy: a review of case reports. *J Am Acad Dermatol* 2008;59(5):872–880.
10. Haimovic A, Sanchez M, Judson MA, et al. Sarcoidosis: a comprehensive review and update for the dermatologist: part I. Cutaneous disease. *J Am Acad Dermatol* 2012;66(5):699. e1–e18.
11. Fett N, Werth VP. Update on morphea: part I. Epidemiology, clinical presentation, and pathogenesis. *J Am Acad Dermatol* 2011;64(2):217–228.

12. Chung L, Lin J, Furst DE, et al. Systemic and localized scleroderma. *Clin Dermatol* 2006;24(5):374–392.

13. Meffert JJ, Davis BM, Grimwood RE. Lichen sclerosus. *J Am Acad Dermatol* 1995;32(3):393–416.

14. Fett N, Werth VP. Update on morphea: part II. Outcome measures and treatment. *J Am Acad Dermatol* 2011;64(2):231–242.

15. Ruocco V, Ruocco E, Lo Schiavo A, et al. Pemphigus: etiology, pathogenesis, and inducing or triggering factors: facts and controversies. *Clin Dermatol* 2013;31(4):374–381.

16. Di Zenzo G, Della Torre R, Zambruno G, et al. Bullous pemphigoid: from the clinic to the bench. *Clin Dermatol* 2012;30(1):3–16.

17. Bolotin D, Petronic-Rosic V. Dermatitis herpetiformis. Part I. Epidemiology, pathogenesis, and clinical presentation. *J Am Acad Dermatol* 2011;64(6):1017–1024.

18. Cianchini G, Lupi F, Masini C, et al. Therapy with rituximab for autoimmune pemphigus: results from a single-center observational study on 42 cases with long-term follow-up. *J Am Acad Dermatol* 2012;67(4):617–622.

19. Bolotin D, Petronic-Rosic V. Dermatitis herpetiformis. Part II. Diagnosis, management, and prognosis. *J Am Acad Dermatol* 2011;64(6):1027–1033.

20. Jen M, Yan AC. Syndromes associated with nutritional deficiency and excess. *Clin Dermatol* 2010;28(6):669–685.

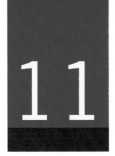

Cirugía dermatológica

Christopher R. Urban, MD, y Eva A. Hurst, MD

La cirugía cutánea es una parte importante de la dermatología que resulta necesaria para el tratamiento de las neoplasias benignas y malignas. Comprender los principios básicos de la cirugía dermatológica es menester tanto para los médicos de atención primaria como para los dermatólogos.

1. VALORACIÓN PREOPERATORIA

- Es importante comenzar con una valoración preoperatoria cuidadosa del paciente.
- Además de una evaluación exhaustiva de los antecedentes médicos y quirúrgicos, se debe prestar especial atención a varias cuestiones.

1-1. Uso de anticoagulantes

- Se debe interrogar a los pacientes sobre antecedentes de enfermedades cardiovasculares e hipercoagulabilidad, empleo de anticoagulantes y presencia de dispositivos cardíacos implantables (marcapasos y desfibriladores).
- Es importante saber si el paciente tiene antecedentes de enfermedad cardiovascular, incluyendo infarto de miocardio, ictus, ataque isquémico transitorio, fibrilación auricular y derivaciones cardíacas o vasculares; es crucial para tomar decisiones sobre la continuación o interrupción de los anticoagulantes y de fármacos que aumentan el riesgo de sangrado.
  - En los pacientes con enfermedad cardiovascular o alguna de las alteraciones antes mencionadas, es frecuente pedir que suspendan el consumo de ácido acetilsalicílico, vitamina E, multivitamínicos, aceites de pescado y suplementos de ácidos grasos con omega 3, 14 días antes de la cirugía.
  - Los inhibidores reversibles de plaquetas, como los antiinflamatorios no esteroideos (AINE), sólo requieren una suspensión de 2 días antes de la cirugía.
  - Los anticoagulantes profilácticos no suelen suspenderse para los procedimientos menores, como las biopsias.
  - En los pacientes con antecedentes de enfermedad cardiovascular o hipercoagulabilidad de cualquier tipo, es importante enfatizar que sigan tomando sus anticoagulantes habituales, como ácido acetilsalicílico, warfarina y clopidogrel, ya que el riesgo de presentar acontecimientos potencialmente mortales supera el beneficio de reducir al mínimo las complicaciones hemorrágicas.[1]
- También se debe interrogar a los pacientes sobre posibles alteraciones de la coagulación o trombocitopenia.
  - Las directrices de la American Society of Clinical Oncology señalan que los procedimientos invasivos mayores pueden realizarse de manera segura con recuentos plaquetarios de 40 000-50 000/µL.[2]
  - Debe considerarse una transfusión de plaquetas en los pacientes con recuentos plaquetarios menores de 30 000/µL, aunque es posible realizar con cuidado biopsias pequeñas con cifras incluso menores si se emplea hemostasia intensiva.

1-2. Dispositivos cardíacos implantables

- En los pacientes sin dispositivos eléctricos implantables, se puede utilizar la electrocoagulación para detener los sangrados de manera segura.
- El problema de recurrir a la electrocirugía en los pacientes con dispositivos eléctricos implantables es que la corriente del aparato puede detectarse e interpretarse como actividad eléctrica cardíaca. Aunque en la práctica esto resulta improbable, en teoría podría alterar el funcionamiento del marcapasos o estimular una descarga del desfibrilador.
- En los pacientes con marcapasos sin desfibrilador, puede realizarse de forma segura el corte o cauterización con electrocauterio unipolar mediante descargas menores de unos segundos con la potencia eficaz más baja, siempre y cuando el área por tratar no se encuentre directamente sobre el dispositivo cardíaco.
- En los individuos con desfibrilador, la opción más segura es utilizar sólo el cauterizador térmico, aunque un estudio reciente sugiere que los electrocauterios bipolares son seguros.[3]

1-3. Precauciones relativas a infecciones

- Se debe interrogar a los pacientes sobre cualquier antecedente de herpes simple o zóster.
  - Numerosos estudios han descrito la eficacia del valaciclovir profiláctico después de realizar una exfoliación láser o quimioabrasión.[4] Si el paciente informa antecedentes de herpes simple o zóster en el sitio quirúrgico, se puede prescribir un curso profiláctico de valaciclovir, 500 mg cada 12 h por 1 semana, comenzando el día de la cirugía, a fin de reducir el riesgo de exacerbación o recidiva.
- La mayoría de las incisiones en la cirugía dermatológica se realizan sobre piel sana mediante técnica limpia o estéril y se consideran heridas limpias. La tasa de infecciones es muy baja y, por lo general, no se requieren antibióticos profilácticos.
- Las heridas en cavidad bucal, axilas y perineo se consideran limpias-contaminadas, y la tasa de infección se acerca al 10%.
- Otros factores de riesgo incluyen diabetes, inmunodepresión secundaria a inmunodeficiencia o medicamentos, hábito tabáquico y desnutrición.
- Los pacientes sometidos a cirugía de reemplazo de articulación con prótesis artificiales en los últimos 6 meses deben recibir antibióticos orales profilácticos antes de la cirugía.
  - Otros factores de riesgo de una infección por articulación protésica incluyen las artropatías inflamatorias, como lupus sistémico o artritis reumatoide, hemofilia e infecciones articulares previas.
  - Un tratamiento habitual que cubre los patógenos cutáneos más frecuentes es la cefalexina 2 g, al menos 60 min antes de la cirugía. Es posible utilizar clindamicina 600 mg en pacientes con alergia a la penicilina.[5]
- Puede considerarse la profilaxis frente a la endocarditis bacteriana en los pacientes de alto riesgo con válvulas cardíacas protésicas, antecedentes de endocarditis bacteriana, cardiopatía congénita compleja y derivaciones pulmonares quirúrgicas.
  - Puede administrarse una dosis preoperatoria similar de cefalexina o clindamicina con 1 h de anticipación.

1-4. Cuestiones relativas a la anestesia

- Debe interrogarse a las pacientes sobre un posible embarazo o lactancia.
  - Durante la gestación, la lidocaína es catalogada como un fármaco de clase B y se considera segura, pero la epinefrina es de tipo C, lo cual significa que aún no se descarta el riesgo durante el embarazo.
    - Si se requiere de un procedimiento como la extirpación de un melanoma maligno y no se puede retrasar hasta después del parto, los cirujanos pueden utilizar de forma segura la lidocaína simple para lograr la anestesia.

- Durante la lactancia, se puede detectar la lidocaína en la leche materna; por lo tanto, si se necesita el procedimiento, la mejor opción es extraer y desechar la leche durante las 24 h posteriores al tratamiento. La epinefrina es segura durante la lactancia.
- Por último, es importante preguntar y registrar si el paciente tiene una alergia o reacción adversa a los anestésicos locales, por lo general, a la lidocaína al 1% con epinefrina 1:100 000.
- Otras opciones para lograr la anestesia local en procedimientos menores, como una biopsia, incluyen el clorhidrato de difenhidramina 12.5 mg/mL, la inyección intradérmica de solución salina normal o la crioanestesia con hielo.[6]

1-5. Consentimiento informado

- Deben explicarse con claridad todos los riesgos del procedimiento al paciente antes de cualquier cirugía de la piel.
- Para la mayoría de las cirugías, lo anterior puede incluir, entre otras cosas, dolor, hinchazón, eritema, infección, sangrado, dehiscencias quirúrgicas, formación de cicatrices, hiperpigmentación o hipopigmentación y respuesta incompleta.
- El clínico que realizará el procedimiento debe evaluar los riesgos de importancia y dar tiempo al paciente para formular preguntas o expresar sus inquietudes antes de obtener el consentimiento informado.

1-6. Preparativos quirúrgicos

- Los preparativos quirúrgicos comienzan con la colocación cuidadosa del paciente en su posición.
  - El objetivo es garantizar su comodidad mientras se proporciona al cirujano un fácil acceso al sitio quirúrgico.
  - Por lo general, los pacientes se colocan en posición supina para aumentar su comodidad, a menos que las lesiones se encuentren en la espalda o la cara posterior de las piernas.
  - Se pueden poner toallas enrolladas debajo de las rodillas y detrás de la cabeza para reducir la presión.
  - Incluso en las biopsias menores, se recomienda que el paciente esté reclinado para reducir al mínimo el riesgo de reacción vasovagal.

1-7. Antisépticos

- Los antisépticos tienen un espectro amplio y son importantes para controlar las infecciones.
  - Para los procedimientos menores, como las biopsias por sacabocados y en el afeitado, se puede utilizar una preparación de alcohol isopropílico y guantes de exploración.
  - Los procedimientos invasivos, como las resecciones quirúrgicas y las reparaciones de defectos después de una cirugía micrográfica de Mohs, deben emplear yodopovidona o clorhexidina para la desinfección.
    - Ambos agentes tienen buena cobertura frente a bacterias grampositivas y gramnegativas, además de virus.
    - El gluconato de clorhexidina produce ototoxicidad y queratitis, por lo que es necesario evitar el contacto con los ojos y el conducto auditivo externo.
    - El yodo es seguro alrededor de ojos y oídos, pero debe dejarse secar para ser eficaz.
      - Los efectos secundarios del yodo incluyen irritación de la piel y dermatitis alérgica de contacto.
  - Deben colocarse toallas estériles alrededor del campo y se debe recordar a los pacientes que no pongan sus manos en el campo estéril.[7]

1-8. Anestesia

- La mayoría de los procedimientos quirúrgicos pueden realizarse bajo anestesia local.
- Estos agentes actúan bloqueando los canales de sodio y potasio de las neuronas para evitar la despolarización.
  - Las fibras nerviosas desmielinizadas de tipo C conducen las señales de dolor y temperatura y son las que resultan bloqueadas de forma más eficaz por la anestesia local.
  - Las sensaciones de presión se transmiten mediante las fibras mielinizadas de tipo A, que no son bloqueadas tan bien por la anestesia.
    - Por este motivo, los pacientes informan con frecuencia que sienten presión, pero no dolor, durante el procedimiento.
- Aunque los procedimientos pequeños, como las biopsias, pueden realizarse con facilidad con una inyección de lidocaína al 1% sola, el anestésico local de uso más frecuente en la cirugía cutánea es la lidocaína al 1% con epinefrina 1:100 000.
- La mayoría de los anestésicos locales producen vasodilatación y aumentan el sangrado en el sitio quirúrgico.
- La *epinefrina* es un vasoconstrictor que se añade para reducir la hemorragia en el sitio quirúrgico, prolongar la eficacia de los anestésicos locales y disminuir la toxicidad sistémica a los fármacos mediante la reducción de la absorción sistémica.
  - Aunque los efectos anestésicos de la lidocaína se presentan en minutos, el efecto vasoconstrictor pleno de la epinefrina tarda alrededor de 15 min.
  - El uso de epinefrina está contraindicado en el hipertiroidismo y el feocromocitoma no tratados.
  - Se debe emplear con cautela en los pacientes hipertensos porque puede aumentar la presión arterial.
  - Aunque la verdadera alergia a la epinefrina es rara, los pacientes con frecuencia describen síntomas fisiológicos de sensibilidad al fármaco, incluyendo temblores leves y taquicardia o palpitaciones.
- La combinación de lidocaína al 1% con epinefrina 1:100 000 tiene un pH muy bajo y la inyección resulta dolorosa.
  - El dolor puede mitigarse añadiendo bicarbonato de sodio para neutralizar la solución; sin embargo, la mezcla debe prepararse al momento, porque el pH básico reduce la solubilidad del agua y la caducidad del anestésico.
- Otras técnicas para reducir el dolor y el ardor durante la administración incluyen la inyección lenta, calentar la solución a temperatura ambiente antes de la aplicación, utilizar agujas finas (calibre 30) e introducir las agujas en el mismo sitio que ya se encuentra insensible.
- La *lidocaína* es una amida metabolizada por las enzimas hepáticas.
  - En los pacientes con hepatopatía, puede ser preferible utilizar un éster como anestésico.
- En quienes hayan informado alergias a los anestésicos, debe realizarse una anamnesis cuidadosa para descubrir las causas reales y determinar las mejores alternativas.[6]
  - En ocasiones, puede ser útil la ayuda de un alergólogo.

2. TÉCNICAS QUIRÚRGICAS

- En la cirugía de la piel existen varios procedimientos realizados de forma habitual.

2-1. Biopsia por afeitado

- La *biopsia por afeitado* implica la resección de una muestra relativamente superficial de piel con un bisturí con hoja No. 15 o flexible, como la DermaBlade® (*véase* el capítulo 1, fig. 1-2).

- No se realizan suturas y se permite que el área cierre por segunda intención.
- Se trata de un procedimiento eficaz para diagnosticar de forma precisa neoplasias benignas y malignas y, de forma menos habitual, exantemas cutáneos.
- Esta técnica resulta más adecuada para las lesiones elevadas, como las pápulas y placas.
- Plantear un diagnóstico diferencial preciso antes de la biopsia permite obtener una muestra adecuada para que el patólogo determine el diagnóstico correcto.
  - Una muestra de tejido relativamente superficial suele ser suficiente para el diagnóstico del carcinoma basocelular.
  - Se requiere una biopsia más profunda para lograr el diagnóstico del carcinoma espinocelular, pues el patólogo necesita ver la unión dermoepidérmica y parte de la dermis papilar y reticular superior.
    - Lo anterior permite observar y diferenciar el carcinoma espinocelular *in situ* frente al invasor.
  - Con la experiencia, cuando se realiza el procedimiento en el plano tisular correcto en la dermis superficial, se siente cierta resistencia menor y la depresión resultante presenta manchas de sangrado punteado, lo que indica la profundidad del plexo vascular cutáneo superior.
- Las biopsias por afeitado que se extienden a la dermis profunda a menudo producen cicatrices atróficas o con muescas.
- Un posible problema de realizar biopsias por afeitado para diagnosticar las lesiones pigmentadas es que pueden seccionar la parte profunda de un melanoma.
  - En estos casos, sólo puede asignarse un espesor de Breslow provisional. Ello afecta el pronóstico y el tratamiento porque los melanomas más profundos se estadifican de forma diferente y pueden requerir otras pruebas y tratamientos, como las biopsias de ganglio centinela.
  - A pesar del riesgo, algunos estudios recientes han sugerido que la biopsia por afeitado profunda es una técnica segura y eficaz para el diagnóstico de lesiones melanocíticas cuando es realizada por manos experimentadas.[8]
- Numerosos exantemas, sobre todo aquellos que son elevados, pueden diagnosticarse con la biopsia por afeitado, incluyendo el eccema y la psoriasis.
  - Las biopsias por afeitado amplias se consideran la técnica predilecta para diagnosticar la micosis fungoide y el linfoma cutáneo de linfocitos T.
- Una vez que se obtiene la biopsia por afeitado, se puede lograr la hemostasia ya sea con electrocauterio o con cloruro de aluminio.
  - Cabe destacar que esta solución suele contener alcohol y puede ser flamable.
  - Si se mantiene el sangrado tras la aplicación de la solución, debe limpiarse por completo antes de aplicar calor o electrocauterio a fin de evitar el riesgo de incendio.
- Las biopsias por afeitado se cierran por segunda intención y el cuidado de la herida consiste en aplicar vaselina y un cambio diario de apósito hasta que haya cicatrizado.
  - Las biopsias por afeitado suelen sanar en 1 semana.

2-2. Biopsia en sacabocados

- Las biopsias en sacabocados son una técnica importante para el diagnóstico de neoplasias y exantemas con forma de mácula o parche, y también se pueden utilizar para pápulas y placas (*véase* el capítulo 1, fig. 1-3).
- Por lo general, el mejor método para diagnosticar los exantemas son las biopsias en sacabocados, para que el patólogo pueda observar la epidermis, toda la dermis y la parte superior de la grasa subcutánea.
- Lo anterior resulta útil para el diagnóstico de vasculitis, paniculitis, hipersensibilidad a fármacos y alopecia.

- Se puede llevar a cabo una escisión en sacabocados para extirpar por completo una lesión subcutánea hasta el tejido adiposo subcutáneo con un pequeño borde de tejido sano.
- Las biopsias en sacabocados resultan útiles para valorar si una neoplasia como el carcinoma basocelular ha recurrido dentro o debajo de una cicatriz de un tratamiento realizado con anterioridad.
- La técnica de la biopsia en sacabocados primero implica elegir el tamaño correcto.
  - La mayoría de los exantemas se diagnostican con un sacabocados de 4 mm.
  - La escisión para extirpar la neoplasia se realiza con el sacabocados más pequeño necesario para retirar la lesión por completo.
    - Al aplicar presión con un borde del sacabocados y empujar la piel hacia éste, es posible introducir una lesión un poco más grande a un sacabocados de menor tamaño.
- Una vez que la lesión o el área del exantema se encuentran en el sacabocados, se aplica presión descendente mientras se rota el instrumento de manera que corte la epidermis y la dermis hasta el tejido adiposo subcutáneo.
- Una vez que se libera la dermis y se retrae el sacabocados, por lo general queda un tapón circular de tejido por arriba de la piel circundante.
  - Esta elevación puede aumentarse aplicando presión descendente sobre la porción de piel circundante.
  - Después de levantar con suavidad uno de los bordes del tapón de tejido con ayuda de unas pinzas, éste puede liberarse fácilmente de la grasa subcutánea con tijeras quirúrgicas.
  - Se debe tener cuidado de no aplastar el tejido con las pinzas durante el proceso, pues puede distorsionarse la arquitectura celular y tisular de la pieza, y se observará un artificio de aplastamiento durante el estudio histológico.
- Suelen emplearse suturas para cerrar la biopsia en sacabocados.
  - Si se utiliza un sacabocados de 5 mm o menos, en general sólo se colocan suturas epidérmicas.
  - Si la biopsia es de 6 mm o mayor, el defecto se cierra en capas con suturas reabsorbibles profundas, además de las suturas epidérmicas.
- Colocar las líneas de las cicatrices quirúrgicas a lo largo de las líneas de tensión naturales de la piel relajada permite lograr mejores resultados estéticos.
  - Al estirar de forma leve la piel perpendicular a las líneas de tensión de la piel relajada, el defecto de la biopsia en sacabocados adquiere una forma ligeramente ovalada con el eje largo orientado hacia las líneas de la piel relajada, dándole la dirección correcta.

2-3. Biopsia por corte

- Para algunas lesiones pedunculadas, como los acrocordones, las verrugas, las queratosis seborreicas y la dermatosis papular negra, la técnica de elección es la biopsia por corte con tijeras quirúrgicas iris rectas o curvas.
- El filo de la tijera suele colocarse al centro de las hojas, en lugar del borde recto.
- Las lesiones pedunculadas pueden presentar una conexión vascular en el pedículo y sangrar después de su extirpación.
  - Se puede lograr la hemostasia con cloruro de aluminio o electrocauterio.
  - Con frecuencia, resulta útil inyectar un anestésico local, como la lidocaína con epinefrina, en los acrocordones con un pedículo de dimensiones considerables.
    - Lo anterior reduce el dolor durante el retiro y permite la electrocauterización si se requiere controlar la hemorragia.
- El cuidado de la herida consiste en la aplicación de vaselina y un apósito.

2-4. Resección

- La resección estándar se realiza para el diagnóstico y tratamiento de las neoplasias cutáneas y las lesiones pigmentadas (fig. 11-1).
- Se emplea para tratar lesiones benignas sintomáticas como los quistes epidermoides y las neoplasias cutáneas, como el carcinoma basocelular y espinocelular, y el melanoma.
- Los distintos cánceres de piel requieren diferentes márgenes quirúrgicos.
  - Para los carcinomas basocelulares y espinocelulares, se recomienda la extirpación de toda el área patológica. Por ello, una vez que la lesión se encuentra anestesiada, puede ser útil emplear una cureta de 3-4 mm para raspar la lesión y definir mejor los bordes. Posteriormente, pueden medirse los márgenes de seguridad.
    - Si la técnica se realiza en adultos mayores con piel frágil, es importante observar que incluso una presión leve de la cureta puede romper la piel y llevar a sobreestimar los bordes verdaderos de la malignidad.
  - Para la resección estándar del carcinoma basocelular, suele emplearse un márgen clínico de aproximadamente 3-4 mm para garantizar que se retira todo el tejido patológico.
  - En el caso del carcinoma espinocelular bien diferenciado, suele ser suficiente un márgen de 5 mm.
  - En los tumores de más de 2 cm de diámetro o con diferenciación moderada a mala, con frecuencia se requieren márgenes más grandes de 6-10 mm.[9]

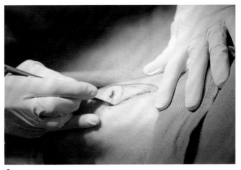

A

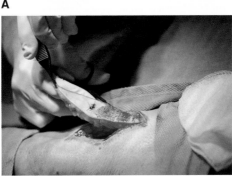

B

Figura 11-1. Resección elíptica. **A.** Los márgenes y conos de tejido redundante se marcan y resecan. **B.** La muestra se obtiene según la profundidad adecuada de tejido.

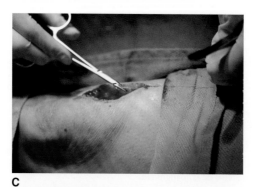

C

D

Figura 11-1. (*continuación*) **C.** Las suturas reabsorbibles aproximan los bordes de la herida. **D.** Las suturas separadas simples aproximan la epidermis (cortesía de M. Laurin Council, MD).

- Los márgenes para la resección de un melanoma fueron establecidos por la American Joint Committee on Cancer e incluyen márgenes de 5 mm para el melanoma *in situ* y de 1 cm para los melanomas delgados.[10]
- Las escisiones se diseñan con forma elíptica o fusiforme con una longitud de casi tres veces el ancho del defecto a fin de permitir el cierre lineal de la herida, evitando las arrugas en los extremos.
- Las cicatrices deben orientarse a lo largo de las líneas de tensión de la piel relajada siempre que sea posible.
- Para la mayoría de las regiones del cuerpo, el procedimiento se realiza con un bisturí con hoja No. 15.
  - Las excepciones incluyen el uso de una hoja menor de No. 15 para lograr un mayor control alrededor de los párpados y una hoja más grande del No. 10 para las resecciones en piel gruesa como la de la espalda.
- La incisión de la piel con la hoja del bisturí en un ángulo de 90° suele ser el estándar, aunque en ocasiones conviene girar el bisel hacia afuera en la piel gruesa de la espalda y tomar márgenes un poco más anchos bajo la epidermis.
  - Lo anterior ayuda a garantizar que se obtengan márgenes satisfactorios en el tejido más profundo y puede ser útil al aproximar la epidermis durante el proceso de sutura.

- Los distintos tipos de neoplasia también requieren resecciones de diferente profundidad.
  - El tratamiento de los carcinomas basocelulares y espinocelulares suele requerir resecar hasta el nivel del tejido adiposo subcutáneo intermedio a profundo.
  - El tratamiento del melanoma *in situ* requiere una resección hasta el nivel de la grasa subcutánea profunda.
  - El tratamiento del melanoma invasor exige extirpar desde el tejido adiposo subcutáneo hasta la fascia que yace sobre el músculo.

2-5. Reparación quirúrgica

- La reparación de defectos posresección requiere de varios pasos que incluyen socavar, lograr la hemostasia y suturar.
- El socavamiento es necesario para permitir que los bordes del defecto se deslicen sobre el tejido expuesto.
- Da lugar a una cicatriz con forma de placa debajo de la piel que reduce su estiramiento y mejora los resultados estéticos.
- La profundidad recomendada del socavamiento depende de la ubicación.
  - En las mejillas, el nivel adecuado es el tejido graso subcutáneo superficial para garantizar que los nervios y vasos, que discurren por los tejidos tisulares más profundos, queden intactos.
  - En el cuero cabelludo, el plano ideal es debajo de la gálea por tratarse de un área relativamente carente de sangre.
  - En el tronco y las extremidades, con frecuencia se realiza el socavamiento en el tejido adiposo subcutáneo o la fascia.
- Por lo general, para socavar se utilizan tijeras quirúrgicas de punta roma a fin de reducir el riesgo de daño a los nervios y vasos.
  - En la espalda, puede ser más seguro utilizar una hoja del No. 10 con cuidado para realizar un socavamiento rápido, pues hay muy pocas estructuras importantes en riesgo.
- La hemostasia con cauterio eléctrico o térmico suele llevarse a cabo después del socavamiento para controlar cualquier sangrado resultado de la sección de los vasos.
- Una vez terminado el socavamiento y lograda la hemostasia, se sutura la herida para cerrar el defecto y concluir la reparación.
- El primer paso consiste en hacer la sutura en la dermis profunda con materiales reabsorbibles, por lo general, Monocryl® (poliglecaprona 25) o Vicryl® (poliglactina 910).
- El tamaño de la sutura depende de la localización; lo habitual es utilizar una sutura 5-0 para la cara/cuello, una 4-0 para el cuero cabelludo y las extremidades, y una 3-0 para las áreas más gruesas y bajo tensión, como la espalda.
- Las suturas dérmicas profundas deben aproximar los bordes dérmicos de la herida y contribuir a la eversión de los bordes de ésta.
- Una vez concluida la sutura de la capa profunda, se colocan las suturas epidérmicas ya sea separadas simples o continuas.
- Se pueden utilizar suturas tanto irreabsorbibles (polipropileno o nailon) o reabsorbibles (*catgut* de absorción rápida).
- Las suturas separadas simples son más tardadas, pero resultan muy eficaces para aproximar los bordes de la herida y son útiles para las heridas bajo tensión.
- Las suturas continuas superficiales son rápidas y sirven para aproximar y evertir los bordes de las heridas.
- En las áreas estéticamente delicadas, donde las marcas de las suturas superficiales pueden resultar un problema y la herida tiene baja tensión, se pueden colocar suturas subcuticulares continuas.
- Las suturas irreabsorbibles deben retirarse en 1 semana si están en la cara y en 10-14 días si se encuentran en las extremidades o el tronco.

2-6. Cirugía micrográfica de Mohs

- Resulta importante comprender las ventajas y beneficios de la cirugía micrográfica de Mohs en el tratamiento de las neoplasias cutáneas, como el carcinoma basocelular y el espinocelular.
- La cirugía de Mohs, cuyo nombre proviene del Dr. Frederic Mohs, se fundamenta en el principio de que estas malignidades cutáneas son tumores contiguos.
- El tratamiento ofrece las tasas más altas de curación y las menores de recidiva en ciertos tumores porque permite la confirmación visual de márgenes periféricos limpios y profundos.
- Aunque tradicionalmente el procesamiento permanente de tejidos toma varios días antes de que se puedan analizar los portaobjetos, con la técnica de Mohs el tejido fresco se congela, secciona, tiñe y prepara para el análisis microscópico en alrededor de 1 h.
- Si se encuentran márgenes positivos, se extirpa tejido adicional en una segunda "capa" y se repite el proceso.
- Ello permite al cirujano retirar varias "capas" según la necesidad a fin de eliminar el tumor el día de la cirugía y garantizar que se haya retirado en su totalidad antes de reparar el defecto.
- Se considera que el procedimiento permite salvar tejido porque se pueden extraer las piezas de forma conservadora en cada capa.
- Otra diferencia importante es la forma en la que se corta el tejido.
  - En el procesamiento permanente, el tejido se corta verticalmente, de manera parecida a como se rebana el pan. En un pan con uvas pasa, cada rebanada puede mostrar las pasas en el corte transversal, pero no se observan la mayoría de los márgenes.
  - En la cirugía micrográfica de Mohs, el tejido se corta horizontalmente. Esto se comprende al concebir la lesión como una tarta en la que la mayor parte del tumor es el relleno y los tejidos periféricos profundos circundantes son la corteza de la tarta.
  - La capa se toma mediante un corte con bisel de 45°, de manera que el tejido pueda colocarse plano sobre el portaobjetos.
  - Lo anterior permite la exploración microscópica del 100% de los márgenes con la epidermis periférica alrededor de los bordes y los márgenes profundos en el centro.
- Esta técnica resulta especialmente beneficiosa para tratar lesiones ubicadas en regiones importantes desde el punto de vista estético y funcional, por ejemplo, la cara y las manos, ya que se pueden extraer márgenes mínimos garantizando que se elimina el tumor.
- También resulta de beneficio para los tumores de alto riesgo con aspecto histológico agresivo y los tumores recurrentes, porque la tasa de recidiva con la resección estándar y otros tratamientos es mucho mayor que con la cirugía micrográfica de Mohs.

2-7. Criocirugía

- La *criocirugía* implica la aplicación de un agente extremadamente frío, ya sea en aerosol o de forma directa mediante un hisopo con punta de algodón.
- El agente utilizado con mayor frecuencia es el nitrógeno líquido, con un punto de ebullición de 196°C (320°F).
- Las lesiones benignas, como verrugas, condilomas, queratosis seborreicas y nódulos de prurigo, así como las lesiones premalignas, como las queratosis actínicas, pueden tratarse con crioterapia.
- Su mecanismo de acción implica inicialmente la transferencia de calor desde la piel hacia el agente criógeno.

- Lo anterior lleva al congelamiento de las células y a la formación de cristales de hielo intracelulares y extracelulares.
- El congelamiento rápido conduce a una mayor formación intracelular de cristales y mayor daño tisular.
- La lesión celular se presenta durante la fase de descongelamiento por la estasis vascular.
  - El congelamiento rápido seguido por un descongelamiento lento maximiza el daño tisular.
- Puede haber formación de ampollas debido a la separación de la membrana basal.
- La última etapa es la inflamación, la cual produce eritema e hinchazón.
- Los distintos tipos de células tienen diferentes susceptibilidades a la crioterapia.
  - Las más sensibles son los melanocitos, que presentan daño con −7 a −4 °C.
    - Por tal motivo, la hipopigmentación es un efecto secundario frecuente de la crioci-rugía que siempre debe mencionarse antes del tratamiento, sobre todo en pacientes con pigmentación más oscura (tipos de Fitzpatrick 4 y 5).
- Los queratinocitos resultan dañados con temperaturas de −30 a −20 °C.
  - Las lesiones benignas y premalignas antes mencionadas se incluyen en esta cate-goría, y los tiempos de tratamiento van de 5 a 10 s de rociamiento constante de nitrógeno líquido durante uno o dos ciclos.
  - Un estudio informó que la aplicación de dos ciclos de nitrógeno líquido resultó más eficaz para tratar las verrugas de los pies, pero que un solo ciclo fue igual de efectivo y mejor tolerado para las de las manos.[11]
- Los fibroblastos de la dermis suelen resultar dañados a temperaturas de −35 a −30 °C.
- También se ha descrito el tratamiento de los tumores malignos, como el carcinoma basocelular y el espinocelular, pero requiere temperaturas tisulares de hasta −50 °C.[12]

2-8. Electrodesecación y curetaje

- Este tratamiento representa una alternativa terapéutica para las neoplasias cutáneas benignas y malignas.
- En el caso de la electrodesecación, se genera una corriente eléctrica de alto voltaje en la punta metálica del instrumento.
- Al aplicar la punta metálica a la lesión, se transmite calor para secar el tejido de forma rápida, produciendo una lisis superficial.
- Una vez que el tejido se calienta y se seca, se puede utilizar una cureta para raspar las partes superficiales de la lesión.
- Las queratosis seborreicas benignas se tratan incluso con un solo ciclo de electrodese-cación y curetaje; el resultado es una base lisa de piel erosionada superficialmente que sana con cicatrización mínima.
- Al momento de tratar las neoplasias malignas, como el carcinoma basocelular, primero se utiliza la cureta para raspar el tumor.
  - Lo anterior resulta eficaz porque las células tumorales no se adhieren como las del tejido normal. Al aplicar presión firme con el borde semifiloso de la cureta, se raspa el tumor mientras el tejido subyacente sano queda intacto.
- Una vez que se retira el tumor con la cureta, la base y un margen de unos cuantos milímetros se tratan mediante electrodesecación.
- Por lo general, se realizan tres pases de curetaje y electrodesecación para tratar las neo-plasias malignas.[13]
- La electrodesecación y el curetaje suelen emplearse para tratar malignidades pequeñas (< 1 cm) sobre el tronco y las extremidades.

* La región de la cara suele evitarse por el riesgo de cicatrización atrófica o hipopigmentada.
* Los principales tipos de cáncer que se tatan de esta manera son los carcinomas basocelulares nodulares o superficiales de bajo riesgo y, en ocasiones, los carcinomas espinocelulares *in situ.*
* No resulta eficaz para el carcinoma espinocelular invasor o el melanoma.
* Se pemite que la lesión cicatrice por segunda intención con vaselina y apósitos.

3. APÓSITOS

* Las funciones principales de los apósitos incluyen proporcionar presión para lograr la hemostasia, mantener un entorno húmedo que promueva la cicatrización y ofrecer protección frente al traumatismo mecánico y la infección.
* Los ambientes húmedos hacen posible una reepitelización más rápida para lograr la cicatrización.
  * Es importante evitar que se seque la herida y que se forme una escara.
* Los procedimientos menores, como las biopsias por afeitado y en sacabocados, pueden cubrirse con vaselina y apósitos.
* En el caso de las resecciones quirúrgicas y los procedimiento más grandes, el apósito postoperatorio habitual consiste en una cantidad abundante de vaselina que se cubre con una gasa de algodón limpia y doblada que se mantiene en su lugar con cinta de papel.
  * Se recomienda la vaselina más que los ungüentos con antibióticos de venta libre (Neosporin® o Polysporin®), ya que una parte importante de la población tiene o desarrollará una dermatitis de contacto alérgica a estos productos.
  * Algunos estudios han mostrado tasas de curación equivalentes con el uso de la vaselina en comparación con las preparaciones de antibióticos tópicos de venta libre, con un riesgo menor de dermatitis de contacto alérgica.[14]
* Se dispone de otros apósitos oclusivos, por ejemplo, películas, espumas, hidrogeles, alginatos e hidrocoloides. Todos son semipermeables, pero presentan distintas ventajas.
  * Las películas son translúcidas y ofrecen una barrera ante las bacterias del exterior, pero pueden llevar a la acumulación de exudados.
  * Las espumas son muy absorbentes y cómodas, pero no se pueden utilizar en las heridas secas, además de ser opacas.
  * Los hidrogeles son calmantes, refrescantes y humectantes, pero implican un riesgo ligeramente mayor de infección.
  * Los alginatos son los más absorbentes, pero requieren un apósito secundario y pueden tener un aspecto y olor desagradables.
  * Los hidrocoloides son útiles para las úlceras crónicas y las quemaduras, pero conducen a la maceración de la piel circundante.[15,16]

4. CICATRIZACIÓN DE HERIDAS

* Después de una lesión, quemadura o procedimiento quirúrgico, suele haber transgresiones de la barrera epidérmica.
* Estos procesos activan mecanismos que permiten la reparación y cicatrización.
* La cicatrización de las heridas se produce en fases: inflamatoria, proliferativa y de remodelado.
  * La fase inflamatoria aguda se presenta 1-2 días después de la cirugía y se caracteriza por sus respuestas celulares y vasculares.
    o El daño a las células endoteliales, los vasos sanguíneos y el colágeno conduce a la activación plaquetaria y la liberación de factores de crecimiento, así como a la formación del tapón de plaquetas y el inicio de la hemostasia.

○ Los neutrófilos son los primeros leucocitos en migrar hacia el sitio de lesión. Su función consiste en eliminar bacterias y degradar proteínas sobre el lecho de la herida.

○ Los macrófagos resultan fundamentales para la reparación y cicatrización de las heridas. Eliminan patógenos y detritos tisulares, destruyen a los neutrófilos remanentes e inducen la formación de nuevos vasos sanguíneos.

○ Numerosos mediadores químicos también resultan importantes durante la fase inflamatoria, por ejemplo: histamina, serotonina y prostaglandinas.

• La fase proliferativa reestablece la barrera mediante la reepitelización y el flujo sanguíneo por medio de la angiogénesis.

○ Los fibroblastos migran hacia la herida a los 2-3 días y producen la matriz dérmica.

○ Los miofibroblastos contribuyen a la contracción de la herida.

• En la fase de remodelado, se sintetiza y presenta el colágeno.

○ Al inicio, el principal componente es el colágeno de tipo III, pero con el paso del tiempo predomina el de tipo I.

○ Tras 1 mes, la fuerza tensional de la herida alcanza el 40% de la fuerza original.

○ Al año logra su máxima fuerza, que corresponde a tan sólo el 80% de la original.[15,17]

5. COMPLICACIONES QUIRÚRGICAS

• Las complicaciones quirúrgicas más frecuentes incluyen hemorragias, hematomas, dehiscencias e infecciones.

• El sangrado suele presentarse en las primeras 24 h posteriores al procedimiento.

  • Conforme va desapareciendo el efecto vasoconstrictor de la epinefrina, se observa un mayor sangrado de los vasos pequeños y los coágulos formados inicialmente pueden moverse o ser desplazados.

  • El riesgo de hemorragia se reduce colocando con firmeza un apósito compresivo durante 24-48 h.

  • Aunque se puede tolerar un sangrado menor, si la hemorragia empapa el apósito volviéndose visible, el paciente debe aplicar presión sobre el sitio durante al menos 20 min.

  • También puede resultar útil presionar con una compresa con hielo.

  • De continuar el sangrado, el paciente deber acudir a consulta para una posible exploración de la herida.[1,18]

• Si el sangrado se presenta bajo la piel y se acumula, se forma un hematoma (fig. 11-2).

  • Al inicio, el hematoma es blando, y si el paciente se presenta con prontitud, el hematoma puede evacuarse o drenarse fácilmente. Se deben administrar antibióticos después de realizar el drenaje.

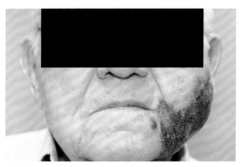

Figura 11-2. Hematoma (cortesía de M. Laurin Council, MD).

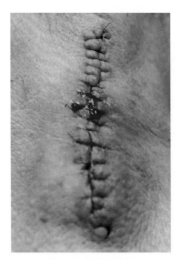

Figura 11-3. Infección (cortesía de M. Laurin Council, MD).

- Si el hematoma pasa inadvertido y no recibe tratamiento durante varios días, se organiza y endurece.
- En este momento, si no compromete la integridad del cierre quirúrgico, lo mejor es dejar que el cuerpo reabsorba el hematoma, lo que puede tardar varias semanas.
- El riesgo de infección puede aumentar con la presencia del hematoma, por lo que es recomendable administrar antibióticos orales y un seguimiento clínico estrecho.
- La infección del sitio quirúrgico suele presentarse 5 días tras la operación (fig. 11-3).
  - Algunos signos frecuentes de infección son aumento del dolor, enrojecimiento y secreción de pus.
  - La administración de antibióticos debe comenzar según el microorganismo causal más probable. Se debe obtener un cultivo de la herida para identificar al microorganismo y determinar su sensibilidad a los fármacos.
  - La cefalexina tiene una cobertura aceptable para los patógenos normales de la piel, y con frecuencia se inicia mientras se esperan los resultados de laboratorio.
  - Si se sospecha una posible infección por gramnegativos, como *Pseudomonas*, se puede utilizar el ciprofloxacino.[5]
  - En ocasiones resulta todo un desafío determinar si el sitio quirúrgico está infectado o si se trata de una dermatitis de contacto alérgica.
    - Por lo general, la dermatitis de contacto alérgica causa prurito más que dolor, además de presentar eritema en las áreas circundantes al sitio de aplicación del ungüento antibiótico o los adhesivos.
- La *dehiscencia* es la separación de los bordes de la herida. Lo más frecuente es que ocurra al momento de retirar las suturas, pero también puede ser antes o después (fig. 11-4).
  - Los factores de riesgo de dehiscencia incluyen tensión excesiva en la herida, infección y necrosis en los bordes de la herida.
  - Las áreas de dehiscencia sanan de abajo hacia arriba por segunda intención y posteriormente pueden requerir la evaluación de la herida.[18]

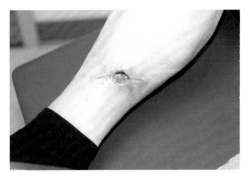

Figura 11-4. Dehiscencia (cortesía de M. Laurin Council, MD).

REFERENCIAS

1. Hurst EA, Yu SS, Grekin RC, et al. Bleeding complications in dermatologic surgery. *Semin Cutan Med Surg* 2007;26(4):189–195.
2. Schiffer CA, Anderson KC, Bennett CL, et al. Platelet transfusion for patients with cancer: clinical practice guidelines of the American Society of Clinical Oncology. *J Clin Oncol* 2001;19(5):1519–1538.
3. Weyer C, Siegle RJ, Eng GG. Investigation of hyfrecators and their in vitro interference with implantable cardiac devices. *Dermatol Surg* 2012;38(11):1843–1848.
4. Beeson WH, Rachel JD. Valacyclovir prophylaxis for herpes simplex virus infection or infection recurrence following laser skin resurfacing. *Dermatol Surg* 2002;28(4):331–336.
5. Hurst EA, Grekin RC, Yu SS, et al. Infectious complications and antibiotic use in dermatologic surgery. *Semin Cutan Med Surg* 2007;26(1):47–53.
6. Koay J, Orengo I. Application of local anesthetics in dermatologic surgery. *Dermatol Surg* 2002;28(2):143–148.
7. Rogues A. Infection control practices and infectious complications in dermatologic surgery. *J Hosp Infect* 2007;65(3):258–263.
8. Mendese G, Maloney M, Bordeaux, J. To scoop of not to scoop: The diagnostic and therapeutic utility of the scoop-shave biopsy for pigmented lesions. *Dermatol Surg* 2014;40(10):1077–1083.
9. Brodland DG, Zitelli JA. Surgical margins for excision of primary cutaneous squamous cell carcinoma. *J Am Acad Dermatol* 1992;27(2 Pt 1):241–248.
10. American Joint Committee on Cancer. https://cancerstaging.org
11. Berth-Jones J, Bourke J, Eglitis H, et al. Value of a second freeze-thaw cycle in cryotherapy of common warts. *Br J Dermatol* 1994;131(6):883–886.
12. Kokoszka A, Scheinfeld N. Evidence-based review of the use of cryosurgery in treatment of basal cell carcinoma. *Dermatol Surg* 2003;29(6):566–571.
13. Rodriguez-Vigil T, Vázquez-López F, Perez-Oliva N. Recurrence rates of primary basal cell carcinoma in facial risk areas treated with curettage and electrodesiccation. *J Am Acad Dermatol* 2007;56(1):91–95.
14. Saco M, Howe N, Nathoo R, et al. Topical antibiotic prophylaxis for prevention of surgical wound infections from dermatologic procedures: a systematic review and meta-analysis. *J Dermatolog Treat* 2015;26(2):151–158.
15. Menaker GM, Mehlis AL, Kasprowiczs. Dressings. In: Bolognia J, et al., eds. *Dermatology.* 3rd ed. Philadelphia, PA: Elsevier Saunders; 2012:2365–2379.

16. Thomas S. Hydrocolloid dressings in the management of acute wounds: a review of the literature. *Int Wound J* 2008;5(5):602–613.

17. Sun BK, Siprashvili Z, Khavari PA. Advances in skin grafting and treatment of cutaneous wounds. *Science* 2014;346(6212):941–945.

18. Alam M, Ibrahim O, Nodzenski M, et al. Adverse events associated with mohs micrographic surgery: multicenter prospective cohort study of 20,821 cases at 23 centers. *JAMA Dermatol* 2013;149(12):1378–1385.

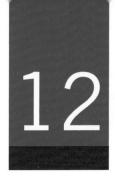

12 Dermatología pediátrica

Monique Gupta Kumar, MD, MPhil, Kara Sternhell-Blackwell, MD, y Susan J. Bayliss, MD

Las alteraciones cutáneas son algunos de los problemas más frecuentes en pediatría. Aunque existen coincidencias con la dermatología del adulto, a menudo hay procesos patológicos muy particulares a este grupo etario. Suele recomendarse el tratamiento conservador.

DERMATOLOGÍA NEONATAL Y DEL LACTANTE

1. ACNÉ NEONATAL (PUSTULOSIS CEFÁLICA)

1-1. Presentación clínica

- Pústulas y pápulas pequeñas sobre la cara (parecido a la miliaria rubra) (fig. 12-1). No se observan comedones.
- Transitorio. Suele desarrollarse a las 2-3 semanas de edad y se resuelve en 6 meses.
- Puede tratarse de una reacción inflamatoria a la presencia de especies de *Malassezia*.

1-2. Tratamiento

- No suele requerirse ningún tratamiento; lavar la cara con jabón para bebés. En los casos graves, considerar la crema de ketoconazol.

2. APLASIA CUTÁNEA CONGÉNITA

2-1. Presentación clínica

- Ausencia de piel con formación de cicatrices en un área localizada, con mayor frecuencia en el cuero cabelludo (fig. 12-2).
- Los defectos están presentes desde el nacimiento.
- En caso de haber lesiones grandes o múltiples, puede estar relacionado con otras anomalías congénitas o síndromes genéticos.

2-2. Valoración

- Debe considerarse una resonancia magnética (RM) antes de realizar la biopsia.

2-3. Tratamiento

- Con frecuencia, los defectos pequeños sanan por su cuenta, dejando tejido cicatricial y un parche alopésico. Los defectos más grandes pueden requerir injertos de piel u otras intervenciones quirúrgicas.

3. ERITEMA TÓXICO DEL RECIÉN NACIDO

3-1. Presentación clínica

- Pápulas y pústulas eritematosas, amarillentas y dispersas que pueden presentarse en cualquier sitio del cuerpo, excepto las palmas de las manos y las plantas de los pies (fig. 12-3).

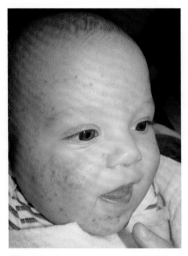

Figura 12-1. Acné neonatal (de Dusenbery SM, White A. *The Washington Manual of Pediatrics*. Philadelphia, PA: Lippincott Williams & Wilkins; 2009).

- Es más frecuente en los recién nacidos de término. Suele aparecer en las primeras 24-48 h de vida y se resuelve en 1 semana.

3-2. Valoración

- El diagnóstico es clínico. Se puede confirmar por la presencia de eosinófilos en un frotis de las pústulas.

3-3. Tratamiento

- Enfermedad autolimitada. No se requiere tratamiento.

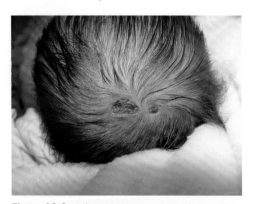

Figura 12-2. Aplasia cutánea congénita (de Dusenbery SM, White A. *The Washington Manual of Pediatrics*. Philadelphia, PA: Lippincott Williams & Wilkins; 2009).

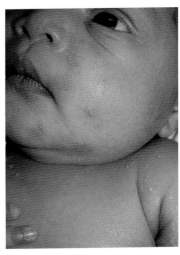

Figura 12-3. Eritema tóxico del recién nacido (de Dusenbery SM, White A. *The Washington Manual of Pediatrics*. Philadelphia, PA: Lippincott Williams & Wilkins; 2009).

4. MILIO

4-1. Presentación clínica

- Pápulas firmes de color blanco aperlado de 1-2 mm que se observan con mayor frecuencia en la cara (fig. 12-4), aunque pueden presentarse en cualquier sitio. Se trata de pequeños quistes de inclusión.
- Pueden estar presentes al nacimiento.
- Rara vez se asocian con ciertos síndromes, como epidermólisis ampollosa, síndrome orofaciodigital de tipo 1 y síndrome de Basan o displasia ectodérmica hipohidrótica.

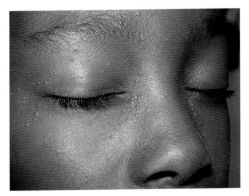

Figura 12-4. Milio (de Dusenbery SM, White A. *The Washington Manual of Pediatrics*. Philadelphia, PA: Lippincott Williams & Wilkins; 2009).

4-2. Tratamiento

• Suele resolverse sin tratamiento a los 2-6 meses de edad. Si es persistente, las lesiones pueden puncionarse y exprimirse.

5. MILIARIA

• Término general que describe la obstrucción de los conductos ecrinos a distintos niveles, a menudo secundario al calor y la humedad.

5-1. Presentación clínica

• Miliaria cristalina: vesículas claras de 1-2 mm sin eritema ubicadas en áreas intertriginosas, cuello y tórax. La obstrucción se localiza en el nivel más superficial del estrato córneo.
• Miliaria rubra (sudamina o "erupción por calor"): pápulas eritematosas con la misma distribución que con la obstrucción más profunda en la epidermis, y el correspondiente eritema.

5-2. Tratamiento

• El tratamiento implica corregir las condiciones de sobrecalentamiento.

6. NEVO SEBÁCEO

• El *nevo sebáceo* es un hamartoma organoide de las glándulas sebáceas y apocrinas que está presente al nacimiento. Se debe a una mutación somática postcigótica en *HRAS* o *KRAS*.[1]

6-1. Presentación clínica

• Placa amarilla alopécica que tiende a mostrar una superficie irregular (fig. 12-5).
• Suele estar presente al nacimiento sobre el cuero cabelludo o en otros sitios de la cabeza o el cuello. Las lesiones se vuelven menos prominentes tras el período neonatal, pero se tornan papulosas o verrucosas cerca de la pubertad, al aumentar las concentraciones hormonales.

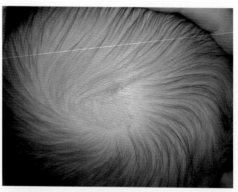

Figura 12-5. Nevo sebáceo (de Dusenbery SM, White A. *The Washington Manual of Pediatrics*. Philadelphia, PA: Lippincott Williams & Wilkins; 2009).

6-2. Tratamiento

- El tratamiento consiste en la extirpación quirúrgica o la observación.
- La cirugía suele aplazarse hasta la pubertad, cuando comienza a crecer la lesión.
- La placa puede recibir seguimiento mediante observación clínica hasta el momento de la resección, ya que el riesgo de transformación neoplásica es bajo.[2]
  - La mayoría de las neoplasias dentro del nevo sebáceo son benignas e incluyen el siringocistoadenoma papilífero y el tricoblastoma.
  - Rara vez se pueden identificar tumores malignos, como los carcinomas basocelular y espinocelular.

7. NECROSIS DEL TEJIDO ADIPOSO SUBCUTÁNEO

7-1. Presentación clínica

- Se presenta como placas eritematosas induradas localizadas o nódulos subcutáneos sobre las nalgas, muslos, tronco, cara o miembros superiores. Las lesiones pueden ser fluctuantes (fig. 12-6).

7-2. Valoración

- La necrosis del tejido adiposo subcutáneo (NTAS) suele diagnosticarse de forma clínica. El diagnóstico puede confirmarse por biopsia.

7-3. Tratamiento

- Los parches aparecen a las 1-6 semanas de vida y suelen resolverse sin tratamiento en 2-6 meses. Los nódulos fluctuantes requieren drenaje.
- En raras ocasiones se asocian con hipercalcemia considerable y calcificación localizada. Los lactantes deben recibir seguimiento en busca de hipercalcemia durante al menos 6 meses después de la aparición de lesiones extensas.

8. MELANOSIS PUSTULOSA NEONATAL TRANSITORIA

8-1. Presentación clínica

- Presente al nacer. Más frecuente en los lactantes de piel oscura.

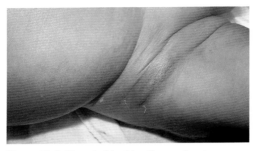

Figura 12-6. Necrosis del tejido adiposo subcutáneo.

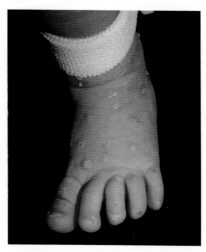

Figura 12-7. Melanosis pustulosa neonatal transitoria (de Dusenbery SM, White A. *The Washington Manual of Pediatrics.* Philadelphia, PA: Lippincott Williams & Wilkins; 2009).

- Las lesiones pustulosas se rompen con facilidad con un collarete de escamas y dejan máculas hiperpigmentadas sobre el cuello, mentón, frente, región lumbar y espinillas (fig. 12-7), que desaparecen en el transcurso de unos 6-12 meses.

8-2. Tratamiento

- Enfermedad autolimitada. Las pústulas se resuelven en días, pero la hiperpigmentación puede tardar meses en desaparecer. No se requiere tratamiento.

LESIONES PIGMENTADAS

9. MÁCULAS CAFÉ CON LECHE

9-1. Presentación clínica

- Máculas color café claro (fig. 12-8) que pueden presentarse en cualquier sitio del cuerpo, de pequeñas (< 0.5 mm) a grandes, incluyendo parches segmentarios.

9-2. Valoración

- Pueden presentarse solas o como parte de un síndrome.
  - Neurofibromatosis 1: presencia de seis o más máculas mayores de 0.5 cm de diámetro en niños prepúberes o de más de 1.5 cm en los pospúberes, así como aparición de pecas inguinales o axilares.
  - Los parches grandes y muy irregulares en el tronco pueden asociarse con el síndrome de McCune-Albright.

9-3. Tratamiento

- No suelen requerir tratamiento. Se puede intentar la aplicación de terapia láser del tipo *Q-switch*, pero los resultados no son permanentes.

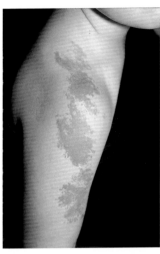

Figura 12-8. Máculas café con leche (de Dusenbery SM, White A. *The Washington Manual of Pediatrics.* Philadelphia, PA: Lippincott Williams & Wilkins; 2009).

10. MELANOCITOSIS DÉRMICA CONGÉNITA (MANCHA MONGÓLICA)

10-1. Presentación clínica

• Máculas mal delimitadas de color azul grisáceo, localizadas con mayor frecuencia en la región lumbosacra, aunque pueden aparecer en cualquier sitio (fig. 12-9).
• Más habituales en la piel pigmentada; presentes al nacer.

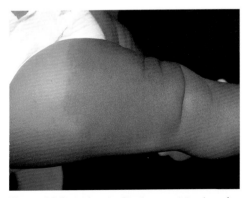

Figura 12-9. Melanosis dérmica congénita (manchas mongólicas) (de Dusenbery SM, White A. *The Washington Manual of Pediatrics.* Philadelphia, PA: Lippincott Williams & Wilkins; 2009).

• Las lesiones lumbosacras tienden a aclararse en la niñez; sin embargo, las lesiones en otros sitios suelen ser persistentes.

11. NEVOS MELANOCÍTICOS CONGÉNITOS (NMC)

11-1. Presentación clínica

• Presentes al nacimiento o se vuelven evidentes durante el primer año de vida.
• Máculas o placas pigmentadas marrones que pueden tener coloración café oscuro, o pápulas negras o con otra pigmentación irregular dentro de las lesiones (fig. 12-10). Estas últimas pueden presentar hipertricosis. Las lesiones más grandes pueden estar ulceradas y tener una superficie adoquinada, nódulos o lesiones satélite.
• Se observan en el 1-3% de los recién nacidos.
• Los nevos se vuelven más grandes conforme el niño crece y se clasifican según la proyección de su tamaño final en la edad adulta del modo siguiente:
  • NMC pequeño: < 1.5 cm de diámetro (tamaño proyectado en la edad adulta).
  • NMC mediano: 1.5-20 cm de diámetro (tamaño proyectado en la edad adulta).
  • NMC grande o gigante: > 20 cm de diámetro (tamaño proyectado en la edad adulta).
  • Los NMC gigantes pueden cubrir porciones grandes del cuerpo (p. ej., distribución en "traje de baño" o en "capa") y son raros; se observan en menos de 1 de cada 20 000 recién nacidos.

11-2. Valoración

• El pequeño incremento en el riesgo de desarrollar melanoma hace que su seguimiento sea importante. El riesgo de por vida es menor del 1% en los NMC pequeños y medianos, y resulta extraordinariamente bajo antes de la pubertad. El riesgo de por vida de melanoma es máximo (~5%) en los NMC gigantes.
• Los niños con NMC gigantes o numerosos (> 20) también presentan una mayor cantidad de melanocitos alrededor del encéfalo, lo que se conoce como *melanocitosis neurocutánea*.
• Debe realizarse una RM con contraste del encéfalo y la médula espinal en casos de NMC grandes con más de 20 lesiones satélites, NMC gigantes o en aquellos con eje posterior, a fin de descartar la melanosis neurocutánea.

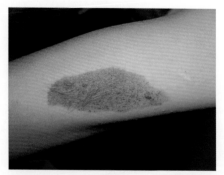

Figura 12-10. Nevos melanocíticos congénitos (de Dusenbery SM, White A. *The Washington Manual of Pediatrics.* Philadelphia, PA: Lippincott Williams & Wilkins; 2009).

11-3. Tratamiento

• Los NMC se tratan de forma individual según su localización, tamaño, aspecto y evolución. Los factores que pueden exigir su resección incluyen cuestiones estéticas, dificultad para dar seguimiento a la lesión y cambios preocupantes en su aspecto.

12. NEVO DE SPITZ

12-1. Presentación clínica

• Pápula rosa bronceada con forma de cúpula que aparece en el transcurso de algunos meses; es un subtipo de nevo melanocítico. Frecuente en las primeras dos décadas de vida. La ubicación habitual de los nevos de Spitz pediátricos incluye cabeza, cuello y miembros.

12-2. Valoración

• El diagnóstico se confirma mediante biopsia.

12-3. Tratamiento

• El tratamiento del nevo de Spitz pediátrico no tiene un consenso claro. Se puede considerar la extirpación quirúrgica.

LESIONES VASCULARES

13. MALFORMACIÓN CAPILAR (NEVO FLÁMEO)

13-1. Presentación clínica

• Parche de pequeño a grande blanqueable de color rosado, rojo o púrpura causado por malformaciones capilares (fig. 12-11). Se debe a una mutación somática en *GNAQ*.[3]

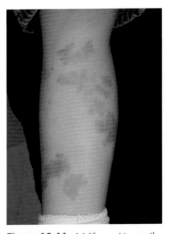

Figura 12-11. Malformación capilar (nevo flámeo) (de Dusenbery SM, White A. *The Washington Manual of Pediatrics.* Philadelphia, PA: Lippincott Williams & Wilkins; 2009).

13-2. Valoración

- Las lesiones de distribución hemifacial (que afectan el cuarto superior y las mejillas) deben valorarse en busca de una asociación con glaucoma o síndrome de Sturge-Weber. Las lesiones persisten y suelen volverse más oscuras y gruesas con la edad.

13-3. Tratamiento

- Suele tratarse con terapia de láser de colorante pulsado seriado.

14. PIEL MARMÓREA TELANGIECTÁSICA CONGÉNITA

14-1. Presentación clínica

- Patrón reticular fijo blanqueable de color púrpura con mayor frecuencia unilateral sobre una extremidad. Se observan áreas localizadas con atrofia o ulceración. Se considera una malformación vascular.
- No desaparece con el recalentamiento (a diferencia de la piel marmórea).
- Puede asociarse con asimetrías corporales.
- Puede mejorar con la edad, pero rara vez desaparece por completo.

14-2. Tratamiento

- Por lo general, no se requiere tratamiento y puede mejorar con el tiempo. No responde bien a la terapia de láser con colorante pulsado.

15. HEMANGIOMA INFANTIL

- El *hemangioma infantil* es el tumor vascular más frecuente en la lactancia.

15-1. Presentación clínica

- Superficial: placas o nódulos vasculares de color rojo brillante.
- Profunda: nódulos púrpura azulados, en ocasiones con marcas telangiectásicas suprayacentes (fig. 12-12).

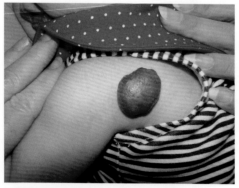

Figura 12-12. Hemangioma (de Dusenbery SM, White A. *The Washington Manual of Pediatrics*. Philadelphia, PA: Lippincott Williams & Wilkins; 2009).

15-2. Evolución

• Las lesiones no suelen estar presentes al nacer, o puede haber una lesión precursora.
  • Se observan como marcas vasculares apenas visibles que después se agrandan y desarrollan su aspecto característico en el transcurso de 2-4 meses.
  • Entre los 6 y 12 meses, el hemangioma infantil se estabiliza en cuanto a tamaño y aspecto y después involuciona lentamente hacia los 5-10 años de edad. Muchos dejan marcas residuales o tejido fibroso.

15-3. Complicaciones y asociaciones

• Ulceración: puede presentarse en cualquier hemangioma, pero es más frecuente en los labios y el área del pañal.
• Según su localización y tamaño, el hemangioma infantil puede causar desfiguración o interferir con la vista o la respiración.
• Hemangiomatosis neonatal diseminada: numerosos hemangiomas pequeños y dispersos. Puede estar acompañada de compromiso interno en hígado, cerebro o tubo digestivo.
• Síndrome PHACES: malformaciones de la fosa **p**osterior, **h**emangiomas, **a**nomalías **a**rteriales, **c**oartación de la aorta, anomalías oculares (**e**ye) y hendidura esternal (**s**ternal).
• Hemangiomas faciales segmentarios: pueden asociarse con el síndrome PHACES o un sangrado digestivo grave.
• Hemangiomas del mentón y el cuello: pueden estar relacionados con daño traqueal.
• Hemangiomas sacros: pueden asociarse con el síndrome de la médula anclada o mielodisrafia.
• Síndrome LUMBAR: hemangioma infantil segmentario de la parte inferior del cuerpo (**l**ower body) con anomalías **u**rogenitales, **u**lceraciones, **m**ielopatía, deformidades corporales (**b**ody deformities), malformaciones **a**norrectales, anomalías **a**rteriales y anomalías **r**enales.

15-4. Valoración

• Resulta imprescindible realizar una valoración temprana si se requiere tratamiento. La evaluación depende del tipo y presentación del hemangioma.
  • Si es periocular, se necesita una valoración oftalmológica.
  • Si se sospecha síndrome PHACES, los estudios incluyen RM/angiografía por RM de encéfalo y cuello, ecocardiograma y valoración por oftalmología. Los pacientes con lesiones vasculares deben derivarse al médico familiar.
  • En caso de hemangiomas multifocales (> 5), se realiza ecografía hepática.

15-5. Tratamiento

• Para la mayoría de los hemangiomas sin complicaciones, la mejor opción de tratamiento consiste en la no intervención activa. Si son grandes, presentan úlceras o causan deformidades, el tratamiento de elección son los β-bloqueadores tópicos u orales.[4] Otras alternativas incluyen esteroides intralesionales/orales, láser con colorante pulsado y extirpación quirúrgica.

16. NEVO SIMPLE

16-1. Presentación clínica

• Parches maculares rosados (fig. 12-13), por lo general sobre párpados, entrecejo o nuca.
• Las lesiones palpebrales suelen mejorar al año y desaparecer a los 3 años.
  • Los nevos de la nuca y el cuello tienden a persistir.
  • No se requiere tratamiento.

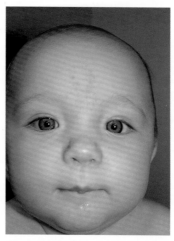

Figura 12-13. Nevo simple (beso de ángel) (de Dusenbery SM, White A. *The Washington Manual of Pediatrics.* Philadelphia, PA: Lippincott Williams & Wilkins; 2009).

DERMATITIS

17. DERMATITIS ATÓPICA

17-1. Presentación clínica

• Se caracteriza por pápulas y placas eritematosas pruriginosas.
• Los cambios secundarios incluyen liquenificación, hiperpigmentación postinflamatoria o hipopigmentación.

17-2. Epidemiología

• Existe una fuerte asociación con los antecedentes personales o familiares de asma y rinitis alérgica.
• La mayor parte del eccema mejora a los 10 años de edad, pero la dermatitis atópica grave puede persistir hasta la edad adulta.
• La dermatitis eccematosa grave y resistente puede asociarse con inmunodeficiencias, como el síndrome hiper-IgE, el de Wiskott-Aldrich y un síndrome de inmunodeficiencias combinadas grave.
• A menudo se relaciona con mutaciones en el gen de la filagrina.[5]
• Los niños con eccema son propensos a padecer superinfecciones víricas (p. ej., virus herpes simple [VHS], molusco contagioso, coxsackie) y colonizaciones por *Staphylococcus aureus*.[6]

17-3. Subtipos

• Del lactante
  • De los 2 meses a los 2 años.
  • Suele afectar mejillas (fig. 12-14A), cuero cabelludo, tronco y superficies extensoras de las extremidades.

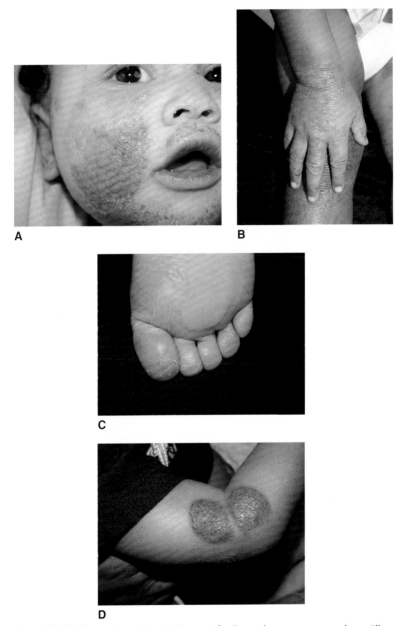

Figura 12-14. Dermatitis atópica. **A.** Eccema infantil con placas supurantes en las mejillas. **B.** Placas liquenificadas eccematosas con excoriaciones de la niñez. **C.** Dermatosis plantar juvenil (eccema del pie). **D.** Eccema numular (de Dusenbery SM, White A. *The Washington Manual of Pediatrics.* Philadelphia, PA: Lippincott Williams & Wilkins; 2009).

- De la niñez
  - De los 2 años a la adolescencia.
  - Suele afectar las superficies flexoras, como regiones antecubitales, fosas poplíteas, cuello, muñecas y pies (fig. 12-14B, C).
- Del adolescente/adulto
  - Superficies flexoras; puede limitarse a las manos o la cara.
- Numular
  - Placas supurantes y eritematosas con forma de moneda que pueden presentar pápulas o vesículas en la periferia.
  - Suele aparecer en manos, brazos o piernas (fig. 12-14D).
- Dishidrótica
  - Dermatitis bilateral de las manos o los pies.
  - Muy pruriginosa, con vesículas pequeñas en los costados de los dedos de manos y pies.

17-4. Tratamiento

- Cuidados generales de la piel
  - Los baños deben limitarse a una vez al día en agua tibia. Lo mejor es hacerlo sólo con agua. Se pueden utilizar jabones suaves de forma limitada y sólo en el área necesaria.
  - Deben aplicarse humectantes inmediatamente después del baño. Los ungüentos (p. ej., vaselina) son más eficaces que las lociones.
- La instrucción de los pacientes, incluyendo el énfasis sobre la cronicidad de la enfermedad y la necesidad de aplicar el tratamiento prescrito de forma sistemática, puede mejorar el cumplimiento y los resultados.
- Esteroides tópicos[7]
  - Clasificación
  - Potencia baja (p. ej., ungüento de hidrocortisona al 1 o 2.5%): se puede utilizar para la enfermedad leve a moderada.
  - Potencia intermedia (p. ej., ungüento de triamcinolona al 0.1%): se puede emplear por períodos limitados en áreas localizadas en caso de enfermedad más grave. Estos fármacos pueden causar atrofia con el empleo crónico.
  - Potencia alta (p. ej., ungüento de fluocinonida o clobetasol): para la dermatitis palmar o plantar, y las placas liquenificadas.
  - Evitar el uso de esteroides tópicos en la cara y las áreas intertriginosas. Los riesgos de los esteroides tópicos incluyen atrofia cutánea, estrías e hipopigmentación.
- Inmunomoduladores
  - El tacrolimús (0.03 o 0.1%) o el pimecrolimús (1%) tópicos pueden ser útiles en áreas limitadas como la cara, donde los esteroides tópicos pueden causar efectos secundarios indeseables con el uso prolongado.
  - El empleo de estos fármacos está recomendado para niños mayores de 2 años de edad.
- Antihistamínicos
  - La difenhidramina, hidroxicina o cetirizina orales pueden causar sedación, por lo que su utilización se restringe a la noche para ayudar al sueño.
- Esteroides sistémicos
  - Se utilizan en períodos muy cortos para las exacerbaciones intensas.
  - El empleo regular o a largo plazo no está recomendado.
- Antibióticos
  - *S. aureus* es la causa más frecuente de superinfección bacteriana. Los baños con lejía diluida pueden reducir la colonización (1/4 de taza por bañera). Pueden requerirse antibióticos orales según la gravedad de la infección. *S. aureus* resistente a la meticilina está aumentando su prevalencia. Los cultivos para determinar la sensibilidad a antibióticos pueden ser útiles.
- Si el eccema es resistente, puede considerarse el tratamiento sistémico con ciclosporina y metotrexato.[8]

18. DERMATITIS DE CONTACTO (ALÉRGICA)

18-1. Presentación clínica

- Pápulas y vesículas eritematosas que supuran y forman costras. El prurito puede ser intenso. Es una reacción de hipersensibilidad de tipo IV (retardada/mediada por células).
- Las causas más frecuentes incluyen hiedra/roble venenosos, níquel, cosméticos y fragancias, fármacos tópicos y productos químicos en toallitas, cintas o adhesivos (fig. 12-15A, B). La distribución ofrece pistas sobre el agente causal (p. ej., áreas expuestas a hiedra venenosa, ombligo en el caso del níquel, párpados y cara por esmalte de uñas u otros cosméticos, o nalgas y muslos posteriores en el caso del asiento de la taza de baño).

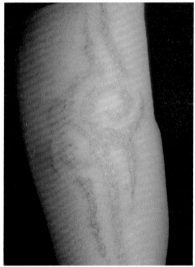

A

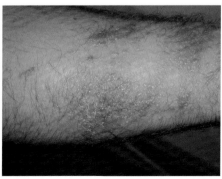

B

Figura 12-15. Dermatitis de contacto. **A.** Alergia a tatuaje de alheña (henna). **B.** Hiedra venenosa (de Dusenbery SM, White A. *The Washington Manual of Pediatrics.* Philadelphia, PA: Lippincott Williams & Wilkins; 2009).

• Puede estar acompañada de dermatitis eccematosa en sitios lejanos a los de la exposición original (reacción de hipersensibilidad).

18-2. Valoración

• Si la afección es recurrente y no se identifica el agente causal, se pueden realizar pruebas epicutáneas.

18-3. Tratamiento

• Debe evitarse el contacto con el alérgeno. Los esteroides tópicos de potencia intermedia y alta reducen la inflamación. En las erupciones graves, puede ser necesario el uso de esteroides sistémicos (que se reducen de forma gradual en un lapso de 2-3 semanas).

19. DERMATITIS DEL PAÑAL

• Existen muchas causas posibles de la dermatitis del pañal, pero la más frecuente es la irritativa. Otras causas: dermatitis seborreica, candidosis, psoriasis, carencia de cinc e histiocitosis de células de Langerhans.

19-1. Presentación clínica

• Dermatitis irritativa: placas eritematosas con maceración presentes en el área del pañal, dejando intactos los pliegues por la humedad. En los casos más graves puede haber pápulas, erosiones y úlceras.

19-2. Valoración

• El diagnóstico es sencillo y sin complicaciones. Sin embargo, si la dermatitis es refractaria al tratamiento, diseminada o inusual, pueden requerirse estudios adicionales (concentraciones de cinc o biopsia).

19-3. Tratamiento

• El tratamiento incluye cambios frecuentes de pañal, evitar el empleo de toallitas húmedas, esteroides tópicos de baja potencia o antimicóticos tópicos, y uso de cremas de barrera.

20. DERMATITIS SEBORREICA

20-1. Presentación clínica

• La dermatitis seborreica se caracteriza por placas eritematosas cubiertas por escamas gruesas y amarillas sobre el vértice de la cabeza y las áreas intertriginosas.
• El "gorro del lactante" se presenta en el cuero cabelludo de los lactantes (fig. 12-16). Otros sitios frecuentemente afectados en los neonatos incluyen la región del pañal, axilas y otros pliegues. La dermatitis se puede complicar por *Candida* o bacterias, con hipopigmentación postinflamatoria.
• Es más frecuente a las 2-10 semanas y puede durar 8-12 meses.

20-2. Tratamiento

• El tratamiento en los lactantes consiste en crema o ungüento de hidrocortisona al 0.5-1%.
• Las escamas pueden retirarse con un cepillo suave mientras se aplica el champú. Deben evitarse las preparaciones con ácido salicílico porque causan salicismo por absorción.
• También se evitan los "champús medicinales" porque empeoran el eccema si son un factor de complicación.

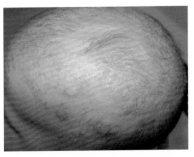

Figura 12-16. Dermatitis seborreica (de Dusenbery SM, White A. *The Washington Manual of Pediatrics.* Philadelphia, PA: Lippincott Williams & Wilkins; 2009).

ENFERMEDADES INFECCIOSAS

21. TIÑA

• Las infecciones micóticas pediátricas se presentan a menudo en el cuero cabelludo (tiña de la cabeza) (fig. 12-17A, B), la cara (tiña facial) y el cuerpo (tiña corporal) (fig. 12-18).

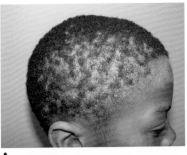

A

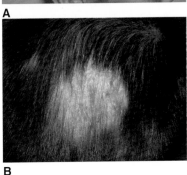

B

Figura 12-17. A, B. Tiña de la cabeza (de Dusenbery SM, White A. *The Washington Manual of Pediatrics.* Philadelphia, PA: Lippincott Williams & Wilkins; 2009).

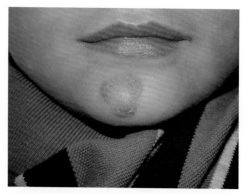

Figura 12-18. Tiña del cuerpo (de Dusenbery SM, White A. *The Washington Manual of Pediatrics*. Philadelphia, PA: Lippincott Williams & Wilkins; 2009).

- Su principal agente causal son las especies de *Microsporum* y *Trichophyton*.
- Se transmiten por el contacto con personas, gatos o perros afectados.

21-1. Presentación clínica

- Las infecciones del cuero cabelludo se caracterizan por la presencia de escamas y placas alopécicas. Se puede confundir con dermatitis seborreica si la inflamación y la pérdida de cabello son mínimas. El *querion* es una placa pustulosa inflamatoria dolorosa y delimitada.
- La tiña corporal se caracteriza por la presencia de placas escamosas anulares o de una sola placa con aclaramiento central y un borde escamoso y eritematoso.

21-2. Valoración

- El diagnóstico puede establecerse por su aspecto clínico, con una preparación con hidróxido de potasio (KOH) que muestre las hifas ramificadas o un cultivo micótico.

21-3. Tratamiento

- Infecciones del cuero cabelludo: los antimicóticos tópicos son ineficaces si se utilizan solos; se requiere de antimicóticos sistémicos (griseofulvina durante 6-8 semanas como mínimo, o terbinafina durante 2-4 semanas, según la especie de hongo), además de champú antimicótico (sulfuro de selenio al 2.5% o ketoconazol al 1-2%), 2-3 veces por semana.
- Infecciones cutáneas: antimicóticos tópicos (p. ej., miconazol, clotrimazol, terbinafina) cada 12 h durante 3-4 semanas o hasta que desaparezcan las escamas.

22. VERRUGAS

- Las verrugas se deben a la infección por el virus del papiloma humano de los queratinocitos de la piel.

22-1. Presentación clínica

- Verrugas vulgares
  - Pápulas redondas con superficie papilomatosa irregular que altera las líneas de la piel (fig. 12-19A).

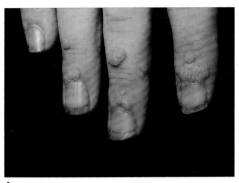

A

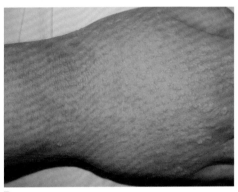

B

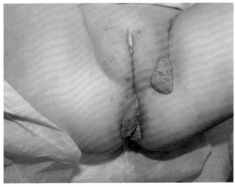

C

Figura 12-19. Verrugas. **A.** Verrugas vulgares. **B.** Verrugas planas. **C.** Verrugas genitales (condiloma acuminado) (de Dusenbery SM, White A. *The Washington Manual of Pediatrics*. Philadelphia, PA: Lippincott Williams & Wilkins; 2009).

- Son frecuentes en las manos, pero pueden presentarse en cualquier sitio.
- Verrugas plantares
  - Pápulas hiperqueratósicas planas sobre las plantas de los pies. Los capilares trombosados pueden observarse como puntos negros.
  - Son dolorosas al caminar debido a la presión que se ejerce sobre ellas.
- Verrugas planas
  - Pápulas del color de la piel, ligeramente elevadas y con cabeza plana (fig. 12-19B).
  - Aparecen en grupos sobre las piernas y la cara.

22-2. Tratamiento

- La mayoría de las verrugas se resuelven de forma espontánea en un lapso de 2 años. Los tratamientos incluyen:
  - Queratolíticos tópicos (p. ej., ácido salicílico) o crioterapia de venta libre; sin embargo, pueden tardar en funcionar.
  - Crioterapia con nitrógeno líquido realizada cada 2-4 semanas en el consultorio.
- Verrugas planas en las piernas: los pacientes deben evitar afeitarse las piernas porque los microtraumatismos pueden producir nuevas lesiones.
- Lesiones refractarias: intervención más intensiva que incluya incisión, inyecciones de antígenos de *Candida*, inmunoterapia tópica, tratamiento láser o resección quirúrgica.
- Verrugas anogenitales (fig. 12-19C): utilizar imiquimod. El tratamiento suele durar 6-12 meses y se aplica 2-3 veces por semana. Pueden ser causadas por autoinoculación de verrugas comunes o por transmisión vertical durante el parto. Valorar un posible abuso sexual en niños de 2-14 años de edad si está justificado.

23. MOLUSCO CONTAGIOSO

- El molusco contagioso es causado por un poxvirus transmitido por nadar, el baño o el contacto cercano con una persona infectada.

23-1. Presentación clínica

- Pápulas aperladas del color de la piel con umbilicación central. Si se inflaman, pueden volverse rojas, sensibles y pustulosas, y aumentar de tamaño (fig. 12-20).

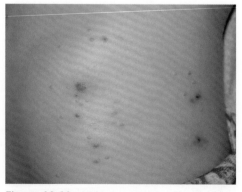

Figura 12-20. Molusco contagioso (de Dusenbery SM, White A. *The Washington Manual of Pediatrics*. Philadelphia, PA: Lippincott Williams & Wilkins; 2009).

23-2. Tratamiento

- Por lo general, la enfermedad es autolimitada y suele resolverse en 12 meses.
- Si las lesiones son extensas o persistentes, son eficaces el curetaje o la cantaridina tópica (un agente capaz de producir ampollas). El imiquimod no resulta efectivo.

OTROS

24. ACNÉ VULGAR

- La etiología del acné es multifactorial. Las causas incluyen el taponamiento de los folículos, una mayor producción de sebo, la sobrecolonización por *Propionibacterium acnes* y la inflamación.

24-1. Presentación clínica (tipos)

- Comedónico: comedones abiertos (cabeza negra) y cerrados (cabeza blanca) (fig. 12-21A).

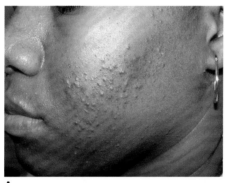

A

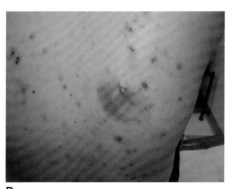

B

Figura 12-21. Acné vulgar. **A.** Acné comedónico. **B.** Acné quístico (de Dusenbery SM, White A. *The Washington Manual of Pediatrics.* Philadelphia, PA: Lippincott Williams & Wilkins; 2009).

- Inflamatorio: pápulas y pústulas inflamatorias eritematosas además de los comedones.
- Quístico: nódulos y quistes sobre la cara, el pecho y la espalda (fig. 12-21B).

24-2. Tratamiento

- Cuidados generales de la piel: lavarse la cara con jabón o un producto para el acné dos veces por día. Evitar el tallado y el lavado excesivo.
- Acné comedónico[9]
  - Preparaciones de peróxido de benzoilo al 2.5, 5 y 10%. Los productos de peróxido de benzoilo no deben utilizarse al mismo tiempo que los retinoides tópicos.
  - Los retinoides tópicos están disponibles en varias potencias: adapaleno al 0.1% (el menos potente) y 0.3%; tretinoína al 0.025, 0.05 y 0.1%, ya sea en crema o gel; y tazaroteno al 0.05 y 0.5% en crema (el más potente). Se comienza con la opción menos potente para los pacientes con piel seca o sensible y se va escalando a medida que se tolera.
  - El peróxido de benzoilo y los retinoides pueden resultar irritantes. Se recomienda a los pacientes que para la cara utilicen una cantidad similar a un chícharo o guisante. Al inicio se aplica un día sí y uno no en caso de enrojecimiento o resequedad, y después se coloca diariamente conforme se desarrolla tolerancia.
  - Se dispone de productos que combinan antibióticos tópicos (clindamicina al 1%, eritromicina) y peróxido de benzoilo, o un antibiótico tópico y un retinoide, a fin de simplificar el régimen.
- Acné inflamatorio[9]
  - Añadir un antibiótico oral (doxiciclina, minociclina, tetraciclina) al régimen tópico en caso de acné comedónico. Según las directrices, deben mantenerse los antibióticos orales durante 3-6 meses para valorar su eficacia.
  - Se recomienda a los pacientes evitar exponerse demasiado al sol y utilizar protector solar para prevenir las reacciones de fotosensibilidad, así como tomar los antibióticos con un vaso grande de agua para reducir la esofagitis al mínimo.
- Acné quístico/nodular o cicatricial
  - Tratamiento con retinoides sistémicos (isotretinoína).
  - Se requiere seguimiento de los análisis de lípidos, aspartato aminotransferasa, alanina aminotransferasa y una anticoncepción estricta en las mujeres por ser teratógenos.
- En el caso de las mujeres, deben considerarse los estudios endocrinológicos si se observan signos de virilización o menstruación irregular en busca de enfermedades por exceso de andrógenos (síndrome de ovarios poliquísticos).

25. ERITEMA MULTIFORME

25-1. Presentación clínica

- Se caracteriza por la presencia de pápulas o placas eritematosas que evolucionan a lesiones en diana con centros oscuros. Puede haber lesiones orales (fig. 12-22).
- Los precipitantes más frecuentes son la infección por VHS, fármacos y micoplasmas.

25-2. Tratamiento

- Los esteroides sistémicos orales pueden ser útiles en etapas tempranas, durante 7-10 días.
- El aciclovir profiláctico puede ayudar a prevenir la enfermedad recurrente por VHS.
- Los antihistamínicos ofrecen alivio sintomático.

Véase el *capítulo 2 si se necesita información adicional sobre los exantemas víricos reactivos.*

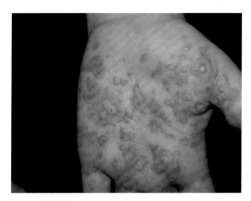

Figura 12-22. Eritema multiforme con lesiones típicas en forma de diana (de Dusenbery SM, White A. *The Washington Manual of Pediatrics*. Philadelphia, PA: Lippincott Williams & Wilkins; 2009).

REFERENCIAS

1. Groesser L, Herschberger E, Ruetten A, et al. Postzygotic HRAS and KRAS mutations cause nevus sebaceous and Schimmelpenning syndrome. *Nat Genet* 2012;44(7):783–787.
2. Idriss MH, Elston DM. Secondary neoplasms associated with nevus sebaceous of Jadassohn: a study of 707 cases. *J Am Acad Dermatol* 2014;70(2):332–337.
3. Shirley MD, Tang H, Gallione CJ, et al. Sturge-Weber syndrome and port-wine stains caused by somatic mutation in GNAQ. *N Engl J Med* 2013;386(21):1971–1979.
4. Léauté-Labrèze C, Dumas de la Roque E, Hubiche T, et al. Propranolol for severe hemangiomas of infancy. *N Engl J Med* 2008;358(24):2649–2651.
5. Palmer CN, Irvine AD, Terron-Kwiatkowski A, et al. Common loss-of-function variants of the epidermal barrier protein filaggrin are a major predisposing factor for atopic dermatitis. *Nat Genet* 2006;38(4):441–446.
6. Eichenfield LF, Tom WL, Chamlin SL, et al. Guidelines of care for the management of atopic dermatitis: section 1. Diagnosis and assessment of atopic dermatitis. *J Am Acad Dermatol* 2014;70(2):338–351.
7. Eichenfield LF, Tom WL, Berger TG, et al. Guidelines of care for the management of atopic dermatitis: section 2. Management and treatment of atopic dermatitis with topical therapies. *J Am Acad Dermatol* 2014;71(1):116–132.
8. Sidbury R, Davis DM, Cohen DE, et al. Guidelines of care for the management of atopic dermatitis: section 3. Management and treatment with phototherapy and systemic agents. *J Am Acad Dermatol* 2014;71(2):327–349.
9. Eichenfield LF, Krakowski AC, Piggot C, et al. Evidence-based recommendations for the diagnosis and treatment of pediatric acne. *Pediatrics* 2013;131(suppl 3):S163–S186.

13 Dermatología geriátrica

Kathleen Nemer, MD, y David M. Sheinbein, MD

Las enfermedades de los adultos mayores adquieren mayor importancia conforme aumenta la esperanza de vida alrededor del mundo. A fin de promover un envejecimiento saludable, es importante comprender y reconocer los cambios cutáneos asociados con una edad avanzada. Los cambios estructurales y fisiológicos de la piel, aunado a toda una vida de daño de origen ambiental, hacen que el anciano sea especialmente susceptible a las enfermedades dermatológicas.[1]

Conforme la piel envejece, el recambio celular se vuelve más lento, con pérdida progresiva de células en la epidermis, la dermis y la matriz extracelular.[2,3] Desde el punto de vista histológico, las crestas interpapilares, que ayudan a unir la epidermis y la dermis, se retraen,[4] dando lugar a piel que se encuentra arrugada, laxa y más fácil de romper.[5,6] Los años de exposición al sol predisponen al anciano a alteraciones cutáneas benignas (**lentigo solar, rosácea**), así como a afecciones malignas (**queratosis actínica, carcinoma basocelular, carcinoma espinocelular, lentigo maligno y melanoma maligno**).

La reducción en la biosíntesis de lípidos del estrato córneo afecta la permeabilidad de la función de barrera,[7] aumentando la probabilidad de padecer **xerosis, prurito** y **dermatitis seborreica**. Se registra una disminución del flujo sanguíneo cutáneo y un remodelado de la microvasculatura,[8,9] incrementando el riesgo de anomalías vasculares (**púrpura actínica [solar], dermatitis por estasis, úlceras crónicas de las piernas** y **úlceras por presión**) (fig. 13-1). La termorregulación también se ve afectada por una reducción en la cantidad de glándulas sudoríparas y grasa subcutánea,[5] lo cual aumenta la sensibilidad del anciano a la humedad, el calor y el frío (**maceración cutánea, intertrigo, eritema calórico**).

El deterioro paralelo de la función inmunitaria normal en el anciano incrementa la cantidad de enfermedades cutáneas autoinmunitarias, como el **penfigoide ampolloso** y el **pénfigo vulgar**. La senectud inmunitaria también aumenta el potencial de reactivación de virus latentes, como los del **herpes zóster (culebrilla)**.

Con la edad aparecen proliferaciones cutáneas a menudo indeseables y desagradables, como las muy frecuentes **queratosis seborreicas**. Conocidas cariñosamente como "manchas de la sabiduría", estos engrosamientos benignos de la piel son hereditarios y aumentan su número con la edad. Con frecuencia se confunden con cánceres de la piel, lo que hace que estos pacientes sean derivados a clínicas dermatológicas ambulatorias.

La etiología de las respuestas alérgicas en los ancianos puede ser difícil de determinar. Con frecuencia, presentan piel pruriginosa e inflamada. La prevalencia de la polifarmacia en el adulto mayor aumenta el riesgo de reacciones farmacológicas y **urticaria**. Aunque los ancianos han acumulado mayor exposición a los alérgenos,[10] la senescencia inmunitaria normal conduce a manifestaciones clínicas menos intensas, dificultando el diagnóstico. En general, parece que la incidencia de la **dermatitis de contacto alérgica** se reduce con la edad; sin embargo, algunos alérgenos, como las fragancias, muestran mayores tasas de sensibilización en los ancianos.[11] La presencia de piel ulcerada también incrementa las tasas de sensibilización, por ejemplo, en los pacientes con úlceras crónicas en los miembros inferiores.[12]

Al tratar a los adultos mayores, el médico debe considerar su capacidad física para cumplir con el tratamiento recomendado, así como factores socioeconómicos que afectan

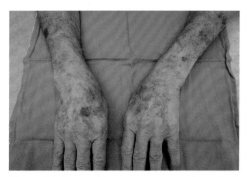

Figura 13-1. Máculas purpúricas irregulares de la púrpura actínica (solar) con venas prominentes, arrugas y manchas por hemosiderina.

el cumplimiento. Los pacientes mayores con frecuencia presentan numerosas comorbilidades, posibles disfunciones cognitivas o deterioro visual, auditivo o de la movilidad. Un problema médico puede desencadenar toda una serie de otros problemas. Por ejemplo, un anciano diabético tiene mayor riesgo de presentar neuropatía sensitiva, motriz y vegetativa, causando un deterioro de la sensibilidad, la movilidad de los miembros inferiores y traumatismos del pie. La inmunosupresión del paciente diabético aumenta su riesgo de padecer una infección micótica crónica (**tiña del pie**, **onicomicosis**). Un traumatismo accidental en el pie, junto con la presencia de patógenos micóticos, crea una puerta de entrada para la invasión bacteriana de los tejidos subcutáneos (**celulitis**).[13]

Al tratar a pacientes ancianos, es importante considerar los factores extrínsecos que influyen en el cumplimiento. Algunos pacientes pueden carecer de alojamiento, nutrición o los recursos financieros adecuados y necesarios para cumplir con el tratamiento. Para aquellos que habitan en centros de atención de largo plazo, hay un mayor riesgo de transmisión de infestaciones como la **escabiosis**. Esta última, también conocida como *sarna*, puede causar una erupción generalizada parecida a la de la eritrodermia (presencia generalizada de escamas y eritema en una amplia extensión del cuerpo) en el anciano, las personas hospitalizadas, con inmunodepresión o disfunción neurológica. La incapacidad para rascarse de estos pacientes da lugar a la **escabiosis costrosa** o **noruega**, una forma más grave con mayor carga de ácaros.

La polifarmacia típica del anciano aumenta el riesgo de confusión de los medicamentos, al tiempo que se incrementan las preocupaciones de seguridad por el uso excesivo de fármacos tópicos prescritos. Considerando estos factores, en el anciano se prefieren los cursos más cortos y sencillos posibles. Pueden ser necesarios esfuerzos adicionales por parte del médico para anotar las instrucciones de medicación para estos pacientes y sus cuidadores, a fin de que se cumplan de forma precisa.

Muchas de las enfermedades dermatológicas que afectan al anciano se observan en un amplio rango de edades. Estas alteraciones se enumeran por capítulo en la tabla 13-1, con una descripción breve sobre *"qué buscar"* cuando se intente distinguir entre ellas. Se pueden encontrar más detalles en el capítulo correspondiente. El resto de las afecciones dermatológicas frecuentes del anciano se comentan haciendo énfasis en los cuidados cutáneos generales de la piel seca y pruriginosa, ya que se entrelazan como dos de los síntomas más frecuentes del paciente ambulatorio de edad avanzada.

Tabla 13-1	Dermatosis frecuentes del adulto mayor

Enfermedad	Qué buscar...	Páginas
Enfermedades inflamatorias		**20-52**
Rosácea	Rubor facial, eritema localizado, telangiectasias, pápulas eritematosas y pústulas sobre nariz, mejillas, cejas y mentón; la rinofima es más frecuente en los hombres.	
Dermatitis de contacto alérgica	Exantema rojo, pruriginoso y ardoroso distribuido según la exposición al alérgeno. Buscar bordes bien delimitados y figuras geométricas. Se observa edema palpebral cuando el alérgeno se transfiere de los dedos a los ojos de forma no intencionada. En las casas de acogida para adultos mayores, considerar los catéteres de goma y las lociones como posibles agentes causales. Puede ser necesario aplicar pruebas epicutáneas para identificar el alérgeno.	
Dermatitis seborreica	Escamas blancas oleosas y sueltas, parecidas al salvado, frecuentemente con un fondo eritematoso. Sitios característicos: cuero cabelludo (caspa), cejas, párpados, pliegues nasolabiales, dentro y detrás de las orejas, esternón, ombligo, ingle (escroto, labios menores) y región perianal. Se trata de una entidad crónica frecuente en los adultos mayores que puede ser muy grave en caso de infección por VIH o Parkinson.	
Infecciones e infestaciones		**53-88**
Tiña del pie	Placas pruriginosas del dorso del pie; el borde avanza con eritema prominente y escamas. La superficie plantar presenta escamas finas blancas en distribución "de mocasín". Los espacios interdigitales muestran escamas y maceración blanca (por lo general, en el cuarto espacio interdigital).	
Intertrigo	Eritema o erosión de superficies cutáneas en contacto frecuente: axilas, ingles, perineo y pliegues inframamarios y abdominales. Con frecuencia, los pacientes tienen obesidad o diabetes. En los pacientes obesos debe buscarse inflamación en los pliegues del cuello, las fosas poplíteas o antecubitales de los muslos y las ingles, y debajo de mamas péndulas. La presencia de pápulas satélite sugiere candidosis.	
Herpes zóster	Pródromo de 1-3 días con dolor urente/parestesias seguidos por la erupción de pápulas y vesículas agrupadas sobre una base eritematosa. Suele confinarse a un dermatoma único sin cruzar la línea media. La neuralgia postherpética puede ser muy dolorosa y es más frecuente en los pacientes mayores de 70 años de edad.	

Enfermedad	*Qué buscar...*	Páginas
Celulitis	Áreas rápidamente progresivas de edema, eritema, calor, dolor y estrías linfangíticas en la piel. En los individuos inmunodeprimidos con frecuencia se observa fiebre, malestar general y escalofríos. Los factores de riesgo incluyen la tiña del pie y la diabetes.	
Escabiosis (sarna)	Buscar los túneles: líneas serpiginosas finas parecidas a un hilo con un pequeño punto negro en posición terminal (el ácaro), rodeadas por pápulas y vesículas eritematosas en los espacios interdigitales de la mano, la superficie flexora de las muñecas, codos, areolas, axilas, ombligo, genitales y nalgas. La cabeza y el cuello quedan intactos. El prurito es intenso, sobre todo en la noche. Las lesiones pruriginosas de la areola en las mujeres y el pene y escroto en los hombres son muy sugerentes de escabiosis. Esta enfermedad es muy contagiosa. Se debe preguntar sobre estos síntomas a los miembros de la familia y los cuidadores.	
Escabiosis costrosa/noruega	Placas gruesas encostradas que pueden ser localizadas, aunque por lo general son generalizadas, que afectan cuero cabelludo, tronco, miembros y áreas periungueales. Los pacientes pueden presentar eritema generalizado y escamas. Los túneles típicos pueden estar ausentes. Con frecuencia, el diagnóstico es pasado por alto y la transmisión continúa en quienes están en contacto físico con el individuo. Siempre se debe considerar este diagnóstico en todo paciente anciano, internado o inmunodeprimido que presente prurito.	

Enfermedades reactivas y exantemas por medicamentos   **89-116**

Dermatitis por estasis	Eritema bilateral, hiperpigmentación y escamas en los tobillos y las partes distales de las piernas. Con frecuencia se observan edema, varicosidades y parches atróficos que indican insuficiencia venosa. La enfermedad avanzada puede mostrar una induración leñosa debida a la isquemia crónica del tejido adiposo (lipodermatoesclerosis), que se caracteriza por parecer una "botella de champán invertida" debido a la fibrosis en la región distal de los miembros inferiores y el edema en la porción proximal. La dermatitis por estasis se confunde frecuentemente con celulitis; sin embargo, a diferencia de esta última, la dermatitis por estasis suele ser *escamosa* y *bilateral*.	
Urticaria (habones)	Ronchas, pápulas, parches o placas eritematosas, edematosas y bien delimitadas, frecuentemente con centro sólido. Ninguna de las lesiones individuales dura más de 24 h. Puede presentarse en cualquier parte del cuerpo, pero se observa más en el tronco.	

Continúa en la página siguiente

Enfermedad	Qué buscar...	Páginas
Exantema morbiliforme por fármacos	Máculas y pápulas rojas blanqueables que aparecen en el tronco y se diseminan de forma simétrica a las extremidades proximales. Las áreas bajo presión pueden estar más gravemente afectadas. El prurito es habitual. Conforme se resuelve el exantema, se observa descamación superficial. El comienzo suele ocurrir a los 7-14 días de iniciado el medicamento.	

Lesiones cutáneas benignas　　　　　　　　　　　　　　　126-136

Queratosis seborreica	Pápulas marrón bronceado a negras, céreas, que parecen estar "pegadas", con borde bien delimitado. La pigmentación puede variar en cada lesión. Se observan principalmente en las palmas de las manos, plantas de los pies y membranas mucosas. **Carecen de potencial maligno**, pero pueden causar prurito y ser molestas; se irritan con la ropa (tirantes del sostén, resorte de los calzoncillos) y las joyas (collares). El paciente suele arrancarlas con el rascado, pero vuelven a aparecer.	
Lentigo solar	Máculas irregulares de color bronce a café oscuro, incluyendo la cara, parte superior del tórax, hombros, región dorsal de los brazos y las manos. Es causado por la exposición crónica al sol. Presente en más del 90% de la población caucásica de más de 60 años de edad. Cualquier lentigo solar que se vea diferente del resto o se esté volviendo más grande u oscuro debe someterse a biopsia para descartar lentigo maligno.	

Lesiones cutáneas malignas　　　　　　　　　　　　　　　137-151

Carcinoma basocelular	Pápula aperlada que no desaparece, con un borde engrosado y telangiectasias que se observan sobre la piel expuesta al sol (cara, tronco). Puede sangrar y ulcerarse. Los pacientes con piel clara tienen un mayor riesgo de presentar esta enfermedad.	
Queratosis actínica	Pápulas eritematosas, rugosas y elevadas con escamas asociadas; su textura "arenosa" hace que sea más fácil sentirlas que verlas.	
Carcinoma espinocelular	Pápula, placa o nódulo rojo que no desaparece y se presenta en la piel expuesta al sol (cara, cuero cabelludo, tronco, extremidades). Con el paso del tiempo, suele desarrollarse un tumor con una depresión en el centro. El riesgo aumenta en los pacientes de piel clara y con trasplantes de órganos sólidos.	
Lentigo maligno	Parche plano e hiperpigmentado de bordes irregulares (color marrón bronceado) que se observa con frecuencia en la cara de personas ancianas. Tiene predilección por la nariz y las mejillas. Parece una "mancha" en las personas de piel clara con antecedentes importantes de exposición al sol.	

Enfermedad	*Qué buscar...*	Páginas
Melanoma maligno	**Asimetría:** se traza una línea imaginaria por la mitad de la lesión y ambos lados no coinciden. **Bordes:** bordes irregulares, con muescas o festoneadas. **Color:** distintas tonalidades de marrón, bronce, negro, rojo o blanco. **Diámetro:** son motivo de preocupación si miden más de 6 mm (como el borrador de un lápiz del No. 2). **Evolución:** cambios en el tamaño, forma o color; dolor, prurito o sangrado. Hombres caucásicos: la localización más frecuente es la espalda. Mujeres caucásicas: la ubicación más habitual es en la espalda y las piernas.	

Enfermedades del pelo y las uñas   **152-168**

Onicomicosis	Uñas engrosadas y amarillas de las manos o los pies (con mayor frecuencia estas últimas). Se asocia con la presencia de detritos subungueales y onicólisis (elevación de la placa ungueal desde el lecho hasta el extremo distal, con aspecto de media luna). Se relaciona frecuentemente con una tiña del pie concomitante.	

Manifestaciones de enfermedades sistémicas en la piel   **169-182**

Penfigoide ampolloso	Ampollas grandes y tensas sobre una base eritematosa rellenas de líquido seroso o sanguinolento. Se ven con mayor frecuencia en los antebrazos, parte baja del abdomen y muslos de personas con más de 60 años. El prurito es habitual y puede anteceder a la formación de la ampolla. Estas ampollas son *tensas* si se comparan con las del pénfigo vulgar (flácidas), y rara vez se presentan en las mucosas.	
Pénfigo vulgar	Ampollas flácidas que se rompen con facilidad, dejando erosiones desnudas y con riesgo de infección bacteriana; comienzan frecuentemente con lesiones bucales; las ampollas se diseminan con la aplicación de presión; aparece por primera vez en personas con 50-60 años de edad.	
Liquen escleroso y atrófico	Placas planas, brillantes de color blanco marfil que parecen cicatrices, con borde violáceo. Se observan con mayor frecuencia en la piel perianal y de la vulva en las mujeres, y en el glande y prepucio en los hombres, aunque pueden ser extragenitales. Causan prurito muy intenso. Pueden surgir carcinomas espinocelulares de las lesiones genitales. Las complicaciones relacionadas con las cicatrices genitales incluyen dispareunia, obstrucción urinaria, ulceración, erección dolorosa y fimosis. Cuando se presentan en los genitales, las lesiones pueden tener púrpura y debe descartarse maltrato al anciano.	

Continúa en la página siguiente

Enfermedad	*Qué buscar...*	Páginas
Dermatología geriátrica		**222-238**
Púrpura actínica	*Véase* abajo.	
Eritema calórico	*Véase* abajo.	
Úlceras de miembros inferiores	*Véase* abajo.	
Maceración de la piel	*Véase* abajo.	
Xerosis/prurito	*Véase* abajo.	

The Washington Manual of Outpatient Internal Medicine[14]

Úlceras por presión	Eritema, erosión superficial o ulceración sobre una prominencia ósea o punto de presión (sacro, talones, región occipital, codos). Son más prevalentes en personas postradas en cama o en silla de ruedas.

1. PÚRPURA ACTÍNICA

1-1. Antecedentes

- La púrpura actínica, también conocida como *púrpura solar* o *senil*, es una forma benigna de púrpura que se observa casi de forma exclusiva en el adulto mayor. Varios años de exposición a la radiación ultravioleta inducen la atrofia de la dermis, haciendo que los vasos sanguíneos dérmicos se vuelvan vulnerables a los traumatismos menores. Aunque el traumatismo en sí mismo pasa inadvertido, causa una filtración perceptible de eritrocitos hacia la dermis.

1-2. Presentación clínica (fig. 13-2)

- Máculas y parches violáceos asintomáticos con bordes irregulares y márgenes agudos sobre el dorso de las manos y la superficie extensora de los antebrazos. Las equimosis pueden variar en cuanto a número y color según la edad, y pueden persistir durante varias semanas. Son más pronunciadas en los individuos de piel clara. Con frecuencia se observan otros signos de daño actínico.

1-3. Valoración

- El diagnóstico es clínico. Cabe destacar que los pacientes no suelen informar antecedentes de traumatismo y con frecuencia toman medicamentos que exacerban la enfermedad (warfarina, clopidogrel, ácido acetilsalicílico).

1-4. Tratamiento

- Reducir al mínimo los traumatismos cutáneos.
- Proteger los antebrazos del sol con protector solar y de los traumatismos con una capa doble de ropa. Se puede proporcionar protección colocando en los antebrazos calcetas deportivas largas a las que se hayan cortado la parte de los pies cuando el paciente se encuentre en su hogar o en un centro de atención de largo plazo.

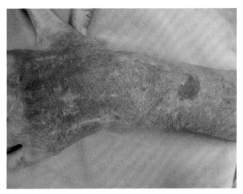

Figura 13-2. Depósitos de hemosiderina con clara delimitación entre la piel normal y la anómala. Las cicatrices lineales blancas sugieren atrofia de la dermis.

2. ERITEMA CALÓRICO

2-1. Antecedentes

• El eritema calórico o *ab igne*, del latín "rojo por el fuego", se caracteriza por la hiperpigmentación causada por la exposición a largo plazo al calor. Los ancianos son especialmente susceptibles debido a la exposición prolongada a bolsas de agua caliente, almohadillas térmicas o cobertores eléctricos. Otros factores de riesgo incluyen sentarse junto a una estufa de leña o chimenea, así como el uso de equipo informático portátil sobre las piernas. La enfermedad se observa con mayor frecuencia en las mujeres.

2-2. Presentación clínica

• Parches reticulares (como mallas) o moteados de color rosado, púrpura, rojo y, con el tiempo, marrón (por los depósitos de melanina) en áreas de exposición al calor. Puede haber telangiectasias y otros cambios poiquilodermatosos (hipopigmentación, hiperpigmentación o atrofia) en los casos de larga duración. No hay quemaduras, pero puede haber prurito o parestesias con ardor leve. Los cambios en la pigmentación pueden ser permanentes.

2-3. Valoración

• El diagnóstico es clínico. Si se sospecha eritema calórico, se debe preguntar al paciente de forma específica sobre la exposición directa al calor (p. ej., almohadillas térmicas, bolsas con agua caliente, exposición al calor radiante de un radiador, estufa o chimenea). No debe confundirse con el livedo reticular y la piel marmórea, de aspecto más eritematoso y vascular, carentes de hiperpigmentación asociada y sin relación con la exposición al calor (es más probable que se deban a la exposición al frío).

2-4. Tratamiento

• Eliminar la fuente de exposición crónica al calor. En los casos leves, la hiperpigmentación puede remitir. Los adultos mayores, sobre todo aquellos con demencia, requieren una valoración de la seguridad del entorno.

3. ÚLCERAS DE MIEMBROS INFERIORES

3-1. Antecedentes

- El 90% de las úlceras de miembros inferiores se deben a insuficiencia venosa, el 5% a una arteriopatía y otro 5% a causas diversas, por ejemplo, microangiopatía diabética, piodermia gangrenosa, neoplasias malignas, vasculitis e infecciones.[14]
- Las úlceras venosas son causadas por válvulas venosas unidireccionales incompetentes, que llevan a la insuficiencia del retorno de sangre venosa, hipertensión venosa de las piernas, perfusión aberrante de los tejidos e isquemia. El riesgo aumenta con la edad, antecedentes de trombosis, flebitis, obesidad o lesiones de las piernas, como las fracturas.
- Las úlceras arteriales son causadas por una irrigación sanguínea insuficiente a la piel debido a ateroesclerosis progresiva (vasculopatía periférica) o embolia arterial. El riesgo se incrementa en caso de diabetes mellitus, hábito tabáquico, hiperlipidemia, obesidad, artritis reumatoide, arteriopatía coronaria, hipertensión, hiperhomocisteinemia, sexo masculino y estilo de vida sedentario.

3-2. Presentación clínica

- Úlceras venosas
  - Bordes irregulares y superficiales; exudado fibrinoso amarillo.
  - Se observa con mayor frecuencia en el maléolo medial, en áreas con dermatitis por estasis previa. Con el tiempo pueden volverse circunferenciales.
  - Se asocia con rasgos como edema de piernas y tobillos, venas varicosas, pigmentación amarilla marrón secundaria al depósito de hemosiderina, cambios eccematosos con formación de escamas y costras (dermatitis por estasis) y linfedema.
  - Los pulsos son normales.
  - Las úlceras no son dolorosas.
- Úlceras arteriales
  - Úlceras muy bien delimitadas con bordes limpios y base pálida sobre una prominencia ósea, rodeadas por piel lisa y brillante.
  - Son más frecuentes en el maléolo lateral, las puntas de los dedos de los pies y los talones.
  - Los rasgos asociados incluyen cianosis, palidez, enfriamiento de las extremidades y pérdida del vello.
  - Los pulsos están disminuidos y hay un retraso en el llenado capilar (más de 3-4 s).
  - Las úlceras son dolorosas y los pacientes a menudo informan antecedentes de claudicación. El dolor se alivia poniendo la extremidad en posición declive (colgando la extremidad afectada del borde de la cama).

3-3. Valoración

- El diagnóstico de las úlceras con las características distintivas de la enfermedad venosa o arterial puede ser clínico. La biopsia cutánea puede ser útil cuando el diagnóstico de la úlcera genera dudas; sin embargo, se debe considerar el tiempo de curación del sitio de la biopsia en la parte inferior de la pierna, donde son más frecuentes las úlceras.
- En caso de duda, las mejores pruebas para distinguir entre la enfermedad venosa y la arterial son el índice tobillo-brazo (ITB) para las arteriopatías y la ecografía doble para la insuficiencia venosa. Es importante lograr el diagnóstico correcto porque el tratamiento varía en cada enfermedad. Por ejemplo, las medias de compresión representan el pilar del tratamiento para las flebopatías, pero empeoran las arteriopatías.
- Valores del índice tobillo-brazo:
  - ITB normal: 1.0-1.3
  - Vaso calcificado no compresible: > 1.3
  - Arteriopatía periférica positiva: < 0.9
- El cirujano vascular debe valorar a todo paciente con una disminución en el ITB.

3-4. Tratamiento[15,16]

- Úlceras venosas
  - El tratamiento busca mejorar el retorno venoso mediante la **elevación de las piernas** y las **medias de compresión**; éstas últimas deben ajustarse según la talla del paciente y el grado de insuficiencia venosa. Recomendación de gradientes de presión:
    - **15-20 mm Hg:** varicosidades e hinchazón en las piernas de grado menor.
    - **20-30 mm Hg:** edema moderado y varicosidades moderadas a graves.
    - **30-40 mm Hg:** insuficiencia venosa crónica, edema grave, trombosis venosa profunda (TVP) y síndrome postrombótico, úlceras venosas, linfedema e hipotensión ortostática.
  - Los apósitos húmedos a secos permiten un excelente desbridamiento mecánico durante los días 2 y 3, pero un uso más prolongado puede afectar la cicatrización de las heridas. Las heridas se deben mantener limpias, cubiertas y húmedas con apósitos oclusivos. Se limpian con solución salina. Las botas de Unna son eficaces en los casos graves.
  - La elección del apósito depende de la cantidad de exudado, la profundidad de la úlcera y la presencia de esfacelos.
  - Las heridas planas y superficiales con una cantidad baja a intermedia de exudado se tratan mejor con:
    - **Películas semipermeables**
    - **Hidrocoloides**
    - **Hidrogeles**
    - **Espuma**
  - Las heridas cavitarias con una gran cantidad de exudado se tratan mejor con:
    - **Alginatos**
  - Las úlceras con tejido necrótico extenso deben desbridarse. Las heridas con infección secundaria se tratan con antibióticos sistémicos y apósitos antimicrobianos como:
    - **Iodosorb**
    - **Apósitos impregnados con plata**
  - La dermatitis por estasis asociada puede mejorar con corticoesteroides tópicos de potencia intermedia a alta aplicados dos veces al día. La úlcera se debe proteger con vaselina antes de aplicar el corticoesteroide.
  - Las úlceras resistentes al tratamiento médico pueden requerir una intervención quirúrgica con injertos con sacabocados, injertos de espesor parcial, injertos producto de ingeniería epidérmica o dérmica y ablación del sistema venoso superficial (procedimiento VNUS).
- Úlceras arteriales
  - El tratamiento busca mejorar el flujo arterial mediante el cuidado de la herida, la revascularización y la modificación de los factores de riesgo.
  - Las úlceras arteriales pueden tratarse de forma similar a las venosas (arriba), excepto por las medias de compresión, que *empeoran* las úlceras isquémicas. Las úlceras arteriales tienden a presentar esfacelos pero menos exudado; por lo tanto, los apósitos de hidrogel (IntraSite®, Nu-Gel®, Curasol®) que rehidratan las heridas y promueven el desbridamiento autolítico son los más eficaces.
  - Modificaciones de los factores de riesgo
    - Control estricto de la glucemia y cuidado meticuloso de los pies en los pacientes diabéticos.
    - Dejar de fumar.
    - Tratamiento antiplaquetario con ácido acetilsalicílico o clopidogrel.
    - Tratamiento antihipertensivo.
    - Tratamiento hipolipemiante: objetivo de lipoproteínas de baja densidad < 100 mg/dL, y en los pacientes de riesgo muy alto < 70 mg/dL.
    - Se debe alentar el ejercicio según la tolerancia.

- La amputación puede evitarse con procedimientos de revascularización: angioplastia, derivación (*stents*), eliminación de placas por cateterismo o *bypass* abierto del miembro inferior.
- Algunas indicaciones de una posible cirugía incluyen úlceras que no cicatrizan, gangrena, dolor en reposo y claudicación que empeora.

4. MACERACIÓN DE LA PIEL

4-1. Antecedentes

- La *maceración* se define como el reblandecimiento y rotura de la piel debido a la exposición prolongada a la humedad.[17] El exceso de humedad puede ser secundario a incontinencia urinaria o fecal, sudoración excesiva, apósitos oclusivos o producto de un lecho de la herida. En las personas obesas, las lesiones pueden presentarse entre los pliegues cutáneos. La piel macerada y húmeda puede conducir a la aparición de úlceras por presión. Si requiere mayor información sobre las úlceras por presión, *véase The Washington Manual of Outpatient Internal Medicine*, pp. 716-718.[18]

4-2. Presentación clínica

- Piel eritematosa, erosionada o excoriada; puede haber ampollas y parches blancos o plateados. Puede afectar cualquier área que esté en contacto constante con la humedad.

4-3. Valoración

- Los ancianos postrados en cama o con incontinencia urinaria/fecal tienen mayor riesgo de desarrollar lesiones en las nalgas o el sacro. Los cuidadores deben revisar estas áreas con regularidad en busca tanto de maceración como de úlceras por presión.

4-4. Tratamiento[19]

- Eliminar las causas de la humedad
  - Programar las evacuaciones para tratar la incontinencia.
  - Sonda condón.
  - Sonda a permanencia (si no se puede utilizar la sonda condón).
  - Colector para incontinencia fecal.
- Protección de la piel frente a la humedad
  - Limpiar con un jabón leve y no secante después de cada episodio de incontinencia.
  - Aplicar una barrera contra la humedad (vaselina, óxido de cinc, entre otros).
  - Para la piel perianal irritada, es útil aplicar un esteroide de baja potencia de venta libre (hidrocortisona al 1%, crema) junto con un antimicótico poco potente (clotrimazol).
  - Utilizar calzoncillos desechables que absorben la humedad de la piel; emplear protectores de ropa de cama si los calzoncillos empeoran la dermatitis perineal.

5. XEROSIS/PRURITO

5-1. Antecedentes

- La piel seca y pruriginosa es una molestia habitual de los adultos mayores. El adelgazamiento de la piel y una menor permeabilidad en la función de barrera llevan a la aparición de piel persistentemente seca.[7] La resequedad (xerosis) es la principal causa de prurito. En la tabla 13-2 se muestran otras causas de prurito en el anciano. Cuando no se puede identificar una de las etiologías más frecuentes, se deben explorar otras posibilidades. El prurito sin exantema puede deberse a varias enfermedades sistémicas subyacentes distintas (tabla 13-3). Se debe aplicar una batería amplia de pruebas si se sospecha alguna de estas enfermedades.

Tabla 13-2 Prurito en el adulto mayor

Enfermedades ampollosas autoinmunitarias

Epidermólisis ampollosa adquirida
Penfigoide ampolloso
Dermatitis herpetiforme
Pénfigo vulgar

Enfermedades autoinmunitarias del tejido conjuntivo

Dermatomiositis
Síndrome de Sjögren
Esclerosis sistémica

Linfomas cutáneos

Micosis fungoide y sus variantes
Síndrome de Sézary

Enfermedades papuloescamosas eritematosas

Enfermedad de Darier
Enfermedad de Grover
Enfermedad de Hailey-Hailey
Liquen plano
Pustulosis palmoplantar
Pitiriasis *rubra pilaris*
Erupción polimórfica leve
Psoriasis

Enfermedades inflamatorias

Dermatitis de contacto alérgica
Dermatitis atópica (eccema)
Eccema dishidrótico
Urticaria

Otras alteraciones benignas de la piel

Liquen escleroso y atrófico
Dermatitis seborreica
Queratosis seborreica

Infecciones e infestaciones cutáneas

Larva migratoria cutánea
Foliculitis
Herpes simple
Herpes zóster
Reacciones a picaduras de insectos y artrópodos
Intertrigo
Piojos (pediculosis)
Escabiosis (sarna)
Tiña

Xerosis (piel seca)

Tabla 13-3	Enfermedades sistémicas con prurito asociado

Enfermedades endocrinas

Hipertiroidismo
Hipotiroidismo
Hiperparatiroidismo
Diabetes

Enfermedades hemáticas

Policitemia vera (prurito por contacto con calor, especialmente el agua caliente)
Linfoma de Hodgkin
Linfoma no hodgkiniano
Leucemias
Mieloma múltiple
Carencia de hierro
Mastocitosis sistémica
Síndrome hipereosinofílico
Síndromes mielodisplásicos

Enfermedades infecciosas

Infección por VIH/sida
Infestaciones (*véase* arriba)

Renopatías

Enfermedad renal crónica

Hepatopatías (buscar ictericia)

Cirrosis biliar primaria
Colangitis esclerosante primaria
Colestasis extrahepática
Hepatitis B y C

Desnutrición

Carencias de vitaminas (hierro, vitamina A, vitamina D, cinc, vitaminas del complejo B)

Enfermedades neurológicas

Prurito postherpético
Notalgia parestésica
Lesión/tumor cerebral (prurito con frecuencia unilateral)
Esclerosis múltiple
Neuropatía de fibras pequeñas

Otras malignidades

Tumores sólidos (prurito paraneoplásico)
Síndrome carcinoide
Linfomas cutáneos (micosis fungoide, síndrome de Sézary)

Enfermedades psicógenas

Trastorno obsesivo-compulsivo (TOC)
Ansiedad
Excoriaciones neuróticas
Delirio de parasitosis

• Se debe sospechar de prurito inducido por fármacos en aquellos individuos con prurito resistente después de haber descartado las causas más habituales. Los medicamentos que más se asocian con el prurito en el anciano son:[20-22]
  • **Opiáceos**
  • **Antihipertensivos** (antagonistas de los canales de calcio, inhibidores de la enzima convertidora de angiotensina, bloqueadores β-adrenérgicos, antagonistas de los receptores de angiotensina II [sartanos])
  • **Estatinas**
  • **Antidiabéticos** (biguanidas, derivados de las sulfonilureas)
  • **Antibióticos**
  • **Antiepilépticos**
  • **Antipalúdicos** (hidroxicloroquina)
  • **Psicofármacos** (antidepresivos tricíclicos, inhibidores selectivos de la recaptación de serotonina, neurolépticos)
  • **Quimioterápicos**
  • **Antiinflamatorios no esteroideos** (AINE)
  • **Corticoesteroides**
  • **Hormonas sexuales**
  • **Fármacos antitiroideos**
  • **Vitaminas del complejo B** (cianocobalamina, tiamina y niacina)

5-2. Presentación clínica

• Piel mate, áspera, escamosa, seca, agrietada. Puede haber escamas finas parecidas al salvado fácilmente desprendibles. A veces se presentan como parches grandes de resequedad o como lesiones numulares más pequeñas. El rascado reiterado puede causar liquenificación (engrosamiento de la piel), excoriaciones, infecciones y púrpura por traumatismo.
• La xerosis suele empeorar durante el invierno, exacerbada por la baja humedad, los baños frecuentes y los jabones fuertes. La xerosis grave puede presentarse como eccema asteatósico, también conocido como *eccema craquelé* o *prurito invernal*. La piel se observa áspera y seca con escamas finas y fisuras interconectadas que parecen porcelana agrietada. El eccema asteatósico afecta típicamente la parte baja de las piernas, pero puede implicar la parte superior de los brazos, la cara anterior de los muslos y la región lumbar.[23]

5-3. Valoración

• La exploración física debe incluir la búsqueda de cualquier otra manifestación cutánea. Aunque el prurito se relaciona con mayor frecuencia con la xerosis, se debe dedicar tiempo a palpar la tiroides, el hígado y los ganglios linfáticos, sobre todo si se sospecha de enfermedad sistémica.
• En la tabla 13-4 se presentan las evaluaciones de referencia sugeridas para el prurito de causa desconocida.

5-4. Tratamiento

• La xerosis y el prurito en el anciano causan sufrimiento importante y pueden ser difíciles de tratar. El tratamiento se centra en los cuidados generales de la piel para evitar los factores desencadenantes, además de la humectación tópica frecuente.
• Baño
  • Tomar baños o duchas breves (< 5 min).
  • Evitar el agua caliente (utilizar agua tibia), sobre todo en el invierno.
  • Evitar los aceites de baño, que pueden producir caídas si el piso está resbaloso.

Tabla 13-4	Pruebas propuestas para el prurito de etiología desconocida

Hemograma con diferencial
Hemograma con electrólitos y gases séricos
Estudios del hierro (hierro, ferritina)
Hormona estimulante de la tiroides
Pruebas de función hepática
Prueba del virus de inmunodeficiencia humana
Radiografía de tórax
Concentraciones de vitaminas

- Aplicar un emoliente (la mejor opción es un ungüento) a los 3 min de terminado el baño para que surta el máximo efecto.
- Invertir en un humidificador.
- Jabones
  - Utilizar jabones leves, no secantes, disponibles en varias marcas.
  - Se desaconseja el uso de toallas para la cara y ciertas esponjas (*loofahs*), porque albergan bacterias.
  - Limitar el jabón aplicado a las axilas y las ingles.
- Después del baño
  - Secar a palmaditas y aplicar humectantes mientras la piel aún está mojada.
  - Los ungüentos, como la vaselina y el Aquaphor®, son los más lubricantes y oclusivos, por lo que son los más potentes. La desventaja es que pueden resultar demasiado oleosos y son difíciles de aplicar.
  - Las cremas son menos lubricantes que los ungüentos, pero más que los geles, las lociones y las soluciones. Además, es más probable que presenten aditivos que irritan la piel (lanolina, aloe vera y parabenos). Por lo tanto, si el paciente se queja de ardor o picazón por la crema, se debe intentar el uso de un ungüento comparable. En este sentido, se pueden recomendar cremas de varias marcas comerciales.
  - Los ungüentos/cremas se aplican varias veces al día.
  - La oclusión con un envoltorio plástico o guantes tras la aplicación de los emolientes aumenta su potencia.
- Antipruriginosos
  - El alcanfor al 1-3% y el mentol ofrecen una sensación de enfriamiento; deben almacenarse en el refrigerador para potenciar su efecto al máximo.
  - Deben evitarse los anestésicos tópicos (benzocaína), antihistamínicos (difenhidramina) y neomicina por su tasa elevada de dermatitis de contacto.
  - Los antihistamínicos sistémicos (antihistamínicos de los receptores H1) resultan útiles por su efecto sedante (cetirizina, loratadina, hidroxizina, doxepina).
  - En casos resistentes, se pueden utilizar dosis bajas de mirtazapina (7.5 mg a la hora de dormir) o gabapentina (300 mg a la hora de dormir) para tratar el prurito; la dosis se puede ajustar si se toleran y son eficaces.
- Corticoesteroides
  - Pueden emplearse esteroides tópicos de potencia leve a intermedia para tratar la piel pruriginosa inflamada.
  - Al igual que con los emolientes, la oclusión aumenta su potencia. Dado su potencial de adelgazar la piel, la oclusión de los esteroides debe reservarse para las lesiones graves y resistentes durante un lapso limitado (p. ej., en la noche mientras se ve televisión).

- Corticoesteroides tópicos de potencia intermedia (clases 3 y 4)
  - Crema o ungüento de triamcinolona: aplicar dos veces al día.
  - Crema o ungüento de mometasona: aplicar dos veces al día.
  - Crema o ungüento de fluocinolona: aplicar dos veces al día.
- Corticoesteroides tópicos de baja potencia para piel más delgada (p. ej., cara, ingles) (clases 6 y 7)
  - Crema, loción o ungüento de desonida: aplicar dos veces al día.
  - Crema o ungüento de hidrocortisona al 1% (venta libre) o 2.5%: aplicar dos veces al día.
- En resumen
- Los pacientes pueden reducir al mínimo los efectos de la xerosis aumentando la humedad del ambiente en su hogar, modificando sus técnicas de baño y utilizando emolientes varias veces al día para reemplazar los componentes lipídicos de su piel.

REFERENCIAS

1. Farage MA, Miller KW, Berardesca E, et al. Clinical implications of aging skin: cutaneous disorders in the elderly. *Am J Clin Dermatol* 2009;10(2):73–86.
2. Kligman AM. Perspectives and problems in cutaneous gerontology. *J Invest Dermatol* 1979;73(1):39–46.
3. Branchet MC, Boisnic S, Frances C, et al. Skin thickness changes in normal aging skin. *Gerontology* 1990;36(1):28–35.
4. Waller JM, Maibach HI. Age and skin structure and function, a quantitative approach (I): blood flow, pH, thickness, and ultrasound echogenicity. *Skin Res Technol* 2005;11(4):221–235.
5. Gilchrest BA. Skin aging and photoaging: an overview. *J Am Acad Dermatol* 1989;21(3 Pt 2):610–613.
6. Tindall JP, Smith JG. Skin Lesions of the aged and their association with internal changes. *JAMA* 1963;186:1039–1042.
7. Elias PM, Ghadially R. The aged epidermal permeability barrier: basis for functional abnormalities. *Clin Geriatr Med* 2002;18(1):103–120, vii.
8. Chang E, Yang J, Nagavarapu U, et al. Aging and survival of cutaneous microvasculature. *J Invest Dermatol* 2002;118(5):752–758.
9. Tsuchida Y. The effect of aging and arteriosclerosis on human skin blood flow. *J Dermatol Sci* 1993;5(3):175–181.
10. Na CR, Wang S, Kirsner RS, et al. Elderly adults and skin disorders: common problems for nondermatologists. *South Med J* 2012;105(11):600–606.
11. Buckley DA, Rycroft RJ, White IR, et al. The frequency of fragrance allergy in patch-tested patients increases with their age. *Br J Dermatol* 2003;149(5):986–989.
12. Saap L, Fahim S, Arsenault E, et al. Contact sensitivity in patients with leg ulcerations: a North American study. *Arch Dermatol* 2004;140(10):1241–1246.
13. Al Hasan M, Fitzgerald SM, Saoudian M, et al. Dermatology for the practicing allergist: Tinea pedis and its complications. *Clin Mol Allergy* 2004;2(1):5.
14. Rosman I, Lloyd B, Jassim O. Dermatology. In: De Fer TM, Brisco MA, Muller RS, eds. *The Washington Manual of Outpatient Internal Medicine*. 1st ed. Philadelphia, PA: Lippincott Williams & Wilkins; 2010:831–861.
15. Hafner A, Sprecher E. Ulcers. In: Bolognia JL, Jorizzo JL, Schaffer JV, eds. *Dermatology*. 3rd ed. Philadelphia, PA: Elsevier Saunders; 2012:1729–1746.
16. Menaker GM, Mehlis SL, Kasprowicz S. Dressings. In: Bolognia JL, Jorizzo JL, Schaffer JV, eds. *Dermatology*. 3rd ed. Philadelphia, PA: Elsevier Saunders; 2012:2365–2379.
17. Anderson KN. *Mosby's Medical Nursing and Allied Health Dictionary*. St. Louis, MO: Mosby-Year Book; 1998.

18. Khalid S, Carr DB. Geriatrics. In: De Fer TM, Brisco MA, Muller RS, eds. *The Washington Manual of Outpatient Internal Medicine.* 1st ed. Philadelphia, PA: Lippincott Williams & Wilkins; 2010:699–722.

19. Reuben DB, Herr KA, Pacala JT, et al. *Geriatrics at your fingertips.* 13th ed. New York: American Geriatrics Society; 2011.

20. Reich A, Ständer S, Szepietowski JC. Drug-induced pruritus: a review. *Acta Derm Venereol* 2009;89(3):236–244.

21. Reich A, Ständer S, Szepietowski JC. Pruritus in the elderly. *Clin Dermatol* 2011;29(1):15–23.

22. Tripathi S, Kim B. The Science of Chronic Itch: a current review of the pathophysiology & clinical presentations of chronic pruritus to help you manage your itchy patients. *Rheumatologist* 2014;8(12):32–42.

23. Piérard GE, Quatresooz P. What do you mean by eczema craquelé? *Dermatology* 2007;215(1):3–4.

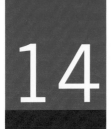

14 Prevención del daño solar

Rachel L. Braden, MD, y Kimberly L. Brady, MD

La exposición a la luz ultravioleta (UV) es el factor de riesgo modificable más importante del cáncer de piel. El empleo de un protector solar de amplio espectro puede reducir el riesgo de quemaduras solares, prevenir el cáncer de piel y disminuir el envejecimiento cutáneo. La ropa ofrece cierta protección de la radiación UV, pero ésta depende de la trama, el color, el material y la sequedad de la tela. El uso de camas solares se ha asociado con un aumento importante del riesgo tanto de melanoma como de cánceres no melanoma. Todos los pacientes deben recibir asesoramiento sobre la exposición excesiva a los rayos UV, incluyendo las camas solares.

1. PROTECTORES SOLARES

- Radiación UV
  - La luz UV es la parte del espectro electromagnético que abarca las longitudes de onda entre los 100 y 400 nm. El espectro UV se divide en tres bandas: UVC (100-280 nm), UVB (280-320 nm) y UVA (320-400 nm). La capa de ozono bloquea todos los rayos UVC y el 90% de los UVB producidos por el sol; en consecuencia, la gran mayoría de la radiación UV que alcanza la superficie terrestre es UVA.[1,2]
  - La penetración de los rayos UV en la piel varía según su longitud de onda: a mayores longitudes, mayor penetración. Los rayos UVB forman enlaces cruzados en el ácido desoxirribonucleico (ADN), lo que conduce a la formación de dímeros de pirimidina y fotoproductos de 6,4-pirimidina-pirimidona. Los rayos UVA inducen la generación de especies reactivas de oxígeno que llevan al rompimiento de las cadenas de ADN.[1]
  - Los efectos cutáneos a corto plazo de los rayos UV incluyen las quemaduras y el bronceado. Los rayos UVB inducen respuestas inflamatorias que producen el eritema y las ampollas prototípicos de las quemaduras solares. El bronceado inmediato es secundario a la oxidación inducida por UVA y la redistribución de la melanina existente. El bronceado retardado alcanza su máximo 3 días después de la exposición a los rayos UV y se debe a una mayor síntesis de melanina y un aumento en la cantidad de melanocitos.[1]
  - Los efectos a largo plazo de la exposición crónica al sol incluyen fotoenvejecimiento y fotocarcinogenia. La inflamación crónica inducida por la exposición reiterada al exceso de radiación UV da lugar a la formación de arrugas, pigmentación irregular y engrosamiento de la piel que le confiere un aspecto coriáceo. Se sabe que el daño del ADN producido por los rayos UV es un factor importante en la patogenia del cáncer de piel.[1,3]
- Índice UV
  - El nivel de radiación UV varía según la latitud, altitud, hora del día y estación del año. Los niveles son mayores a menor latitud (más cerca del ecuador), mayor altitud, durante el mediodía y en los meses de verano. Sólo una parte pequeña de la luz UV es filtrada por las nubes.[2]
  - El índice UV (IUV) fue desarrollado como una herramienta para brindar al público una medición objetiva de los niveles de radiación UV y crear consciencia sobre la necesidad de utilizar protección solar (tabla 14-1).[3]

Tabla 14-1	Índice UV	
	Índice UV	Riesgo asociado
Bajo	0-2	Sin peligro para la persona promedio
Moderado	3-5	Bajo riesgo de daño por exposición al sol sin protección
Alto	6-7	Alto riesgo de daño por exposición al sol sin protección
Muy alto	8-10	Muy alto riesgo de daño por exposición al sol sin protección
Extremo	11-14	Riesgo extremo de daño por exposición al sol sin protección

El índice tiene un código de color para ayudar al público a reconocerlo y facilitar su incorporación en los pronósticos del tiempo.

- Justificación de su uso
  - La radiación UV es un carcinógeno conocido.[4] Sin embargo, no siempre es posible o práctico evitar el sol en su totalidad.
  - El desarrollo de melanoma invasor y cánceres de piel no melanoma está claramente asociado con la exposición a la radiación UV del sol.[1-6] Las quemaduras solares a cualquier edad aumentan el riesgo de padecer cáncer de piel.[1,5]
  - Los protectores solares de amplio espectro con un factor de protección solar (FPS) de al menos 15 han demostrado reducir el riesgo de queratosis actínica y cáncer espinocelular.[1,3,7] Existen pocos datos que fundamenten su eficacia para prevenir el carcinoma basocelular y el melanoma. La aplicación regular de un protector solar también puede prevenir el fotoenvejecimiento.[1,7]
- Mecanismos de acción
  - Los agentes activos en los protectores solares forman un recubrimiento protector en la superficie del estrato córneo que atenúa la radiación UV mediante una de dos formas posibles: reflexión o absorción.
  - Los **bloqueadores físicos** o protectores "inorgánicos", como el óxido de cinc o el de titanio, forman una película de partículas metálicas inertes sobre la piel que reflejan los rayos UVA y UVB. Los avances en la nanotecnología han permitido el desarrollo de protectores inorgánicos micronizados que son menos opacos y más aceptables desde el punto de vista estético.[1]
  - Los **absorbentes químicos** o protectores "orgánicos" funcionan como filtros UV que absorben la energía en los rayos UVA y UVB; esta energía se convierte en una cantidad desdeñable de calor. El espectro específico de absorción de cada sustancia química varía, y la mayoría de los protectores contienen una combinación de numerosos agentes que ofrecen una protección de espectro amplio y actúan como estabilizadores (tabla 14-2).[1,7] Los aminobenzoatos, cinamatos, salicilatos, octocrileno y ensulizol ofrecen protección frente a los rayos UVB, mientras las benzofenonas, la avobenzona, el ecamsule y el meradimato previenen el daño por UVA.
- Factor de protección solar
  - El **factor de protección solar** es una medida utilizada de forma habitual para determinar la eficacia de los protectores solares. El FPS es el cociente de la dosis eritematógena mínima (DEM) de la piel con protector solar frente a la DEM de la piel sin protector.[1] Se expresa como un factor que refleja la cantidad relativa de tiempo que se puede exponer la piel a la luz del sol sin desarrollar eritema; así, un FPS de 10 permite

Tabla 14-2	Espectro de absorción de los ingredientes frecuentemente utilizados en los protectores solares químicos y físicos	

	Espectro de absorción	
Absorbentes químicos	UVB	UVA
Benzofenonas		
Dioxibenzona	×	
Oxibenzona	×	×
Sulisobenzona		×
Cinamatos		
Cinoxato	×	
Octinoxato	×	
Salicilatos		
Homosalato	×	
Octisalato	×	
Salicilato de trolamina	×	
Derivados del PABA		
PABA (ácido paraaminobenzoico)	×	
Padimato O	×	
Otros		
Avobenzona		×
Ecamsule (ácido sulfónico)		×
Ensulizol	×	
Meramidato		×
Octocrileno	×	
Bloqueadores físicos		
Dióxido de titanio	×	×
Óxido de cinc	×	×

un lapso 10 veces mayor en el sol con la misma cantidad de eritema que tendría una piel sin protección. Lo anterior supone una aplicación perfecta, con una capa gruesa de al menos 2 mg/cm^2. En el mundo real, las personas no se aplican el protector según esta recomendación.[3,5]

- El FPS está relacionado con el porcentaje de radiación productora de eritema que se bloquea (fig. 14-1). Esta relación no es lineal, por lo que un protector con FPS de 20 bloquea el 95% de la radiación eritematógena, mientras que uno de 40 bloquea el 97.5%.[1] Los protectores con un FPS mayor no mantienen su eficacia durante más tiempo que los de un FPS menor, por lo que tienen que volverse a aplicar con frecuencia.[3,6]
- Como la radiación UVB es responsable del eritema producido durante una quemadura solar, **el FPS sólo mide la eficacia frente a los rayos UVB**. No se dispone de un estándar para medir la prevención del daño por la luz UVA, pero hay estudios *in vitro* que utilizan espectrofotometría para calcular el porcentaje de rayos UVA absorbidos por una sustancia química, así como estudios *in vivo* que miden el oscurecimiento pigmentario cutáneo ya sea inmediato o retardado.
- Seguridad
  - El primer protector solar comercial fue desarrollado en 1928. Los protectores han tenido un empleo extendido desde la década de 1970, con un excelente perfil de seguridad.

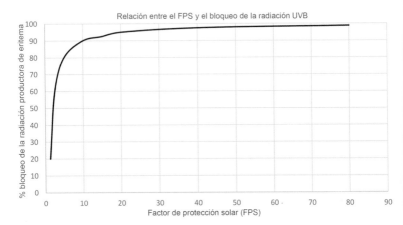

Figura 14-1. Relación entre el FPS y el bloqueo de la radiación UVB. Se trata de una relación no lineal, y una vez que el FPS supera los 30 puntos, la protección adicional es mínima.

- Los principales riesgos asociados con el uso de los protectores solares son **irritación cutánea leve** y **dermatitis alérgica de contacto**, que es rara.[1] Los agentes implicados con mayor frecuencia en este último caso incluyen los absorbentes químicos oxibenzona, padimato O y avobenzona. Se dispone de protectores que sólo contienen bloqueadores físicos para los pacientes que desarrollan reacciones alérgicas a alguno de estos agentes o para aquellos con piel propensa a la irritación.
- La exposición a los rayos UV estimula la producción de vitamina D en la piel. La exposición casual al sol (5-15 min al día, 2-3 veces por semana) ofrece suficiente vitamina D para la mayoría de las personas. **Se puede obtener una cantidad adecuada de vitamina D de forma segura de fuentes dietarias**, sin exponerse a los riesgos de la radiación UV. No hay evidencia de que el uso de protectores solares cause carencia de vitamina D.[8]
- Reglamentación
  - En Estados Unidos, los protectores solares son regulados por la Food and Drug Administration (FDA) como medicamentos de venta libre. En el año 2012, la FDA cambió los requisitos de etiquetado de estos productos. Todo protector etiquetado como de **"amplio espectro"** debe pasar pruebas que demuestren su eficacia frente a los rayos **UVA** y **UVB**.[7]
  - Los productos que no son de amplio espectro o que cuentan con un FPS menor de 15 deben incluir una advertencia de que sólo previenen las quemaduras solares, no así el cáncer de piel ni el envejecimiento cutáneo prematuro.
  - Los protectores ya no pueden ser etiquetados con la leyenda "a prueba de agua" o "a prueba de sudor". Los protectores etiquetados como **"resistentes al agua"** y **"muy resistentes al agua"** deben pasar pruebas estandarizadas para garantizar que mantienen sus efectos protectores después de una inmersión prolongada de la piel en agua, de 40 y 80 min, respectivamente.[7]
  - Existe un límite de etiquetado de FPS 50+ en los protectores estadounidenses, pues no se ha demostrado que aquellos que superan esta cifra ofrezcan mayor protección.
- Aplicación
  - Se debe recomendar a los pacientes que utilicen protector solar todos los días, sobre todo en aquellos de piel más clara.

- El protector solar de uso diario debe ser de **amplio espectro** y **al menos contar con un FPS de 15**. Todas las áreas de piel expuesta deben cubrirse con una capa adecuada de protector solar, incluida la cara.
- **Durante la realización de actividades al aire libre**, el protector utilizado debe tener **al menos un FPS de 30**. El protector debe **aplicarse nuevamente cada 2 h**, o con mayor frecuencia si se expone la piel al agua (sudor, natación). No se debe utilizar el protector solar con miras a aumentar el tiempo de exposición al sol.

1-1. Ropa protectora frente al sol

- Factor de protección UV
  - Las afirmaciones sobre protección UV de la ropa se clasifican según el "**factor de protección ultravioleta (FPU)**", análogo al sistema FPS de los protectores solares químicos. Un FPU de 25 significa que sólo 1/25 de la radiación UV atravesará la tela. Aunque el FPS sólo mide la eficacia del protector frente a la radiación UVB, el FPU mide su efectividad ante los rayos UVA y UVB.[3,6]
- Justificación de su uso
  - El FPU de la ropa varía según distintos factores: la mayor protección la ofrecen los entramados más densos, las tinturas más oscuras, las telas sintéticas y los materiales secos. Muchos fabricantes de ropa han comenzado a desarrollar y vender ropa con protección UV. Estas telas ofrecen mayor protección frente a los rayos UV ya sea por la mayor densidad de su entramado o por los tintes con químicos que filtran la luz UV.
  - Aunque la ropa con protección UV ha sido sometida a varias pruebas estandarizadas para analizar el paso de los rayos UV por las telas, es importante recordar que la ropa no marcada con estos fines también ofrece protección frente a la luz UV.[3]
  - Los sombreros deben tener un ala lo suficientemente amplia para cubrir toda la cara (por lo general, > 5 cm). Los ojos también son vulnerables al daño inducido por los rayos UV. Se deben elegir gafas solares que ofrezcan protección UV de amplio espectro.[5]

1-2. Uso de camas solares

- Riesgos asociados con el uso de camas solares
  - Las camas solares aumentan el riesgo de desarrollar melanoma y cánceres de piel no melanoma. El riesgo parece depender de la dosis y la edad: los usuarios más jóvenes y con mayor frecuencia de uso son los que presentan mayor riesgo.[9,10]
  - Cualquier cambio en la pigmentación de la piel es señal de sobreexposición a la luz UV y daño en el ADN. Un "bronceado base" con cama solar se correlaciona con un FPS de tan sólo 1-2, mientras que un bronceado por estar al aire libre se corresponde con un FPS de 2-3.[1]
  - Los Centers for Disease Control and Prevention (CDC) de Estados Unidos estiman que una de cada tres mujeres adultas jóvenes caucásicas, la población con mayor riesgo de sufrir cáncer de piel en el futuro, emplean camas solares cada año.[11]
  - La intensidad promedio de la radiación UV debido al uso de camas solares se correlaciona con un IUV de 13 o 14 (extremo), que es de cinco a seis veces la cantidad de exposición UV en la luz natural. La cantidad y tipo de radiación UV emitida varía de manera amplia entre los distintos dispositivos y a menudo excede los límites recomdados por la FDA.[5]
  - Además del mayor riesgo de cáncer de piel, las camas solares implican riesgos adicionales, como quemaduras, daño ocular e infecciones cutáneas causadas por la exposición a dispositivos desinfectados de forma inadecuada.
- Reglamentación
  - En el año 2009, la Organización Mundial de la Salud (OMS) clasificó a las camas solares como carcinógenos humanos de clase 1.[4,11] En consecuencia, numerosos países,

como Francia, España, Alemania, Italia, Noruega y Reino Unido, prohibieron el uso de las camas solares en personas menores de 18 años de edad. Australia y Brasil instituyeron recientemente la prohibición total de las camas solares con fines estéticos.

- Desde entonces, en Estados Unidos, las restricciones del uso de las camas solares han variado por estado. Hasta el 2014, 21 estados habían impuesto un límite de edad al empleo de camas solares. Algunos instauraron límites a la frecuencia o tiempo de uso de estos aparatos.
- La FDA reclasificó en fechas recientes las camas solares, pasando de dispositivos de clase I (bajo riesgo) a clase II (riesgo moderado).[12] Las camas solares deben presentar una advertencia de recuadro negro visible que indique de manera explícita que no deben ser utilizadas por personas menores de 18 años de edad.
- Alternativas al uso de camas solares
  - Las **lociones de bronceado sin sol** contienen dihidroxiacetona (DHA), un colorante que une el estrato córneo y tiñe la piel para darle un aspecto más oscuro, que no ofrece protección adicional frente a la radiación UV. Estas lociones sólo cuentan con **aprobación de la FDA para uso externo.**
  - Los **bronceadores en aerosol** implican el uso de *sprays* de DHA. Se carece de suficientes datos sobre la seguridad de la exposición a la DHA de las membranas mucosas, superficies periorbitarias o su inhalación; por lo tanto, su uso por esta vía no ha sido aprobado por la FDA.
  - Los comprimidos con dosis altas de cantaxantina u otros colorantes alimentarios han sido etiquetados de forma ilegal como "píldoras bronceadoras" en Estados Unidos. Los colorantes se depositan en la piel, confiriéndole un color más oscuro. Además, se depositan en otros órganos del cuerpo, incluyendo los ojos, con el efecto secundario conocido de la retinopatía.
  - En la última década se desarrollaron y vendieron de forma ilegal análogos inyectables de hormona estimulante de melanocitos, que aumentan la melanogenia. Se debe advertir a los pacientes que las inyecciones que afirman inducir la melanogenia no están aprobadas y que pueden ser nocivas para la salud.
- Asesoramiento
  - Se debe asesorar a todos los pacientes sobre los peligros que implica la exposición excesiva a la radiación UV y la importancia de la prevención del daño solar, incluyendo su evitación y el uso de protectores químicos y por medio de la ropa.[1,3,5] El U.S. Preventive Services Task Force ha recomendado de forma específica que los médicos de atención primaria realicen un asesoramiento conductual breve para advertir sobre los peligros de las camas solares para las personas en riesgo: pacientes de piel clara de 10-24 años de edad.[13]
  - Algunos estudios han sugerido que el asesoramiento centrado en los efectos secundarios relacionados con la apariencia son más eficaces que los mensajes en torno a la prevención del cáncer.

REFERENCIAS

1. Bolognia JL, Jorizzo JL, Schaffer JV. *Dermatology*. 3rd ed. Philadelphia, PA: Elsevier Saunders; 2012.
2. Lucas R, McMichael M, Smith W, et al.; World Health Organization. *Solar ultraviolet radiation: Global burden of disease from solar ultraviolet radiation.* Geneva, Switzerland, 2006.
3. U.S. Environmental Protection Agency, Office of Air and Radiation. SunWise Program. http://www2.epa.gov/sunwise. Accessed online December 18, 2014.
4. International Agency for Research on Cancer Working Group on the Evaluation of Carcinogenic Risks to Humans, World Health Organization. Radiation. IARC Monogr Eval Carcinog Risks Hum 2012;100:7–303.

5. U.S. Department of Health and Human Services. *The surgeon general's call to action to prevent skin cancer*. Washington, DC: U.S. Department of Health and Human Services, Office of the Surgeon General; 2014.
6. Centers for Disease Control and Prevention. Skin cancer: sun safety. http://www.cdc.gov/cancer/skin/basic_info/sun-safety.htm. Accessed online December 18, 2014.
7. U.S. Food and Drug Administration, U.S. Department of Health and Human Services. Labeling and effectiveness testing; sunscreen drug products for over-the-counter human use. Final rule. *Fed Regist* 2011;76:35620–35665.
8. Ross AC, Taylor CL, Yaktine AL, et al.; Institute of Medicine (US). *Dietary reference intakes for calcium and vitamin D*. Washington, DC: National Academies Press (US); 2011.
9. Wehner MR, Shive ML, Chren MM, et al. Indoor tanning and non-melanoma skin cancer: systematic review and meta-analysis. *BMJ* 2012;345:5909.
10. Colantonio S, Bracken MB, Beecker J. The association of indoor tanning and melanoma in adults: systematic review and meta-analysis. *J Am Acad Dermatol* 2014;70:847–857.
11. Centers for Disease Control and Prevention (CDC). Use of indoor tanning devices by adults—United States, 2010. *MMWR Morb Mortal Wkly Rep* 2012;61:323–326.
12. Ernst A, Grimm A, Lim HW. Tanning lamps: health effects and reclassification by the Food and Drug Administration. *J Am Acad Dermatol* 2015;72:175–180.
13. Moyer VA; US Preventive Services Task Force. Behavioral counseling to prevent skin cancer: US Preventive Services Task Force recommendation statement. *Ann Intern Med* 2012;157:59–65.

15 Tratamientos dermatológicos

Kyle Eash, MD, PhD, e Ian Hornstra, MD, PhD

Las posibles etiologías de las enfermedades cutáneas de aparición frecuente tienen un espectro amplio que incluye causas infecciosas, neoplásicas y autoinmunitarias/inflamatorias. En consecuencia, se utiliza una amplia gama de agentes terapéuticos para tratar las alteraciones de la piel. Dadas las limitaciones de espacio, sólo se describen los tratamientos de uso más frecuente, los más destacados o los que suelen ser menos conocidos para el médico general. En particular, el lector debe consultar fuentes externas para obtener la información completa sobre farmacocinética, contraindicaciones, efectos secundarios, precauciones en el embarazo o la lactancia, guías de seguimiento e interacciones farmacológicas, puesto que exceden el alcance de este capítulo.[1-4] El lector también dispone de referencias a otras secciones de este manual sobre enfermedades específicas si requiere mayor información.

La piel constituye la interfaz entre el cuerpo y el medio externo, lo que también la hace más accesible al tratamiento con terapias tópicas o intralesionales, vías de administración prácticamente exclusivas de la dermatología. Los protectores solares representan una categoría especial de compuestos de aplicación tópica y se abordan en el capítulo 14. Algunas alteraciones también pueden tratarse con terapias a base de luz, como la fotodinámica, láser o fototerapia (*véase* la sección 4 de este capítulo). Estas modalidades ofrecen un efecto terapéutico local y concentrado en el sitio de enfermedad sin que haya una absorción sistémica importante. Por lo tanto, con frecuencia tienen un perfil favorable de efectos secundarios. Por último, algunas dermatosis sí requieren fármacos de acción sistémica, que se administran por las vías convencionales oral y percutánea.

1. GENERALIDADES DEL TRATAMIENTO TÓPICO

- Los fármacos formulados para su administración transdérmica pueden dirigirse a enfermedades cutáneas localizadas por difusión directa o por circulación sistémica a través de los capilares dérmicos. Esto último exige que el compuesto tenga un bajo peso molecular, sea lipófilo y muestre eficacia a dosis o concentraciones séricas relativamente bajas. Dadas estas limitaciones, existen relativamente pocos fármacos sistémicos de administración transdérmica. Los ejemplos incluyen clonidina, testosterona, estrógenos y fentanilo.
- Como se comenta en el capítulo 2, la función de barrera de la piel la realiza la capa más externa de la epidermis, conocida como *capa cornificada* o *estrato córneo*. Forma una barrera relativamente impermeable que evita la pérdida de agua y nutrientes mientras impide de forma eficaz la entrada de la mayoría de las sustancias exógenas, incluyendo los fármacos. La barrera adopta una configuración de "ladrillos y mortero" constituida por componentes celulares ricos en proteínas (queratinocitos o corneocitos) y una matriz extracelular cargada de lípidos. El transporte tópico del medicamento se lleva a cabo mediante una difusión limitada a lo largo del estrato córneo. Por lo tanto, los compuestos de mayor biodisponibilidad deben tener un bajo peso molecular y ser lipófilos.
- La mayoría de los fármacos de aplicación tópica permanecen en la superficie cutánea debido a una escasa absorción. Lo que queda del medicamento se pierde por factores como la exfoliación, transpiración, lavado, tallado, degradación, entre otros. Los médicos deben considerar este hecho al determinar el intervalo de dosificación y, en el caso

de los glucocorticoides superpotentes o quimioterápicos tópicos, brindar asesoramiento sobre la posible exposición de otras personas en el hogar (sobre todo de los neonatos).

- La tasa de absorción percutánea del fármaco es proporcional a la concentración soluble en el vehículo (C) y el coeficiente de partición (k). Éste último describe la capacidad del medicamento para salir del vehículo y pasar al estrato córneo. Tanto C como k dependen en gran medida del vehículo particular en el que se administra el fármaco.

1-1. Vehículos

- Las formulaciones incluyen cremas, ungüentos, lociones, geles, soluciones, espumas y parches.
- Muchos componentes específicos de los vehículos mejoran la absorción mediante efectos positivos en la solubilidad o partición. Algunos ejemplos de potenciadores incluyen el etanol y el propilenglicol. Con frecuencia, los componentes que aumentan la absorción conllevan un mayor riesgo de causar efectos secundarios alérgicos o irritantes.
- Las propiedades del vehículo pueden tener un notable efecto en la potencia del fármaco. Por lo tanto, un compuesto farmacéutico determinado puede tener una amplia gama de potencias según su formulación. Lo anterior se puede ver en la clasificación de los glucocorticoides: el mismo fármaco se cataloga con diferentes clases de potencia según su concentración y vehículo, por ejemplo, crema frente a ungüento frente a gel (tabla 15-1).[5,6]
- En la práctica, los ungüentos suelen ser más potentes que las cremas o las lociones. Aunque se han desarrollado formulaciones alternas nominalmente equipotentes, la oclusión, hidratación y mayor función de barrera ofrecida por los ungüentos los hace clínicamente más eficaces en la mayoría de los casos.
- Las soluciones o los geles pueden utilizarse en la piel vellida o para lograr un efecto de secado, mientras que las cremas, lociones o espumas pueden frotarse con facilidad en la piel y algunos pacientes los prefieren con respecto a los ungüentos oleosos.
- Se deben evitar las formulaciones con alcohol sobre la piel con fisuras o erosiones porque causan ardor y dolor.

1-2. Factores clínicos que afectan la absorción de los fármacos

- El grosor y la composición del estrato córneo y, por lo tanto, la absorción del fármaco varían según el sitio corporal, lo cual debe tomarse en cuenta al administrar un tratamiento tópico. Una guía burda de la piel de más a menos permeable es: escroto/región genital, cara/cuero cabelludo/axilas, tronco/extremidades, palmas/plantas y uñas.
- La hidratación de la piel mediante remojo u oclusión prolongada aumenta la permeabilidad de la barrera y, en consecuencia, el suministro del medicamento. La oclusión con un material impermeable o semipermeable (envoltorio plástico, cinta médica, apósito de tela o ropa vieja) es una forma fácil y confiable de aumentar el suministro del fármaco y, por lo tanto, su eficacia. Además de una mayor hidratación, la oclusión también evita la pérdida del fármaco aún no absorbido de la superficie cutánea.
- Los pliegues cutáneos (inguinales, glúteos, inframamarios y axilares) son regiones con hidratación y oclusión natural, por lo que se debe tener cuidado de evitar las formulaciones potentes para evitar una posible sobredosis y efectos secundarios en estas áreas (p. ej., ungüentos, glucocorticoides tópicos superpotentes).
- La absorción del fármaco aumenta en las alteraciones de la piel caracterizadas por el deterioro de la función de barrera cutánea. Un ejemplo clásico es la dermatitis atópica. En la mayoría de los casos, representa una ventaja terapéutica; sin embargo, en las enfermedades caracterizadas por una disfunción epidérmica grave (p. ej., necrólisis epidérmica tóxica, ictiosis congénita) o ante la mayor permeabilidad de los recién nacidos pretérmino, se deben tomar precauciones porque habrá una mayor captación, con un posible aumento importante en las concentraciones séricas del medicamento.

Tabla 15-1	Clasificación de la potencia de algunos glucocorticoides tópicos	

Nombre	Vehículo(s)	Concentración (%)
Clase 1 (superpotente)		
Dipropionato de betameta-sona, aumentado	U, L, G	0.05
Clobetasol	U, C, L, G, E, Ch, Sol, Ae	0.05
Halobetasol	U, C	0.05
Fluocinonida	C	0.1
Flurandrenolida	Cinta	4 µg/cm^2
Diacetato de diflorasona	U	0.05
Clase 2 (potencia alta)		
Dipropionato de betametasona	C, U	0.05
Halcinonida	U, C, Sol	0.1
Fluocinonida	U, C, G, Sol	0.05
Desoximetasona	U, C	0.25
Desoximetasona	G	0.05
Clase 3 (potencia intermedia superior)		
Dipropionato de betametasona	C, L	0.05
Valerato de betametasona	E	0.12
Desoximetasona	C	0.05
Diacetato de diflorasona	C	0.05
Propionato de fluticasona	U	0.005
Fluocinonida	C	0.05
Furoato de mometasona	U	0.1
Acetónido de triamcinolona	U, C	0.5
Clase 4 (potencia intermedia)		
Pivalato de clocortolona	C	0.1
Desoximetasona	C	0.25
Acetónido de fluocinolona	U	0.025
Flurandrenolida	U	0.05
Valerato de hidrocortisona	U	0.2
Furoato de mometasona	C, L, Sol	0.1
Acetónido de triamcinolona	U, C, Ae	0.1

Nombre	Vehículo(s)	Concentración (%)
Clase 5 (potencia intermedia inferior)		
Dipropionato de betametasona	L	0.05
Valerato de betametasona	C	0.05
Desonida	U, G	0.05
Acetónido de fluocinolona	C	0.025
Flurandrenolida	C, L	0.05
Butirato de hidrocortisona	U, C, L, Sol, Ae	0.1
Valerato de hidrocortisona	C	0.2
Prednicarbato	U, C	0.1
Acetónido de triamcinolona	L, U	0.1, 0.025
Clase 6 (potencia baja)		
Dipropionato de alclometasona	U, C	0.05
Valerato de betametasona	L	0.1
Desonida	C, L, E	0.05
Acetónido de fluocinolona	C, Sol, Ch, aceite	0.01
Acetónido de triamcinolona	C, L	0.025
Clase 7 (potencia mínima)		
Hidrocortisona	U, C, L, Sol, Ae	2.5-0.5
Acetato de hidrocortisona	U, C, L, E	2.5-1.0

Abreviaturas: Ae, aerosol; Ch, champú; C, crema; E, espuma; G, gel; L, loción; Sol, solución; U, ungüento.

Datos de Jacob SE, Steele T. Corticosteroid classes: a quick reference guide including patch test substances and cross-reactivity. *J Am Acad Dermatol* 2006;54(4):723–727; Tadicherla S, Ross K, Shenefelt PD, et al. Topical corticosteroids in dermatology. *J Drugs Dermatol* 2009;8(12):1093-1105.

1-3. Cantidad aplicada

El volumen de medicamento es un tema importante en términos tanto del volumen total que se aplicará al paciente en un área determinada como de la duración y cantidad utilizada por aplicación del paciente o cuidador. Aunque abajo se comentan algunos algoritmos a manera de guía general, en la práctica clínica las cantidades que realmente se necesitan pueden ser muy variables.

Tabla 15-2	Estimaciones de dosificación para los tratamientos tópicos en adultos		

Área/región	UPD	Áreas planas de la mano	Aplicación única (g)	Aplicación c/12 h × 1 sem (g)
25 × 25 cm, 625 cm²	2	4	1	14
Cara y cuello	2.5	5	1.25	17.5
Un solo brazo, excepto la mano	3.5	7	1.75	24.5
Una mano, ambos lados	1.5	3	0.75	10.5
Tronco, de un lado (pecho y abdomen o espalda)	6	12	3	42
Nalgas/ingles	2	4	1	14
Una sola pierna y muslo, excepto el pie	6	12	3	42
Un pie	2	4	1	14
Todo el cuerpo	**42.5**	**85**	**~21**	**~300**

Abreviaturas: UPD, "unidad punta del dedo".

Datos de Long CC, Finlay AY. The finger-tip unit—a new practical measure. *Clin Exp Dermatol* 1991;16(6):444–447; Long CC, Mills CM, Finlay AY. A practical guide to topical therapy in children. *Br J Dermatol* 1998;138(2):293–296.

- El medicamento debe aplicarse en una capa delgada que no supere 0.1 mm de grosor.
- Una "unidad punta del dedo" (UPD) es la cantidad de ungüento administrada en una línea desde el pliegue distal hasta la punta del dedo índice (la falange distal), y equivale a 0.5 g; puede cubrir un área de dos manos extendidas.
- En términos prácticos, una sola aplicación para cubrir una mano requeriría 0.5 g de medicamento; para la cara y cuello, 1.25 g; un brazo, 1.75 g; una pierna, 3 g, y ya sea la cara anterior o posterior del tronco, 3 g. Por lo tanto, un esquema de una aplicación cada 24 h durante 10 días requiere de un tubo de alrededor de 15 g para el brazo, la mano o la cara, pero de al menos 50 g para la pierna o el tronco.
- Una aplicación en todo el cuerpo puede variar de 20 a 100 g según la complexión del paciente, el espesor de la aplicación y la preparación.
- Varios estudios han cuantificado de forma objetiva estos parámetros y ofrecen directrices útiles para suministrar y aplicar los medicamentos tópicos (tabla 15-2).[7,8]

2. GLUCOCORTICOIDES

Son los medicamentos antiinflamatorios de prescripción más frecuente en la dermatología y medicina en general. Resultan eficaces para numerosas dermatosis inflamatorias, pero tienen efectos secundarios importantes, sobre todo con el empleo a largo plazo (4 semanas). En consecuencia, se cuenta con una amplia gama de formulaciones y vías de administración.

2-1. Mecanismos de acción

Estos fármacos están constituidos por diversas variaciones en la estructura de cuatro anillos basada en el colesterol de la hormona endógena cortisol. Se unen al receptor de glucocorticoides, un receptor de hormonas citosólicas, que después se transloca con el núcleo y modifica la transcripción de una amplia gama de genes que participan en la inflamación.

También interactúan con otros factores clave en la transcripción inflamatoria. Los glucocorticoides (GC) también pueden ejercer efectos directos sin la unión a receptores. El resultado es una menor concentración de moléculas proinflamatorias, incluyendo citocinas y prostaglandinas, así como una menor activación, número de células y localización de la mayoría de las células inflamatorias, incluyendo neutrófilos, eosinófilos y linfocitos.

2-2. Eje hipotalámico-hipofisario-suprarrenal (HHS)

El eje HHS controla la producción de cortisol por medio de las glándulas suprarrenales. La secreción máxima se presenta durante la mañana. Los GC suprimen la producción suprarrenal de cortisol mediante retroalimentación negativa. Por lo general, la dosis de la mañana se utiliza para reducir al mínimo la supresión del eje HHS. Se puede emplear una dosis dividida (dos veces al día) para aumentar la eficacia, a cambio de mayores efectos secundarios. Una dosis de 5 mg/día de prednisona se aproxima a las concentraciones fisiológicas de cortisol. Una duración del tratamiento de 3 semanas o menor se considera de corto plazo; en estos casos, la función suprarrenal suele estar suficientemente conservada como para que no sea necesaria una reducción paulatina de la dosis para permitir una recuperación de las glándulas suprarrenales.

2-3. Farmacología

Los GC se encuentran biodisponibles por vía oral, con concentraciones plasmáticas máximas 30-90 min después de su administración y con una amplia distribución por los tejidos. Se unen a las proteínas séricas, por lo que las concentraciones libres aumentan en un contexto de bajas proteínas séricas, como en los casos de hepatopatía o renopatía. Además, algunos GC (hidrocortisona y prednisolona) requieren enzimas hepáticas funcionales para convertirse en sus metabolitos activos. Por estar mediados de forma hormonal y transcripcional, los efectos de los GC persisten durante cierto lapso después de haber sido metabolizados.

2-4. Tratamiento tópico e intralesional

Los principios del tratamiento tópico se abordan en la sección 1 de este capítulo.
* **Indicaciones/uso.** Incluyen, aunque no se limitan a, psoriasis, varias formas de dermatitis (de contacto, atópica, por estasis y seborreica [capítulo 3]), urticaria y erupciones por fármacos (capítulo 5), vitiligo (capítulo 6), alopecia areata (capítulo 9) y enfermedades autoinmunitarias y del tejido conjuntivo, como lupus discoide (capítulo 10).[9]
* **Posología.** Por su potencia, los GC tópicos (GCT) se dividen en siete clases con base en análisis de vasoconstrictores tópicos y actividad clínica objetiva (*véase* la tabla 15-1).[5,6]
  * El médico debe elegir la potencia según el tipo, gravedad, extensión y localización del problema. Las preparaciones se aplican hasta dos veces al día, aunque una aplicación diaria puede ser suficiente.
  * Se debe elegir el fármaco menos potente que se espere produzca respuesta, y la potencia o frecuencia de aplicación deben disminuirse de manera gradual, pero tan rápido como sea posible sin que afecte la respuesta.
  * El **acetónido de triamcinolona intralesional**, en concentraciones de 2-40 mg/mL diluidos en solución salina, se puede administrar mediante una aguja calibre 30 directamente en la dermis, con lo cual se evita recurrir a la absorción cutánea y se entrega una mayor concentración de GC directamente al sitio de la enfermedad. El dermatólogo suele administrar este tratamiento, que se reserva para los procesos patológicos más profundos, gruesos o graves.
* **Consideraciones terapéuticas**
  * Los fármacos con potencia de clase 3 o mayor deben evitarse en los pacientes pediátricos.
  * En general, los GCT son seguros; los efectos adversos graves o importantes son raros y suelen implicar el uso inadecuado o excesivamente prolongado del fármaco.

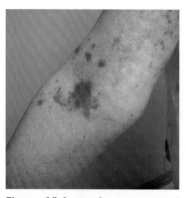

Figura 15-1. Atrofia cutánea por el empleo de corticoesteroides tópicos. Primer plano de fosa antecubital derecha que muestra una menor pigmentación, piel delgada y translúcida, y vasos sanguíneos prominentes (cortesía de Milan J. Anadkat, MD).

- Deben evitarse las formulaciones de potencia alta si es necesario tratar un área extensa, puesto que en algunos casos puede haber absorción sistémica.
- Los efectos secundarios más frecuentes por el uso a *corto plazo* incluyen prurito leve, ardor, eritema y picazón que suelen ser transitorios. Con menor frecuencia, puede haber urticaria verdadera o dermatitis de contacto irritativa o alérgica (capítulos 3 y 5). Se puede desarrollar una alergia a los componentes del vehículo o a la molécula misma del GC.
- La **desoximetasona** se encuentra en una clase estructural distinta que los otros esteroides tópicos. En ocasiones se utiliza para los casos en los que se sospecha una alergia al GCT con base en la teoría de que hay una menor probabilidad de que surjan reacciones cruzadas alérgicas.
- El efecto secundario más frecuente e importante con el tratamiento prolongado (mayor de 2-3 semanas) es la **atrofia cutánea** (fig. 15-1). Clínicamente, la atrofia se caracteriza por piel delgada, laxa, arrugada y brillante, con mayor probabilidad de presentar equimosis (púrpura), aclaramiento u oscurecimiento de la piel (cambios pigmentarios/despigmentación), vasos sanguíneos pequeños muy visibles (telangiectasias) y, en los casos graves, úlceras.
- También se sabe que puede haber una reacción de rebote al suspender el GCT o que puede perder su eficacia (taquifilaxia). En ocasiones se presenta una alteración relacionada, conocida como **dermatitis perioral** (fig. 15-2), que aparece en la cara tras la exposición a un GCT potente o tras su uso prolongado. Su aspecto clínico tiene similitudes con la rosácea o la dermatitis atópica (capítulo 3). El tratamiento de la dermatitis perioral es la suspensión del GCT y el uso de un inhibidor de calcineurina tópico o un antibiótico de la clase de la tetraciclina, según la necesidad.
- Considerar una etiología infecciosa, sobre todo por hongos como ***Candida*** o **dermatofitos** (capítulo 4), en aquellas erupciones que empeoren o recurran con el uso de GCT.

2-5. Tratamiento sistémico

- **Indicaciones/uso.** Dermatitis (capítulo 3), urticarias y exantemas graves debidos a medicamentos (capítulo 5), así como varias enfermedades sistémicas con manifesta-

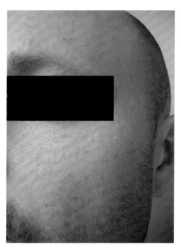

Figura 15-2. Dermatitis perioral. Esta enfermedad se presenta en la cara en el contexto del uso de esteroides tópicos y se caracteriza por enrojecimiento, pápulas parecidas al acné y escamas de tipo eccematoso que se desprenden (cortesía de Milan J. Anadkat, MD).

ciones cutáneas, incluyendo vasculitis, sarcoidosis, lupus eritematoso, dermatomiositis, esclerodermia y enfermedades ampollosas (capítulo 10).

- **Posología.** La prednisona siempre se encuentra disponible y la dosis es fácil de ajustar y limitar. Una dosis relativamente estándar es 40-60 mg/día (0.5-1 mg/kg), regulada durante un período de 2-4 semanas, inicialmente en intervalos de 20 mg y después bajando a 10 mg, 5 mg o incluso menos (*véase* Eje HHS, más arriba). Por lo general, las enfermedades inflamatorias cutáneas no responden bien a las dosis menores o los cursos breves de GC, y algunos diagnósticos requieren tratamientos prolongados o crónicos, como en el caso de las enfermedades ampollosas o autoinmunitarias, respectivamente.

- **Consideraciones terapéuticas**
  - El tratamiento a corto plazo para las dermatosis agudas, como la dermatitis de contacto, los exantemas por fármacos o las urticarias suelen ser seguros y bien tolerados.
  - Los efectos adversos, incluso con tratamientos a corto plazo, incluyen cambios del estado de ánimo, insomnio, mayor apetito y aumento de peso, retención de líquidos, hipertensión, resistencia a la insulina y mala cicatrización.
  - Las infecciones micóticas sistémicas son una contraindicación de la terapia. El riesgo de infección de cualquier tipo aumenta en los pacientes que toman GC sistémicos.
  - En caso de tratamiento prolongado, los pacientes tienen mayor riesgo de padecer efectos adversos graves que pueden afectar varios sistemas corporales. Estos efectos secundarios son una limitación importante del uso de los GC e incluyen osteoporosis, osteonecrosis, retraso del crecimiento, miopatías, cataratas, glaucoma, úlcera péptica, perforación intestinal, hiperglucemia, obesidad, hipertensión, ateroesclerosis y supresión suprarrenal (crisis suprarrenal), cambios en el estado de ánimo y psicosis.
  - Los hallazgos cutáneos de los pacientes tratados con GC son característicos y comprenden atrofia, púrpura, estrías, hirsutismo y acné.

- La suplementación de vitamina D y calcio a dosis estándar (1.5 g y 800-1000 U, respectivamente) es fácil de implementar y se debe recomendar a todos los pacientes con GC sistémicos.
- En los pacientes que llevarán a cabo un tratamiento mayor de 3 meses, se debe valorar el riesgo de fractura por osteoporosis, incluyendo una densitometría mineral ósea de referencia mediante absorciometría de rayos X de energía dual (DEXA, *dual-energy X-ray absorptiometry*). Ya que gran parte de la pérdida ósea se presenta en los primeros 6 meses de tratamiento, se debe iniciar una terapia de bisfosfonatos con prontitud.

3. RETINOIDES

Estos compuestos son análogos estructurales y funcionales de la vitamina A. Los retinoides endógenos (vitamina A y sus derivados) participan en el desarrollo embrionario y en la proliferación, diferenciación y mantenimiento de varias superficies epiteliales. Asimismo, desempeñan un papel clave en la epidermis y sus diversos apéndices; por lo tanto, los retinoides sintéticos, con excepción de los ácidos *trans*retinoicos en un subtipo raro de leucemia, se utilizan casi exclusivamente para tratar enfermedades cutáneas.

3-1. Mecanismos de acción

Los retinoides tanto endógenos como sintéticos ejercen varios efectos sobre las células epiteliales e inmunitarias en la piel, como reducir la inflamación, promover la apoptosis, limitar la formación de tumores, disminuir la queratinización, inducir alteraciones en la matriz extracelular y reducir la producción de sebo. Aún no se conoce del todo la base celular y molecular de estos efectos, pero se sabe que los retinoides unen los receptores hormonales nucleares RAR y RXR, que luego inducen un complejo programa transcripcional responsable, al menos en parte, de los efectos observados.

3-2. Farmacología y teratogenia

- Los *retinoides* son compuestos lipofílicos. Tienen una biodisponibilidad oral del 25-60% y, aunque no es necesario, la absorción aumenta con la administración de alimentos altos en grasa. Los retinoides tópicos muestran una absorción sistémica mínima; los retinoides sistémicos son metabolizados en el hígado y se excretan por vía biliar y renal.
- Estos compuestos son teratógenos extremadamente potentes. No se conoce un nivel mínimo seguro para su administración durante el embarazo. La exposición a estos fármacos, sobre todo durante el primer trimestre, cuando tiene lugar la organogénesis, puede producir anomalías craneofaciales, cardiovasculares, del sistema nervioso central y de las extremidades que causan aborto espontáneo, parto prematuro y muerte perinatal.
- Por lo tanto, los retinoides están contraindicados de forma absoluta durante el embarazo, la lactancia y en los pacientes que buscan concebir. Los tratamientos tópicos van de la categoría C a la X, mientras que todos los retinoides sistémicos se consideran X. Se debe asesorar en este sentido a las pacientes en edad fértil, y se deben adoptar las medidas anticonceptivas adecuadas y realizar pruebas de embarazo seriadas antes, durante y después del tratamiento. La anticoncepción y documentación de la ausencia de embarazo se realiza 1 mes antes de iniciar la terapia, cada mes una vez iniciada ésta, y por lo menos durante 1 mes posterior a su conclusión.
- La vida media de eliminación de los retinoides varía desde 1 h hasta 120 días. La eliminación prolongada se debe a la naturaleza lipofílica de los compuestos y el depósito resultante en el tejido adiposo. Dada esta propiedad, los pacientes que tomen acitretina (pero no otros retinoides) deben seguir con la anticoncepción durante 2-3 años después de terminada la terapia.

• Aunque en teoría no causan exposición sistémica y, por lo tanto, son menos teratógenos, de todos modos deben evitarse los retinoides tópicos durante el embarazo y la lactancia. Asimismo, debe evitarse el tratamiento con retinoides en la pareja masculina de una mujer embarazada o que está intentando concebir.

3-3. Retinoides tópicos

Los compuestos de los retinoides tópicos de uso frecuente en dermatología incluyen **tretinoína**, **adapaleno** y **tazaroteno**. Todos actúan mediante la unión al receptor RAR y están disponibles como gel o crema; algunos también se encuentran como loción o solución.

• **Indicaciones/uso.** La indicación más frecuente de los retinoides tópicos es el acné vulgar inflamatorio o comedónico (capítulo 3). Representan la primera línea de tratamiento de esta enfermedad habitual. La otra indicación que debe conocer el médico general es su uso con fines estéticos para el tratamiento del fotoenvejecimiento (incluyendo los productos cosméticos de venta libre con vitamina A de baja potencia).

• **Posología.** Se aplica una pequeña cantidad del medicamento en una capa delgada a la piel seca durante cada noche, o una noche sí y la otra no. No se aprecia la eficacia máxima hasta transcurridos 1 o 2 meses de terapia.

• **Consideraciones terapéuticas.** Además del riesgo de teratogenia ya mencionado, el principal efecto secundario de los retinoides tópicos es la irritación cutánea, también conocida como *dermatitis por retinoides*. Las lociones humectantes y los protectores solares pueden reducir la irritación. Se debe alentar a los pacientes para que continúen con el tratamiento a pesar de la irritación leve, porque después de casi 1 mes, ésta suele mejorar conforme la piel desarrolla tolerancia al medicamento. En caso de irritación grave, puede ser necesario reducir la concentración, frecuencia o duración de la aplicación.

• El gel de **bexaroteno** actúa mediante el receptor de RXR y suele emplearse de forma tópica para tratar el linfoma cutáneo de linfocitos T (LCLT) temprano (capítulo 8).

3-4. Retinoides sistémicos

Los retinoides sistémicos incluyen isotretinoína, acitretina y bexaroteno. La isotretinoína se une al receptor RAR, mientras que la acitretina sólo interactúa débilmente con los receptores retinoides, aunque los activa de manera importante, así como a sus respectivas vías.

• La **isotretinoína** es el pilar del tratamiento del acné vulgar grave, cicatricial o resistente. Es el único fármaco conocido que induce la remisión a largo plazo de la enfermedad. Lo anterior puede estar relacionado con el hecho de que es el único retinoide que reduce la producción de sebo.

• **Posología.** Por lo general, 0.5-1.0 mg/kg/día. Con frecuencia se observan tanto exacerbaciones de la enfermedad como efectos adversos cutáneos graves en el primer mes de tratamiento; por lo tanto, al inicio se suelen utilizar dosis de potencia intermedia. En la práctica, los pacientes comienzan con 20-40 mg al día y se ajustan hasta alcanzar la dosis máxima (40-80 mg). Se recomienda una dosis total de 120 mg/kg para lograr una remisión continua, que corresponde a la duración típica del tratamiento de 4-6 meses.

• **Consideraciones terapéuticas.** La isotretinoína está regulada por el programa iPLEDGE, impuesto por el gobierno estadounidense, sobre todo debido a la combinación de su teratogenicidad y empleo frecuente en mujeres jóvenes fértiles. Los pacientes, proveedores y farmacias deben registrarse antes de poder despachar el medicamento. El programa y su sitio web (www.ipledgeprogram.com) formalizan y registran la obtención del consentimiento informado, el seguimiento de las medidas anticonceptivas y la confirmación de la ausencia de embarazo mediante pruebas de gonadotropina coriónica humana. Además de su teratogenicidad y de producir dermatitis, otros efectos secundarios frecuentes e importantes de la isotretinoína son las mialgias y artralgias y el aumento en las concentraciones de lípidos y enzimas hepáticas. Todos suelen autolimitarse con la suspensión o reducción de la dosis; la hepatitis crónica, insuficiencia hepática y pancreatitis son complicaciones extremadamente raras. Los parámetros de laboratorio (aspartato aminotransferasa, alanina aminotransferasa, colesterol total y triglicéridos) deben vigilarse al inicio de la terapia y de manera periódica.

- La **acitretina** es una opción terapéutica para la psoriasis. Otra posible indicación es el eccema grave de la mano. Resulta muy eficaz para las variantes eritrodérmica o pustulosa de la psoriasis (no así para la de tipo placa). Las dosis eficaces se encuentran entre los 25 y 75 mg (~0.5-1.0 mg/kg) diarios, aunque a menudo los pacientes comienzan con 10 mg diarios para reducir al mínimo el empeoramiento inicial de la enfermedad que suele observarse. Los efectos secundarios y su tratamiento se mencionaron anteriormente.

- El **bexaroteno** a dosis iniciales de 150 mg/m^2 ajustado a 300 mg/m^2 fue aprobado por la Food and Drug Administration (FDA) de Estados Unidos para tratar el LCLT, pero las dosis de hasta 75 mg pueden ser eficaces. Algunos efectos secundarios no mencionados arriba incluyen hipotiroidismo, leucopenia y agranulocitosis. Los pacientes bajo este tratamiento requieren reemplazo de hormona tiroidea y reducción de lípidos.

4. FOTOTERAPIA

Desde hace varios años se sabe que un conjunto de enfermedades cutáneas responden a la radiación ultravioleta (UV). Los avances más recientes han pasado del uso de la luz de amplio espectro a longitudes de onda muy específicas del espectro UV. El espectro UV se encuentra entre 200 y 400 nm, y se puede clasificar según las longitudes de onda, de más corta a más larga, en UVC (200-290 nm), UVB (290-320 nm), UVA2 (320-340 nm) y UVA1 (340-400 nm). Dos tipos frecuentes e importantes de fototerapia de uso en dermatología son la de UVB de banda estrecha (UVB BE), que emplea radiación UV de alta intensidad limitada a 311-313 nm, y la fotoquimioterapia con psoralenos más UVA (PUVA).

4-1. Determinar la respuesta a la radiación UV

En el contexto de la fototerapia y de la práctica clínica general, los dermatólogos a menudo deben determinar la fotosensibilidad intrínseca de cada paciente, de modo que refleje no sólo sus niveles de pigmentación, sino además otros factores genéticos. Lo anterior puede lograrse con la fototipificación cutánea de Fitzpatrick, que utiliza una escala clínica basada en la pigmentación y la respuesta a la luz solar que va del 1 al 6 (tabla 15-3). Se puede lograr una valoración más objetiva haciendo pruebas lumínicas (*phototesting*), en las que se exponen áreas pequeñas de piel generalmente cubierta a un rango de dosis de luz UV para determinar la dosis eritematógena mínima (DEM). El eritema se valora en su punto máximo 24 h después de la exposición a los rayos UVB. En general, las fototerapias dermatológicas están contraindicadas en los pacientes con antecedentes conocidos de enfermedad fotosensibilizante o susceptibilidad genética a la carcinogenia inducida por UV.

4-2. Luz UVB de banda estrecha

- **Mecanismos de acción.** La luz UV es absorbida por el ADN, formando fotoproductos de este ácido (sobre todo dímeros de pirimidina). Ello induce la proteína p53 y lleva a la muerte celular programada o apoptosis, con lo cual se disminuye la proliferación de células epidérmicas o inmunitarias. Los rayos UVB también alteran los patrones de expresión de citocinas (mediante mecanismos dependientes e independientes del daño al ADN) y causan efectos inmunosupresores y antiinflamatorios.

Tabla 15-3	Fototipos de la piel (escala de Fitzpatrick)			
Tipo de piel	Color de la piel no expuesta	Quemada	Bronceada	Rasgos asociados
I	Blanca	Siempre	Nunca	Ojos azules o verdes, cabello pelirrojo o rubio, pecas
II	Blanca	Fácilmente/ habitualmente	Mínimo/difícil	Variable
III	Blanco a beige	A veces/leve	Promedio/ gradualmente	Variable
IV	Beige a marrón claro	Rara vez	Fácilmente	Variable
V	Marrón oscuro	Extremadamente raro	Muy fácil/ oscuro	Variable
VI	Negro	Nunca	Muy fácil/ oscuro	Ojos marrones oscuros, pelo negro o marrón oscuro

De Fitzpatrick TB. The validity and practicality of sun-reactive skin types I through VI. *Arch Dermatol* 1988;124(6):869–871.

- **Indicaciones/uso.** La terapia UVB BE se utiliza para tratar la psoriasis, la dermatitis atópica (capítulo 3), el prurito, el vitiligo (capítulo 6) y el LCLT (capítulo 8).
- **Posología.** Inicialmente, los pacientes se tratan tres veces por semana hasta lograr la remisión o mejoría máxima. Al comienzo, la dosis (que puede ir de 200 a 1 200 mJ/cm^2) se determina con base en pruebas lumínicas o por fototipificación, y después se incrementa en cantidades estandarizadas hasta lograr un eritema asintomático persistente. El tratamiento se detiene y se retoma con dosis más bajas en caso de haber eritema doloroso. Después de lograr la respuesta máxima, se continúa con una terapia de mantenimiento dos veces por semana y después una vez por semana durante varios meses.
- **Consideraciones terapéuticas.** La respuesta máxima puede tardar en ser evidente hasta 6-8 semanas de iniciada la terapia (18-24 sesiones). El principal efecto adverso es la fototoxicidad. El cumplimiento terapéutico o su disponibilidad se ven afectados sobre todo por la necesidad de ir con frecuencia al consultorio. La carcinogenia por rayos UV (capítulos 8 y 4) es un motivo de preocupación, pero el riesgo parece ser muy bajo en el caso de la UVB BE con respecto a la exposición al sol, camas solares, UVB de banda ancha o PUVA.[10]

4-3. Psoralenos con UVA

En este tratamiento, los pacientes reciben un agente fotosensibilizante (psoralenos) que absorbe la luz a 330-335 nm. Después, la piel se expone a radiación UVA con una emisión máxima a 352 nm. Esta combinación produce un efecto fototóxico con beneficio terapéutico. Los psoralenos son una familia de fitoderivados, muchos de los cuales se usan para la PUVA.

- **Mecanismos de acción.** Cuando se activan con la radiación UV, los psoralenos forman enlaces cruzados en el ADN, lo que produce la apoptosis y menor proliferación celular. También forma especies reactivas de oxígeno. Mediante esta y otras vías todavía no

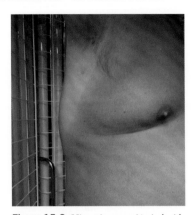

Figura 15-3. Hiperpigmentación inducida por PUVA. Un paciente bajo tratamiento crónico por linfoma crónico de linfocitos T muestra la clásica pigmentación oscura anaranjada del "bronceado por PUVA". Una vez que aparece la pigmentación, la enfermedad cutánea responde menos (se endurece) a dosis equivalentes de luz (Caroline Mann, MD, y Pat Cashel-Lee, LPN).

determinadas, hay una apoptosis de queratinocitos y linfocitos que lleva a la normalización de la diferenciación de queratinocitos y menor inflamación.

- **Indicaciones/uso.** Psoriasis (capítulo 3) y LCLT (capítulo 8). Con el advenimiento de nuevos tratamientos sistémicos, el uso de PUVA para tratar la psoriasis ha disminuido dada su eficacia equivalente y mejor perfil de efectos secundarios.
- **Posología.** Se administran 0.6-0.8 mg/kg de 8-metoxipsoraleno (8-MOP) 1-3 h antes de la exposición a los rayos UVA a una intensidad de 0.5-5 J/cm^2, según indique la fototipificación. Los psoralenos también están disponibles en baños o aplicaciones tópicas. Los tratamientos se realizan 2-4 veces por semana durante la fase inicial de aclaramiento, seguido por sesiones de mantenimiento con frecuencia decreciente. En contraste con la UVB BE, el eritema por PUVA alcanza su punto máximo 72 h después del tratamiento. Por lo tanto, los aumentos de dosis no deben tener una frecuencia superior a cada 3 días.
- **Consideraciones terapéuticas.** El tratamiento con PUVA es carcinógeno y los pacientes aumentan el riesgo de padecer carcinoma espinocelular. Por otra parte, los principales efectos secundarios son las náuseas por los psoralenos orales, la fototoxicidad durante el tratamiento y el daño lumínico acumulativo. Esta terapia induce melanogenia y un aumento característico de la pigmentación cutánea (fig. 15-3) en mayor grado que otras fuentes de luz UV.

5. ANTIMICROBIANOS DIVERSOS

La piel es sede frecuente de una amplia gama de infecciones e infestaciones (capítulo 4). El lector puede consultar otros textos para obtener mayores detalles sobre el tratamiento de enfermedades cutáneas o infecciosas,[1,4] aunque los principios terapéuticos fundamentales ya deben ser del conocimiento del médico general. No obstante, se comentan varias situaciones particulares en las que se utilizan los antimicrobianos en la dermatología.

5-1. Infecciones cutáneas superficiales

Los casos de foliculitis, heridas menores, paroniquia e impétigo (capítulo 4) pueden tratarse exclusivamente con tratamientos tópicos. Se dispone de clindamicina, eritromicina, gentamicina, mupirocina y polimixina B/neomicina/bacitracina en formulaciones tópicas. Se pueden aplicar a las áreas afectadas 2-4 veces por día y en general son bien tolerados y no presentan efectos secundarios. La gentamicina muestra eficacia para los casos en los que las seudomonas u otros gramnegativos son motivo de preocupación. La mupirocina tiene actividad frente *Staphylococcus aureus* resistente a la meticilina (SARM).

5-2. Acné

La patogenia del acné (capítulo 3) es compleja; la inflamación aséptica, producción de sebo, influencias hormonales y *Propionibacterium acnes* junto con otras bacterias comensales desempeñan un papel en esta alteración.
- Varios antibióticos tópicos y orales resultan eficaces para tratar tanto el acné vulgar como la rosácea por sus propiedades antiinflamatorias y antibacterianas.
- Las formulaciones tópicas del ácido azelaico, el peróxido de benzoilo, la clindamicina y la dapsona son efectivas para tratar el acné inflamatorio de leve a moderado. Cabe destacar que los lavados y geles con peróxido de benzoilo no requieren receta para su venta y tienen eficacia al menos parcial para la mayoría de los tipos e intensidades de acné. La principal limitación para su empleo es la irritación y el hecho de que el compuesto blanquea la ropa.
- El metronidazol y la sulfacetamida sódica tópicos son el tratamiento de primera línea para la rosácea.
- Para el acné inflamatorio más grave, se utilizan tetraciclinas orales. La doxiciclina y la minociclina en dosis de 50-200 mg/día son muy eficaces para controlar el acné. En contraste con la isotretinoína, desafortunadamente no alteran el curso natural de la enfermedad.
- A pesar de producir mayores molestias gastrointestinales, en la mayoría de los casos se prefiere la doxiciclina, debido al riesgo de hiperpigmentación cutánea e informes raros de reacciones farmacológicas graves de la minociclina.

5-3. Dermatitis atópica

Algunas enfermedades cutáneas se caracterizan por su propensión a producir superinfecciones crónicas o periódicas, o sobrecrecimiento de *S. aureus*, presente de forma natural en la piel.
- La dermatitis atópica (capítulo 3) es el prototipo de este fenómeno, pero cualquier estado clínico que altere la función de la barrera cutánea resulta susceptible. Una población nueva pero creciente de pacientes susceptibles son aquellos tratados de forma dirigida mediante quimioterapia con inhibidores del receptor de crecimiento epidérmico (EGFRi, *epidermal growth factor receptor inhibitor*) para las neoplasias malignas de origen epitelial.
- El sobrecrecimiento de *S. aureus* contribuye al empeoramiento de la dermatitis atópica y, con frecuencia, los pacientes requieren antibióticos antiestafilocócicos crónicos, reiterados o de forma prolongada (1 mes o más). Antes de comenzar el tratamiento, siempre deben realizarse cultivos para confirmar la infección y facilitar la identificación y el perfil de susceptibilidad.

* Las cefalosporinas, como la cefalexina 500 mg, 2-3 veces al día, resultan útiles para las cepas sensibles a la meticilina, mientras que las cepas resistentes suelen tratarse con trimetoprima/sulfametoxazol 800/160 mg, una o dos veces al día. Las clindamicinas y tetraciclinas son otros antiestafilocócicos disponibles por vía oral.
* En esta población, los métodos de descontaminación, como los baños en lejía diluida, la mupirocina aplicada en las fosas nasales y las puntas de los dedos, o los lavados antibióticos con clorhexidina, también pueden ser de ayuda.

6. INMUNOMODULADORES Y QUIMIOTERAPIAS TÓPICAS

6.1. Inhibidores de la calcineurina tópicos

Estos fármacos son antiinflamatorios no esteroideos. Representan una opción para evitar los esteroides en las dermatosis que responden a estos fármacos, como las dermatitis atópicas y otras enfermedades inflamatorias de la piel. Los inhibidores de calcineurina evitan el principal efecto secundario de los GCT: la atrofia cutánea. Por lo tanto, resultan particularmente útiles alrededor de los ojos, la cara o en los genitales y áreas intertriginosas.

* **Mecanismos de acción.** Estos fármacos se unen a la proteína de unión FK506, interactuando con la calcineurina y evitando la desfosforilación del factor de transcripción NFAT y la transcripción de citocinas inflamatorias.
* **Indicaciones/uso.** Se emplean para el tratamiento de las dermatitis atópicas, de los párpados, seborreica, perioral, así como la psoriasis y el vitiligo (capítulos 3 y 6).
* **Posología.** El **pimecrolimús** está disponible como crema al 1%, mientras que el **tacrolimús** se encuentra como ungüento al 0.1 o 0.03%. Ambos pueden aplicarse una o dos veces al día.
* **Consideraciones terapéuticas.** Los efectos secundarios más frecuentes que llevan a algunos pacientes a suspender su uso son el ardor y picazón en el sitio de aplicación. Se recomienda tener cuidado en caso de una infección por virus del herpes (simple o zóster).

6-2. Imiquimod

Este fármaco es un activador inmunitario tópico utilizado para tratar lesiones víricas (capítulo 4) o neoplásicas (capítulo 8).

* **Mecanismos de acción.** El imiquimod estimula las respuestas inmunitarias antivíricas y antitumorales mediante la activación del receptor de tipo *Toll* 7 (TLR7), lo cual fortalece la inmunidad mediada por células y citocinas.
* **Indicaciones/uso.** Constituye el tratamiento de primera línea para las infecciones anogenitales por el virus del papiloma humano (VPH) (las verrugas genitales). También es una opción eficaz para tratar lesiones cutáneas malignas, como la queratosis actínica (QA), el carcinoma basocelular superficial (CBCs) y el carcinoma espinocelular *in situ* (CECIS), cuando estas lesiones no son susceptibles de tratamiento con técnicas líticas o excisionales (capítulos 8 y 11).
* **Posología.** El imiquimod está disponible como crema al 5 o 3.75%. Las verrugas y las QA se tratan tres veces por semana hasta por 16 semanas, mientras que las lesiones malignas (CBCs o CECIS) se tratan cinco veces por semana durante 6 semanas o más si se tolera.
* **Consideraciones terapéuticas.** Se debe informar a los pacientes que puede haber irritación e inflamación en el sitio de aplicación, lo cual resulta deseable (fig. 15-4). Se puede suspender o interrumpir el tratamiento antes de la fecha prescrita en caso de inflamación excesiva. En estos casos, es probable que el tumor o la infección hayan desaparecido

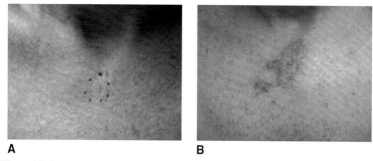

Figura 15-4. Respuesta inflamatoria a carcinoma espinocelular superficial tratado con imiquimod. Antes (**A**) y después (**B**) de 7 semanas de tratamiento (cortesía de Milan J. Anadkat, MD).

y que sólo sea necesario examinar al paciente en intervalos regulares en busca de signos de resistencia o recurrencia clínica una vez que cede la inflamación.

6-3. 5-fluorouracilo (5-FU)

Este quimioterápico tópico es útil para el tratamiento de las lesiones cutáneas víricas, premalignas o malignas (fig. 15-5).

- **Mecanismos de acción.** El 5-FU es un análogo de la pirimidina que bloquea la síntesis de ADN y causa su rompimiento, llevando a una apoptosis selectiva de células malignas o con proliferación rápida.
- **Indicaciones/uso.** Este tratamiento es extremadamente útil para el "tratamiento en el sitio" de queratosis actínicas múltiples y áreas de daño extenso por rayos UV, donde es probable que surjan las QA, aunque aún no sean clínicamente evidentes. Representa una alternativa a los métodos líticos o físicos (crioterapia o terapia fotodinámica) abordados en el capítulo 11. Al igual que el imiquimod, el 5-FU es un tratamiento tópico para las verrugas cutáneas o genitales, el CBCs y el CECIS (capítulos 4 y 8).
- **Posología.** El fármaco se adquiere como crema o solución en diferentes concentraciones. Por lo general, se utiliza la crema al 5% dos veces al día durante 2 semanas para tratar las QA y hasta por 6 semanas para tratar el CBC o el CECIS.

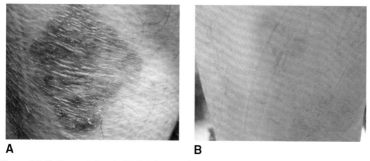

Figura 15-5. Desaparición de CECIS después de un tratamiento con 5-fluorouracilo. Antes (**A**) y después (**B**) de 6 semanas de tratamiento (cortesía de Milan J. Anadkat, MD).

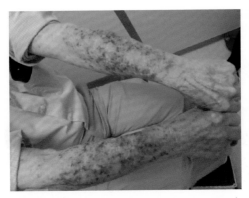

Figura 15-6. Respuesta inflamatoria a 2 semanas de tratamiento con 5-fluorouracilo para queratosis actínica en los brazos.

- **Consideraciones terapéuticas.** Al igual que el imiquimod, el 5-FU suele inducir una marcada respuesta inflamatoria caracterizada por grados variables de eritema, dolor, hinchazón y formación de costras, seguido por una eventual reepitelización (fig. 15-6). La inflamación se asocia con el grado de daño actínico y la displasia subyacente de queratinocitos, y es un marcador de la eficacia terapéutica. La suspensión prematura de la terapia por una inflamación importante se considera aceptable y probablemente aún implique un tratamiento eficaz. Debe valorarse al paciente en busca de lesiones persistentes o recurrentes una vez que se haya normalizado el área tratada. El 5-FU tópico se clasifica en la categoría X para el embarazo.

7. INMUNOSUPRESORES E INMUNOMODULADORES SISTÉMICOS

Numerosas enfermedades cutáneas inflamatorias o autoinmunitarias requieren tratamientos sistémicos. Los ejemplos prototípicos incluyen la psoriasis (capítulo 3) y el lupus (capítulo 10), respectivamente, pero hay muchas otras alteraciones y tratamientos de interés para el dermatólogo que superan el alcance de este manual. Las terapias de uso frecuente para este amplio grupo de enfermedades incluyen hidroxicloroquina, ciclosporina, azatioprina, micofenolato de mofetilo, metotrexato y agentes biológicos. Esta última categoría se refiere a una amplia gama de biomoléculas que comprenden proteínas, receptores o anticuerpos dirigidos específicamente a vías de señalización celulares o inmunitarias particulares. El desarrollo de agentes biológicos resultó posible gracias a los recientes avances tecnológicos en la biología molecular. Estos fármacos representan un salto significativo en el tratamiento de una gran variedad de enfermedades sistémicas dermatológicas y no dermatológicas de origen autoinmunitario, inflamatorio y neoplásico. Los fármacos de uso frecuente en dermatología y sus objetivos incluyen el rituximab (linfocitos CD20 y B), ustekinumab (interleucina [IL]-12/IL-23, linfocitos T), omalizumab (inmunoglobulina [Ig] E, mastocitos), anakinra (IL-1) y los inhibidores del factor de necrosis tumoral α (anti-TNF) etanercept, adalimumab e infliximab, que atacan células dendríticas, neutrófilos y linfocitos T que secretan IL-17. Aquí se comentan los tratamientos sistémicos de primera línea de empleo frecuente para la psoriasis en placa; se invita al lector a consultar información adicional en las referencias citadas.[1,2]

7-1. Metotrexato

- **Mecanismos de acción.** El fármaco ejerce sus efectos antiinflamatorios al disminuir la proliferación de células inmunitarias. Bloquea las enzimas clave necesarias para la síntesis de nucleótidos y, por lo tanto, inhibe la replicación de ADN y la división celular.

- **Indicaciones/uso.** El metotrexato es un fármaco inmunosupresor no esteroideo aprobado por la FDA para tratar la psoriasis grave, debilitante o resistente (capítulo 3). Algunas indicaciones adicionales incluyen el LCLT (capítulo 8), la dermatomiositis, la esclerosis sistémica y otras dermatosis que responden a glucocorticoides (capítulo 10).

- **Posología.** Este fármaco se administra en comprimidos de 2.5 mg por vía oral una vez por semana y la dosis se ajusta según la respuesta clínica. Las dosis estándar son de 10-25 mg. A fin de disminuir la toxicidad, por lo general se prescribe un comprimido de 1 mg de ácido fólico al día a todos los pacientes, excepto el día que van a tomar el metotrexato. También se encuentra en formulaciones parenterales (intramuscular o intravenosa).

- **Consideraciones terapéuticas.** El tratamiento con metotrexato puede producir numerosos efectos adversos; por lo tanto, los pacientes deben ser seleccionados, asesorados y vigilados de manera adecuada.
  - La toxicidad digestiva (úlceras bucales, náuseas y vómitos) es frecuente y se reduce con suplementos de folato o con la administración parenteral.
  - Puede haber toxicidad hemática grave manifestada como pancitopenia, presente incluso en las etapas iniciales del tratamiento y con dosis bajas. Lo anterior se puede potenciar con el empleo de otros fármacos que inhiben el metabolismo del folato; los casos más frecuentes son los de la dapsona o la trimetoprima/sulfametoxazol.
  - Existe riesgo de hepatotoxicidad en la forma de cirrosis o fibrosis, que aumenta conforme se acumula la dosis o se extiende la duración de la terapia, o cuando se asocia con otras formas de daño hepático, como hepatitis crónica, consumo de alcohol actual o pasado, o hepatopatías preexistentes. Deben realizarse pruebas en busca de hepatitis vírica antes del inicio de la terapia.
  - La necesidad de llevar a cabo una biopsia hepática para la detección precoz ya no es una recomendación absoluta; se puede determinar con los factores de riesgo del paciente y la consulta con el hepatólogo.
  - El metotrexato es depurado por los riñones, por lo que las concentraciones del fármaco pueden estar elevadas en los pacientes con renopatía crónica.
  - Se debe realizar un hemograma y pruebas de función hepática y renal de forma periódica (por lo menos de forma mensual ante cambios en la dosis y cada 3-4 meses cuando la dosis sea estable).
  - El metotrexato es un agente abortivo y teratógeno. Su uso está contraindicado en las mujeres embarazadas o en los lactantes. Se requiere de métodos anticonceptivos confiables y pruebas de embarazo.
  - El tratamiento aumenta el riesgo de infección, por lo que se debe tener cuidado en los pacientes con infección activa o alteraciones inmunosupresoras subyacentes adicionales. Se debe considerar la necesidad de realizar pruebas de VIH antes de comenzar el tratamiento.

7-2. Fármacos anti-TNF

- **Mecanismos de acción.** Estos fármacos se unen al TNF-α soluble o unido a membrana, por lo que bloquean la señalización e inducen la apoptosis, con una disminución de las citocinas inflamatorias localizadas en dirección descendente (IL-17, IL-22, IL-23) y algunos tipos de células (dendríticas, macrófagos, neutrófilos y linfocitos Th17 y Th22).[11]

- **Indicaciones/uso.** Psoriasis grave o artritis psoriásica (capítulo 3). También se han aprobado para artritis reumatoide, artritis idiopática juvenil y enfermedad intestinal inflamatoria (adalimumab e infliximab). Se han informado varios usos dermatológicos no aprobados, como lupus cutáneo, dermatomiositis y sarcoidosis (capítulo 10).

• **Posología.** El **etanercept** es una proteína de fusión del receptor de TNF y la IgG. Se encuentra disponible en ampolletas de 25 o 50 mg para su administración subcutánea. La dosis estándar es de 50 mg dos veces por semana durante los primeros 3 meses y de ahí en adelante una vez por semana, pero también se puede utilizar un esquema de 25 mg dos veces por semana o una dosis inicial de tan sólo 50 mg por semana. El **adalimumab** es un anticuerpo monoclonal completamente humano que ataca el TNF. La dosis de mantenimiento estándar es de 40 mg subcutáneos cada 2 semanas. Se puede incrementar la frecuencia en caso de enfermedad resistente, y al comienzo del tratamiento se administran dosis más altas y frecuentes (la primera dosis de 80 mg, seguida por 40 mg 1 semana después). El **infliximab** es un anticuerpo anti-TNF quimérico de ratón y humano. Se administra por vía i.v. a razón de 5 mg/kg, inicialmente en las semanas 0, 2 y 6, y luego cada 8 semanas, aunque la frecuencia y concentración de la dosis se pueden ajustar hasta 10 mg/kg para lograr una respuesta satisfactoria.

• **Consideraciones terapéuticas.** Dada su eficacia, los inhibidores de TNF tienen un perfil de efectos secundarios favorable en comparación con los inmunosupresores no biológicos tradicionales. Las infecciones graves son el efecto adverso más importante.
  • Los pacientes son particularmente susceptibles a la tuberculosis (TB). Por lo tanto, se requieren estudios de control de referencia y anuales de TB para todos los pacientes bajo tratamiento, que pueden realizarse por vía cutánea (prueba PPD), sérica (análisis de liberación de interferón γ Quantiferon o T-SPOT) o pulmonar (radiografía de tórax).
  • Otros efectos adversos informados son el desarrollo de lesiones malignas, como melanoma y otros cánceres de piel, linfoma, insuficiencia cardíaca, esclerosis múltiple o enfermedades autoinmunitarias lúpicas.
  • Se ha presentado reactivación de la hepatitis B, pero los pacientes con hepatitis C a menudo son tratados con éxito.
  • Puede haber reacciones o hipersensibilidad a la infusión. En el caso del infliximab, éstas pueden tratarse con tasas bajas de infusión y premedicación.
  • El desarrollo de anticuerpos antifármacos, con la pérdida de eficacia concomitante, sobre todo con el infliximab, puede manejarse con una dosis baja concurrente de inmunosupresión con corticoesteroides, azatioprina o metotrexato.
  • Los fármacos anti-TNF se consideran de categoría B, por lo que se pueden utilizar durante el embarazo en caso necesario.
  • Se deben realizar pruebas hematológicas, de electrólitos, de función renal y hepática, y serología para hepatitis y TB de referencia antes de comenzar el tratamiento. Se debe evaluar el estado de portador de VIH en los individuos en riesgo.

7-3. Vacunación

De ser factible, el clínico debe intentar que el paciente tenga las vacunas al día antes de comenzar el tratamiento inmunosupresor.[12] Las vacunas de virus vivos atenuados deben administrarse por lo menos 6 semanas antes de la terapia, mientras que las vacunas inactivadas pueden aplicarse hasta 2 semanas antes. Estas últimas también pueden administrarse durante la terapia, pero la respuesta inmunitaria y la inmunidad resultante pueden ser subóptimas. Las vacunas de virus vivos atenuados están contraindicadas en los pacientes inmunosuprimidos, incluyendo aquellos que toman inhibidores de TNF. Las más frecuentes en esta última categoría son las de varicela, herpes zóster, influenza intranasal y triple viral. Otras vacunas de virus vivos atenuados que en ocasiones se aplican a poblaciones seleccionadas incluyen la de BCG, viruela y fiebre amarilla.

REFERENCIAS

1. Bolognia J, Jorizzo J, Schaffer JV, eds. *Dermatology*. 3rd ed. Philadelphia, PA: Elsevier/ Saunders; 2012.
2. Wolverton SE, ed. *Comprehensive dermatologic drug therapy*. 3rd ed. Edinburgh, UK: Saunders/Elsevier; 2013.
3. Mann MW, Berk DR, Popkin DL, et al. *Handbook of dermatology: a practical manual*. Chichester, UK: Wiley; 2009.
4. Saag MS, Eliopoulos GM, Chambers HF, et al., eds. *Sanford Guide to Antimicrobial Therapy 2014*. 44th ed. Sperryville, VA: Antimicrobial Therapy; 2014.
5. Jacob SE, Steele T. Corticosteroid classes: a quick reference guide including patch test substances and cross-reactivity. *J Am Acad Dermatol* 2006;54(4):723–727.
6. Tadicherla S, Ross K, Shenefelt PD, et al. Topical corticosteroids in dermatology. *J Drugs Dermatol* 2009;8(12):1093–1105.
7. Long CC, Finlay AY. The finger-tip unit—a new practical measure. *Clin Exp Dermatol* 1991;16(6):444–447.
8. Long CC, Mills CM, Finlay AY. A practical guide to topical therapy in children. *Br J Dermatol* 1998;138(2):293–296.
9. Drake LA, Dinehart SM, Farmer ER, et al. Guidelines of care for the use of topical glucocorticosteroids. American Academy of Dermatology. *J Am Acad Dermatol* 1996;35(4): 615–619.
10. Hearn RMR, Kerr AC, Rahim KF, et al. Incidence of skin cancers in 3867 patients treated with narrow-band ultraviolet B phototherapy. *Br J Dermatol* 2008;159(4):931–935.
11. Lynde CW, Poulin Y, Vender R, et al. Interleukin 17A: toward a new understanding of psoriasis pathogenesis. *J Am Acad Dermatol* 2014;71(1):141–150.
12. Chirch LM, Cataline PR, Dieckhaus KD, et al. Proactive infectious disease approach to dermatologic patients who are taking tumor necrosis factor-alfa antagonists: Part II. Screening for patients on tumor necrosis factor-alfa antagonists. *J Am Acad Dermatol* 2014;71(1):11.e1–e7; quiz 18–20.

16 Tablas de diagnóstico diferencial

Jamie L. Mull, MD, y M. Laurin Council, MD

Tabla 16-1	Diagnóstico diferencial por lesión primaria

Máculas y parches

Hiperpigmentación macular

Acantosis nigricans	Asociada con obesidad y resistencia a la insulina.
Dermatitis por estasis	Frecuente en la parte distal de las piernas; puede causar prurito.
Efélides (pecas)	Se vuelven más pronunciadas con la exposición a los rayos UV.
Exantema fijo medicamentoso	Recurre en el mismo sitio ante un nuevo desafío farmacológico.
Hemocromatosis	"Diabetes bronceada" secundaria a la formación de depósitos de hierro.
Hiperpigmentación inducida por fármacos	Puede desarrollarse con minociclina, clofazimina y amiodarona.
Hiperpigmentación postinflamatoria	Más frecuente en las pieles oscuras.
Lentigos	Periorales múltiples en el síndrome de Peutz-Jeghers.
Mancha mongólica	Mancha congénita azul grisácea en la región lumbar.
Manchas café con leche	Numerosas en la neurofibromatosis.
Melanoma *in situ*	Melanoma temprano, el *lentigo maligno* es un subtipo.
Melasma	Mujeres > hombres; asociado con la exposición a rayos UV, embarazo y penfigoide cicatricial ocular.
Nevos melanocíticos de la unión	Planos, por lo general, más oscuros que los nevos intradérmicos.

Hipopigmentación/despigmentación macular

Albinismo	Asociado con anomalías oftálmicas.
Esclerosis tuberosa (mácula de hoja de fresno)	Otros hallazgos: retraso mental, crisis convulsivas, placa de piel de zapa, fibromas ungueales y angiofibromas faciales.
Hipopigmentación postinflamatoria	Se observa en casos de dermatitis seborreica y dermatitis atópica.
Liquen escleroso y atrófico	Afecta los genitales; causa dispareunia, cicatrices y CEC.
Vitíligo	Autoinmunitario; con frecuencia periorificial.

Pápulas y placas

Inflamatorias

Acné vulgar	Multifactorial; más grave en varones.
Dermatitis de contacto	Exantema pruriginoso o ardoroso distribuido según la exposición al alérgeno.
Dermatitis seborreica	Hipersensibilidad a especies de *Malassezia*.

Eritema multiforme	Lesiones en "diana" con tres zonas marcadas.
Exantemas por medicamentos	Pueden presentarse semanas a meses después de la exposición al fármaco.
Foliculitis	Pústulas foliculares de base eritematosa.
Granuloma anular	Pápulas y placas anulares.
Liquen plano	Pápulas pruriginosas poligonales.
Lupus discoide	Escama en "clavo de tapicero".
Micosis fungoide	Puede presentarse como dermatitis crónica.
Morfea	Placas escleróticas; puede causar discapacidad importante.
Necrobiosis lipoídica diabética	Asociada con diabetes mellitus.
Picaduras de artrópodos	Pruriginosas, con frecuencia agrupadas.
Pitiriasis rosada	Distribución en "árbol de Navidad" siguiendo las líneas de clivaje de la piel.
Psoriasis	Signo de Auspitz: sangrado puntiforme con el retiro de las escamas.
Queratosis tricolémica	Con frecuencia se ubica en la superficie extensora de los brazos.
Rosácea	Pápulas y pústulas eritematosas con eritema facial.
Sarcoidosis	Granulomas no caseosos al estudio histológico.
Urticaria (habones)	Ninguna de las lesiones individuales dura más de 24 h.
Vasculitis	Posibles etiologías: inducida por fármacos, autoinmunitaria, infecciosa.

Infecciosas

Escabiosis (sarna)	Túneles en los espacios interdigitales.
Exantema vírico	Con frecuencia inespecífico.
Fascitis necrosante	Interconsulta quirúrgica urgente.
Foliculitis	Suele ser causada por *Staphylococcus aureus*.
Micosis profundas	Presentes con mayor frecuencia en pacientes inmunocomprometidos.
Molusco contagioso	Infección por poxvirus, frecuente en los niños.
Tiña	"Si tiene escamas, ráspalas".
Verrugas vulgares	Causadas por el virus del papiloma humano.

Tumores y neoplasias

Acrocordones	Papilomas cutáneos, con frecuencia localizados en cuello y axilas.
Carcinoma basocelular	Cáncer primario de piel más frecuente.
Carcinoma espinocelular	Úlcera de Marjolin en sitios de inflamación crónica o formación de cicatrices.
Dermatofibroma	Observación del signo del hoyuelo al aplicar presión contralateral.
Granuloma piógeno	Frecuente en niños y mujeres embarazadas.
Hiperplasia sebácea	Pápula amarilla con hendidura central.
Melanoma maligno	Formas familiares asociadas con el cáncer pancreático.
Neurofibroma	Presentación múltiple en la neurofibromatosis; signo del ojal.
Nevo melanocítico dérmico	Dar seguimiento a nevos atípicos con el ABCDE: asimetría, bordes irregulares, colores irregulares, diámetro > 6 mm, evolución.

Continúa en la página siguiente

Queratosis actínica	Puede progresar a CEC.
Queratosis seborreica	Aspecto de "estar pegado".
Sarcoma de Kaposi	Asociado con VHH-8; tipos clásico y relacionado con el sida.

Nódulos y tumores
Malignos

Carcinoma basocelular	Pápula aperlada con telangiectasias; "úlcera terebrante".
Carcinoma espinocelular	Mayor riesgo en pacientes inmunodeprimidos, es decir, trasplantados.
Leucemia cutánea	Con frecuencia, leucemia mieloide aguda.
Melanoma maligno	El pronóstico depende de la profundidad del tumor.
Metástasis cutáneas	El cáncer de mama y el melanoma son las causas más frecuentes.
Micosis fungoide	Etapas de parche, placa y tumoral.
Sarcoma	Cutáneo primario o metastásico; los ejemplos incluyen leiomiosarcoma y dermatofibrosarcoma protuberante.
Sarcoma de Kaposi	La forma clásica se observa en hombres de edad avanzada de ascendencia judía asquenazí o mediterránea.

Benignos

Absceso	Recurrente en caso de enfermedad granulomatosa crónica.
Eritema nodoso	Asociado con sarcoidosis, infección y enfermedad intestinal inflamatoria.
Furúnculo	Forma más profunda de foliculitis.
Lipoma	Masa subcutánea suave móvil.
Micosis profundas	Infecciones oportunistas (aspergilosis, criptococosis).
Nódulos reumatoides	Cubren las prominencias óseas, sobre todo en los codos.
Poliarteritis nodosa	Formas cutánea y sistémica; asociada con la hepatitis B.
Queloide	Puede aparecer en el lóbulo de la oreja después de una perforación.
Quiste de inclusión epidérmica	Punto central sobrepuesto.
Sarcoidosis	Asociada con linfadenopatías pulmonares bilaterales.
Tofo gotoso	Cristales de ácido úrico de birrefringencia negativa bajo microscopia óptica polarizada.
Tuberculosis	La inoculación primaria puede llevar a un chancro tuberculoso indoloro.

Vesículas y ampollas

Dermatitis de contacto	Vesicular en etapa aguda.
Dermatitis herpetiforme	Asociada con enfermedad celíaca/sensibilidad al gluten.
Enfermedad de Behçet	Síndrome "ocular-oral-genital" con úlceras bucales y genitales, uveítis posterior.

Herpes simple	Agrupadas, de base eritematosa.
Pénfigo vulgar	Ampollas flácidas intraepidérmicas; daño grave de las mucosas.
Penfigoide ampolloso	Enfermedad ampollosa autoinmunitaria subepidérmica; anticuerpos antihemidesmosoma.
Picaduras de artrópodos	Reacciones intensas en adultos con neoplasias hemáticas.
Porfiria cutánea tardía	Hipertricosis, milio y cicatrices en las áreas expuestas al sol.
Quemadura	La causa más frecuente de infección secundaria es *Pseudomonas*.
Síndrome de Stevens-Johnson/necrólisis epidérmica tóxica	SSJ < 10% de la superficie corporal; NET > 30% de la superficie corporal.
Varicela/zóster	Aspecto de "gota de rocío sobre pétalo de una rosa".

Pústulas

Acné vulgar	Tratamientos de primera línea: antibióticos tópicos y orales y retinoides.
Candidosis	Levaduras y seudohifas al microscopio.
Celulitis	Los factores de riesgo incluyen la tiña del pie, que da puerta de entrada.
Foliculitis	Infecciosa, inducida por fármacos o idiopática.
Gonococcemia	La infección diseminada es más frecuente en las mujeres que menstrúan y en pacientes con deficiencia del complemento.
Impétigo	Costra del "color de la miel".
Psoriasis pustulosa	Puede desencadenarla el retiro rápido de los corticoesteroides.
Rosácea	Suele afectar a adultos de piel clara; no son comedones.
Tiña	El diagnóstico se confirma con preparación de KOH de raspado cutáneo.

Úlceras

Facticia	Buscar lesiones con formas extravagantes.
Infección bacteriana	Sífilis, carbunco, etc.
Insuficiencia arterial	Precedida por claudicación, pulsos periféricos disminuidos, pérdida de cabello en la extremidad.
Insuficiencia venosa	Úlcera por estasis; frecuente cerca del maléolo medial.
Lesión cutánea maligna	Por ejemplo, "úlcera terebrante" del CBC.
Micosis profundas	Posibles causas: histoplasmosis, coccidioidomicosis y blastomicosis.
Piodermia gangrenosa	Borde elevado socavado; cicatriz cribiforme.

Púrpuras

Coagulopatías	Descartar deficiencia de proteína C o S; síndrome de anticuerpos antifosfolipídicos.
Livedo reticular	Patrón reticular o de "red"; posible coagulopatía subyacente.
Púrpura actínica	Fragilidad de los vasos sanguíneos.
Trombocitopenia	Erupción petequial macular.
Vasculitis	"Púrpura palpable" de la vasculitis leucocitoclástica, es decir, púrpura de Henoch-Schönlein.

CBC, carcinoma basocelular; CEC, carcinoma espinocelular; SSJ, síndrome de Stevens-Johnson; NET, necrólisis epidérmica tóxica.

Tabla 16-2	Diagnóstico diferencial por grupos morfológicos

Anulares

Eccema numular	"Forma de moneda"; con frecuencia en las piernas.
Granuloma anular	Etiología desconocida; suele localizarse en las extremidades.
Lupus discoide	Sana con cicatrización atrófica y despigmentación.
Necrobiosis lipoídica diabética	Con frecuencia en la región pretibial.
Tiña	"Escama principal".

Atróficas

Esclerodermia	Hallazgos sistémicos: pulmonares, renales, digestivos, cardíacos.
Estrías	"Marcas de estiramiento".
Liquen escleroso y atrófico	Idiopático, autoinmunitario; más frecuente en mujeres.
Morfea	En "golpe de sable": forma lineal en la frente de los niños.

Papuloescamosas

Dermatitis atópica	Muy pruriginosas; liquenificación (acentuación de las líneas de la piel).
Dermatitis de contacto	Confirmar diagnóstico con pruebas epicutáneas.
Dermatitis seborreica	Afecta cuero cabelludo, entrecejo, pliegues nasolabiales y tórax.
Lupus eritematoso subagudo	Placas policíclicas escamosas fotodistribuidas.
Pitiriasis rosada	Se sospecha etiología vírica; autolimitada.
Psoriasis	Predisposición genética; asociación con artritis.
Sífilis	Puede parecer pitiriasis rosada.
Tiña del cuerpo	Causa más frecuente: *Trichophyton rubrum*.

Morbiliformes

Enfermedad de Kawasaki	Fiebre, conjuntivitis, "lengua de fresa", linfadenopatía, descamación.
Exantema por medicamentos	Se observa en la mononucleosis por VEB tratada con ampicilina.
Hepatitis aguda	También se asocia con vasculitis, liquen plano y porfiria cutánea tardía.
Otras infecciones víricas	Puede asociarse con fiebre y síntomas digestivos y de vías respiratorias superiores.
Sarampión	Progresión cefalocaudal.
Sífilis secundaria	Daño en palmas y plantas del pie.
VIH agudo (infección retrovírica aguda)	Síntomas seudogripales.

Alopecia

Cicatricial

Lesiones malignas	Secundario a metástasis cutáneas, LCLT.
Lupus discoide	Riesgo del 5-15% de desarrollar lupus eritematoso sistémico.

No cicatricial

Alopecia androgenética	Frecuente en hombres y mujeres.
Alopecia areata	Autoinmunitaria; "pelos en signo de exclamación".
Desnutrición	Signo de la bandera: bandas alternantes de pigmentación a lo largo del tallo del pelo.
Efluvio anágeno	Desencadenado por quimioterapia.
Efluvio telógeno	Comienza meses después de la aparición de factores de estrés fisiológico o emocional.
Enfermedades tiroideas	El hipotiroidismo también se asocia con pelo seco y quebradizo.
Sífilis secundaria	Aspecto "apolillado".
Tiña de la cabeza	Causa más frecuente en Estados Unidos: *Trichophyton tonsurans*.
Tricotilomanía	Patrones de pérdida de cabello extraños, con frecuencia geométricos.

Vasculares

Angioma	El hallazgo más frecuente en los adultos es el "angioma en cereza".
Telangiectasias	Son numerosas en caso de telangiectasia hemorrágica hereditaria (Osler-Weber-Rendu).
Vasculitis	Descartar una enfermedad sistémica.

Eritema

Eritema localizado

Celulitis	Causas más frecuentes: *Streptococcus pyogenes* o *S. aureus*.
Dermatomiositis	Erupción palpebral "heliótropa", signo del chal.
Eritema acral de la quimioterapia	Doloroso; "síndrome de mano-pie".
Eritema migratorio crónico	Enfermedad de Lyme; lesión en "diana" que se expande.
Eritema multiforme	Con frecuencia recurrente, desencadenado por infección (VHS) o fármacos.
Lupus eritematoso agudo	Exantema malar que deja los pliegues nasolabiales intactos.
Urticaria (habones)	Pruriginosa; habones, exacerbaciones.

Eritema difuso

Dermatitis de contacto	Posibles causas: hiedra venenosa y níquel.
Enfermedad injerto contra hospedero	Presentaciones aguda y crónica; posterior a trasplante de médula ósea.
Eritema migratorio necrolítico	Glucagonoma.
Fiebre escarlata	Infección por estreptococos del grupo A; "lengua de fresa".
Fotosensibilidad/ erupción fototóxica medicamentosa	Posibles causas: doxiciclina, sulfas, diuréticos.

Continúa en la página siguiente

Psoriasis	Puede surgir en caso de antecedentes de placa psoriásica.
Reacción farmacológica con eosinofilia y síntomas sistémicos (DRESS)	Asociada con edema facial, enzimas hepáticas elevadas; causas frecuentes: anticonvulsivos, sulfas.
Síndrome carcinoide	Rubor, diarrea y broncoespasmos; pruebas en busca de lesiones malignas.
Síndrome de piel escaldada estafilocócica	Mediado por toxinas; foco de infección primario no cutáneo.
Síndrome de Sézary	Eritrodermia, células de Sézary circulantes, linfadenopatía.
Síndrome de *shock* tóxico	Por estafilococos o estreptococos; véase también hiperemia de mucosas.
Síndrome de Stevens-Johnson/necrólisis epidérmica tóxica	Los fármacos que lo causan incluyen sulfas, anticonvulsivos, alopurinol.
Síndrome del "hombre rojo"	Por infusión de vancomicina.

LCLT, linfoma cutáneo de linfocitos T; VEB, virus de Epstein-Barr; VHS, virus del herpes simple.

| **Tabla 16-3** | Diagnóstico diferencial por región anatómica |

Mucosa bucal

Amiloidosis	Macroglosia; birrefringencia verde manzana con tinción rojo Congo bajo microscopia óptica polarizada.
Candidosis	"Aftas"; placas en la mucosa fáciles de raspar.
Carcinoma espinocelular	Los factores de riesgo incluyen tabaquismo, infección por VPH.
Enfermedad de Behçet	Úlceras bucales y genitales recurrentes; hallazgos oculares.
Enfermedad de Crohn	También puede haber fisuras en la piel perianal.
Enfermedad de mano-pie-boca	Úlceras bucales, además de compromiso de palmas/plantas.
Eritema multiforme	Daño a las mucosas en el EM mayor; no progresa a NET.
Estomatitis inducida por medicamentos	Sobre todo quimioterápicos, como el metotrexato.
Herpes simple	Las recidivas suelen localizarse en el borde bermellón.
Leucoplaquia	Puede progresar a CEC.
Leucoplaquia vellosa oral	Costado de la lengua; se asocia con VEB en pacientes VIH (+).
Liquen plano	Placas blancas reticulares como de encaje.
Lupus eritematoso sistémico	Úlceras bucales: son un criterio diagnóstico de LES.
Mucocele	Secundario a rotura de glándulas salivales.
Pénfigo vulgar	Úlceras bucales; autoanticuerpos antiproteínas desmosómicas (intercelulares).
Penfigoide cicatricial	Enfermedad ampollosa autoinmunitaria subepidérmica; además, daño ocular.
Sífilis	Chancro sifilítico en la enfermedad primaria; parches en mucosas en la enfermedad secundaria.

| Síndrome de Stevens-Johnson | Afección de mucosas como signo principal. |
| Úlceras aftosas | Pueden ser recurrentes; etiología desconocida. |

Palmas y plantas

Eccema dishidrótico	Pruriginoso; suele afectar las manos de los adultos.
Enfermedad de mano-pie-boca	Erupción vesicular y cambios ungueales.
Eritema multiforme	Pueden prevenirse las recidivas con tratamiento profiláctico contra VHS.
Fenómeno de Raynaud	Cambios de coloración: "blanco, azul, luego rojo"; úlceras digitales.
Fiebre maculosa de las Montañas Rocosas	Las petequias comienzan en las muñecas y los tobillos.
Psoriasis palmoplantar	Placas eritematosas pustulosas o escamosas
Queratodermia blenorrágica de la artritis reactiva	Puede haber uveítis, uretritis y artritis: "no puedo ver, no puedo orinar, no puedo escalar".
Sífilis secundaria	Placas y pápulas de color cobre.
Tiña de la mano y el pie	Afecta con mayor frecuencia los espacios interdigitales de los pies.
Verrugas	Interrumpen las líneas cutáneas.

Cuero cabelludo

Acné queloideo de la nuca	Más frecuente en los hombres de ascendencia africana.
Alopecia	Las formas cicatriciales son permanentes; causan la pérdida de los *ostia* foliculares.
Dermatitis seborreica	Grave en los pacientes con VIH y enfermedad de Parkinson.
Foliculitis	Con frecuencia, pruriginosa.
Lupus discoide	Alopecia cicatricial.
Metástasis	Asociadas frecuentemente con alopecia.
Psoriasis	Suele presentarse en cuero cabelludo, codos y rodillas.
Quistes	Pueden estar hinchados y ser grandes y dolorosos.
Tiña de la cabeza	Placas escamosas de alopecia.

Uñas

Infección por *Pseudomonas*	Coloración verde de la placa ungueal.
Liquen plano	Otras regiones que resultan afectadas con frecuencia incluyen las muñecas, la mucosa oral y los genitales.
Onicomicosis	Causa más frecuente: *T. rubrum.*
Paroniquia	Con frecuencia, aguda por estafilococos o estreptococos; crónica por *Candida.*
Psoriasis	Hoyuelos ungueales, onicólisis (placa ungueal levantada).
Traumatismo	Puede ser resultado de la destrucción de la cutícula.

Intertriginosas

Acantosis *nigricans*	Hiperpigmentación aterciopelada de los pliegues cutáneos.
Hidradenitis supurativa	Exacerbada por obesidad, tabaquismo.
Intertrigo	Suele exacerbarse por *Candida.*

Continúa en la página siguiente

Ingles/genitales

Infecciones de transmisión sexual

Chancroide	Úlcera genital dolorosa; causada por *Haemophilus ducreyi.*
Granuloma inguinal	Úlceras vegetativas; causadas por *Klebsiella granulomatis.*
Herpes simple	Por lo general, VHS-2; riesgo de daño al SNC.
Linfogranuloma venéreo	Exudado doloroso de los ganglios linfáticos; causado por *Chlamydia trachomatis.*
Molusco contagioso	Más grave en caso de sida.
Sífilis	Chancro indoloro (primaria); condiloma lata (secundaria).

Otros

Balanitis circinada de la artritis reactiva	Haplotipo HLA-B27.
Carcinoma espinocelular	Los factores de riesgo incluyen infección por VPH y liquen escleroso.
Condiloma acuminado	Infección por VPH; placas verrucosas húmedas.
Enfermedad de Behçet	También puede observarse artritis y eritema nodoso.
Enfermedad de Paget extramamaria	Aspecto de "fresas con crema".
Escabiosis (sarna)	Afección frecuente del pene y el escroto.
Hidradenitis supurativa	Abscesos crónicos y secreción por senos paranasales.
Intertrigo	Multifactorial; también se ve bajo las mamas, el paño (*pannus*) y otros pliegues cutáneos.
Liquen escleroso y atrófico	Vigilar desarrollo de CEC.
Liquen plano	Asociado con hepatitis C.
Psoriasis	Puede afectar el pene y el escroto.
Tiña crural	Afección de pliegues crurales; el escroto suele quedar intacto.

CEC, carcinoma espinocelular; EM, eritema multiforme; LES, lupus eritematoso sistémico; SNC, sistema nervioso central; VEB, virus de Epstein-Barr; VHS, virus del herpes simple.

Tabla 16-4	**Diagnóstico diferencial en pediatría**

Tumores y neoplasias

Angioma aracniforme	Telangiectasia, frecuente en la cara.
Granuloma piógeno	De crecimiento rápido, sangra con facilidad.
Hemangioma infantil	Involuciona de manera espontánea; descartar obstrucción visual o laríngea y afección sistémica.
Malformación capilar (mancha de vino de Oporto, nevo flámeo)	Con frecuencia, segmentaria; se observa en el síndrome de Sturge-Weber.
Nevo de Spitz	A pesar de su curso generalmente benigno en la niñez, se recomienda su extirpación total.
Nevo melanocítico congénito	Excepto por el "nevo en traje de baño", riesgo bajo de melanoma.

Lesiones inflamatorias

Dermatitis atópica	Asociada con asma y rinitis alérgica.
Dermatitis del pañal	Dermatitis irritativa que deja intactos los pliegues.
Dermatitis seborreica	"Gorro del lactante" en la forma infantil.
Dermatomiositis	"Pápulas de Gottron", "manos de mecánico".
Enfermedad de Kawasaki	Se trata con ácido acetilsalicílico para prevenir aneurismas coronarios.
Eritema tóxico del recién nacido	Hallazgo frecuente en los recién nacidos; resolución espontánea.
Lupus neonatal	Asociado con anticuerpos maternos anti-Ro.
Melanosis pustulosa neonatal transitoria	Más frecuente en la piel oscura; se resuelve con hiperpigmentación.
Psoriasis	Puede desencadenarla una infección por estreptococos del grupo A.
Púrpura de Henoch-Schönlein	"Púrpura palpable", enfermedad renal, invaginación intestinal.

Infecciones

Dermatitis del pañal por *Candida*	Lesiones satélite circundantes.
Enfermedad de mano-pie-boca	Causado con mayor frecuencia por coxsackievirus A16.
Erisipela	Estreptococos del grupo A; bordes elevados muy delimitados.
Eritema infeccioso	Quinta enfermedad; parvovirus B19.
Eritema marginado	Fiebre reumática; diagnóstico según los criterios de Jones.
Escabiosis (sarna)	Escabiosis costrosa difusa en pacientes inmunocomprometidos.
Fiebre escarlatina	Textura de lija; se resuelve con descamación.
Hematopoyesis extramedular	Púrpura con eritropoyesis dérmica; infecciones TORCH congénitas.
Herpes simple	Las infecciones primarias suelen ser más graves.
Impétigo	Causado con mayor frecuencia por *S. aureus*.
Molusco contagioso	Pápulas umbilicadas en forma de cúpula.
Piojos (pediculosis)	Las liendres se adhieren firmemente al tallo del pelo.
Rubéola	"Sarampión alemán"; púrpura con eritropoyesis dérmica en el síndrome de la rubéola congénita.
Sarampión	Tos, coriza, conjuntivitis, manchas de Koplik.
Síndrome de piel escaldada estafilocócica	Ampollas flácidas, signo de Nikolsky positivo.
Tiña	Transmisión entre humanos y de animal a humano.
Varicela/zóster	La varicela es la infección primaria y el zóster es la recidiva.
Verrugas vulgares	Pueden remitir de forma espontánea con el paso de los meses o años.

Genodermatosis

Esclerosis tuberosa	Enfermedad autosómica dominante; mutación en la tuberina y hamartina.
Neurofibromatosis	Neurofibromas, manchas café con leche, gliomas ópticos, nódulos de Lisch, tumores del sistema nervioso central.
Síndrome de Marfan	Luxación del cristalino, riesgo de disección aórtica.
Síndrome de Sturge-Weber	El signo de calcificación "en tranvía" en los estudios por imagen sugiere daño leptomeníngeo.

Índice alfabético de materias

Nota: *f* y *t* en cursivas se refieren a figuras y tablas, respectivamente.